# 伤寒论临证必读

王洪海　杨海燕　陈　晨　刘培中◎主编

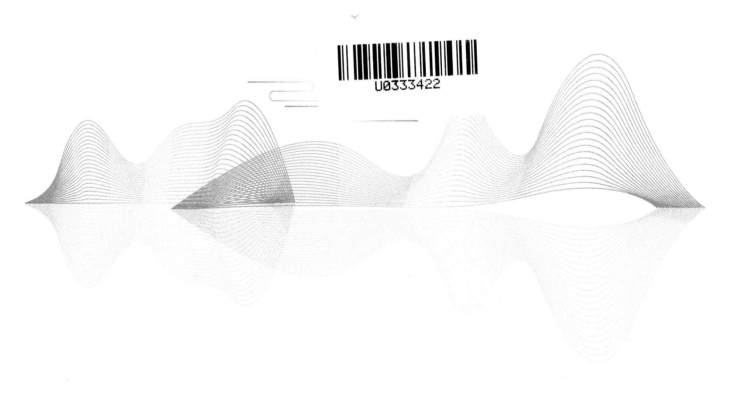

科学技术文献出版社
SCIENTIFIC AND TECHNICAL DOCUMENTATION PRESS
·北京·

**图书在版编目（CIP）数据**

伤寒论临证必读 / 王洪海等主编. -- 北京 : 科学
技术文献出版社，2024. 8. -- ISBN 978-7-5235-1635-5

Ⅰ . R222.29

中国国家版本馆 CIP 数据核字第 2024RJ7153 号

## 伤寒论临证必读

策划编辑：张雪峰　　责任编辑：张雪峰　张　睿　　责任校对：张吲哚　　责任出版：张志平

| | |
|---|---|
| 出 版 者 | 科学技术文献出版社 |
| 地 　 址 | 北京市复兴路15号　邮编 100038 |
| 编 务 部 | (010) 58882938，58882087（传真） |
| 发 行 部 | (010) 58882868，58882870（传真） |
| 邮 购 部 | (010) 58882873 |
| 官 方 网 址 | www.stdp.com.cn |
| 发 行 者 | 科学技术文献出版社发行　全国各地新华书店经销 |
| 印 刷 者 | 北京虎彩文化传播有限公司 |
| 版 　 次 | 2024 年 8 月第 1 版　2024 年 8 月第 1 次印刷 |
| 开 　 本 | 889×1194　1/16 |
| 字 　 数 | 391千 |
| 印 　 张 | 14 |
| 书 　 号 | ISBN 978-7-5235-1635-5 |
| 定 　 价 | 98.00元 |

# 编委会

# 序

昔者，仲景先师，垂伤寒之论，立六经之纲，开后世医家临证之先河，诚为医学之巨擘。其书《伤寒杂病论》，流传千古，为医者必读之经典。书中所运用的辨证论治原则和方法，确立了中医诊治疾病的规范；所记述的理法方药相结合的辨治经验，对中医临证医学的发展影响极其深远；所记载的方剂，组方严谨，疗效显著，被后世称作"方书之祖"。

清代医家陆九芝曾经说过，"学医从伤寒论入手，始则难，既则易"。经方因疗效卓越，效如桴鼓而倍受推崇。由经方而旁及后世的其他，是中医学习和入门的正道，也是许多中医临床医者深有体会的道理。学好经方，运用经方临证处理患者，组方配伍遵循"观其脉证，知犯何逆，随证治之"的精确辨证思维，出具的方药追求简约而力量专宏的特点，应是医者尽力追求的目标。

面对难懂的《伤寒杂病论》经典条文，能找到一本与经方临床应用互参的快速入门手册，是初学之时急需解决的问题。今有《伤寒论临证必读》一书，深究仲景之学，剖析伤寒之证，阐明其机理，揭示其治法，多维度解读经方，对每个经方的特点进行总结，通过医案互参的形式，将经方应用知识传授给读者，不仅在临床中可以参照使用，也为今后的理论提升与进阶奠定基础。该书可作为学习经方、传承经方的入门读物，愿诸君读之，有所悟有所得，在临证之时，能够得心应手，运用自如，实为医道同人之幸事。

是为序。

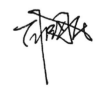

# 编写说明

本书收集的经方全部来自经典医籍《伤寒论》，根据经方类方进行章节编排，便于读者根据类方的特点进行综合分析，尤其有利于读者对主证和兼证的深入理解，快速掌握临证的加减要诀。如桂枝类方，选取了桂枝汤为基础的21首经方进行编排，免去了读者在原著中寻找出处的烦琐，并方便进行参阅对比。

每一首经方的编写包括了【仲景方论】【注家方论】【经典配方】【经典方证】【推荐处方】【方证提要】【适用人群】【适用病证】【加减与合方】【注意事项】【医案分析】11个部分。

1. 【仲景方论】为经方的经典出处，方便读者按图索骥。

2. 【注家方论】为古代医家对经方的组成方药与配伍机制的阐释。

3. 【经典配方】为经方原方药物组成、用量、用法、禁忌与调护。

4. 【经典方证】为经方的主治病证及临床辨治要点。

5. 【推荐处方】为结合《中华人民共和国药典》及药物临床常规用量、用法确立的处方，以备临证参考应用。

6. 【方证提要】为临床辨治应用的主证与主脉。

7. 【适用人群】为经方应用的适用人群，包括适用人群的体质与病证。

8. 【适用病证】为以主证为纲目，该经方所适用治疗的现代临床疾病。

9. 【加减与合方】为经方在临床应用过程中药物加减法。

10. 【注意事项】为经方在临床应用过程中的注意事项。

11. 【医案分析】为精选经方临床应用的针对性的常见病案，使本书更具有临床指导意义。

本书为临床使用经方的实战手册，帮助大家学好经方，敢用经方，善用经方，使经方使用不再困难，让经方成为大家临床上的常用方剂。受时间及编者能力所限，教材编写上有许多不尽之处，望各位同道予以批评指正。

编　者

# 目　录

# 一、麻黄汤类方

## （一）麻黄汤

【仲景方论】《伤寒论·辨太阳病脉证并治》："太阳病，头痛，发热，身疼，腰痛，骨节疼痛，恶风，无汗而喘者，麻黄汤主之。"

【注家方论】1. 成无己《伤寒明理论》："《本草》有曰，轻可去实。即麻黄、葛根之属是也。实为寒邪在表，皮腠坚实，荣卫胜，津液内固之表实，非腹满便难之内实也。《圣济经》曰：汗不出而腠密，邪气胜而中蕴，轻剂所以扬之。即麻黄、葛根之轻剂耳。麻黄味甘苦，用以为君者，以麻黄为轻剂而专主发散，是以为君也。桂枝为臣者，以风邪在表又缓，而肤理疏者，则必以桂枝解其肌，是用桂枝为臣。寒邪在经，表实而腠密者，则非桂枝所能独散，必专麻黄以发汗，是当麻黄为主，故麻黄为君，而桂枝所以为臣也。《内经》曰：寒淫于内，治以甘热，佐以辛苦者，是兹类欤？甘草味甘平，杏仁味甘苦温，用以为佐使者。《内经》曰：肝苦急，急食甘以缓之。肝者，荣之主也。伤寒荣胜卫固，血脉不利，是专味甘之物以缓之，故以甘草、杏仁为之佐使。且桂枝汤主中风，风则伤卫，风邪并于卫，则卫实而荣弱，仲景所谓汗出恶风者，此为荣弱卫强者是也。故桂枝汤佐以芍药，用和荣也。麻黄汤主伤寒，寒则伤荣，寒邪并于荣，则荣实而卫虚，《内经》所谓气之所并为血虚，血之所并为气虚者是矣。故麻黄佐以杏仁，用利气也。若是之论，实处方之妙理，制剂之渊微。"

2. 方有执《伤寒论条辨》："麻黄味苦而性温，力能发汗以散寒。然桂枝汤中忌麻黄，而麻黄汤中用桂枝，何也？麻黄者，突阵擒敌之大将也。桂枝者，运筹帷幄之参军也。故委之以麻黄，必胜之算也，监之以桂枝，节制之妙也，甘草和中而除热，杏仁下气而定喘。唯麻黄有专功之能，故不须啜粥之助。"

3. 吴昆《医方考》："足太阳经，起目内眦，循头背腰，故所过疼痛不利；寒邪外束，人身之阳不得宣越，故令发热；寒邪在表，不复任寒，故令恶寒；寒主闭藏，故令无汗；人身之阳，既不得宣越于外，则必壅塞于内，故令作喘；寒气刚劲，故令脉紧。麻黄之形，中空而虚，麻黄之味，辛温而薄，空则能通腠理，辛则能通寒邪，故令为君。佐以桂枝，取其解肌；佐以杏仁，取其利气。入甘草者，亦辛甘发散之谓。抑太阳无汗，麻黄之用固矣！若不斟酌人品之虚实，时令之寒暄，则又有汗多亡阳之戒。汗多者宜扑粉，亡阳者宜附子汤。"

4. 许宏《金镜内台方议》："麻黄味苦辛，专主发汗，故用之为君。桂枝味辛热，以辛热之气佐之散寒邪，用之为臣。杏仁能散气解表，用之为佐。甘草能安中，用之为使。经曰：寒淫于内，治以甘热，佐以辛苦，是也。"

5. 王子接《绛雪园古方选注》："麻黄汤，破营方也。试观立方大义，麻黄轻清入肺，杏仁重浊入心，仲景治太阳初病，必从心营肺卫之意也。分言其功能，麻黄开窍发汗，桂枝和阳解肌，杏仁下气定喘，甘草安内攘外，四者各擅其长，有非诸药所能及。兼论其相制七法，桂枝外监麻黄之发表，不使其大汗亡阳，甘草内守麻黄之出汗，不使其劫阴脱营，去姜枣者，姜性上升，又恐碍麻黄发表，枣味缓中，又恐阻杏仁下气，辗转回顾，无非欲其神速，一剂奏绩。若喜功屡用，必不战而召亡阳之祸矣，故服已又叮咛不须啜粥，亦恐有留恋麻黄之性也。"

6. 柯韵伯《伤寒附翼》："麻黄、桂枝、杏仁、甘草治风寒在表，头痛项强，发热身痛，腰痛，骨节烦疼，恶风恶寒，无汗，胸满而喘，其脉浮紧浮数者，此为开表逐邪发汗之峻剂也。古人用药用法象之义，麻黄中空外直，宛如毛窍骨节，故能去骨节之风寒，从毛窍而出，为卫分发散风寒之品。桂枝之条纵横，宛如经脉系络，能入心化液，通经络而出汗，为营分散解风寒之品。杏仁为心果，温能助心散寒，苦能清肺下气，为上焦逐邪定喘之品。甘草甘平，外拒风寒，内和气血，为中宫安内攘外之品。此汤入胃，行气于玄府，输精于皮毛，斯毛脉合精而漆漆汗出，在表之邪，其尽去而不留。痛止喘平，寒热顿解，不烦啜粥而藉汗于谷也。盖此乃纯阳之剂，过于发散，如单刀直入之将，投之恰当，一战成功，不当则不戢而召祸，故用之发表，可一而不可再，如汗后不解，便当以桂枝代之。若汗出不透，邪气留进于皮毛骨肉之间，又有麻桂合半与桂枝二麻黄一之妙用。若阳盛于内而无汗者，又有麻黄、杏仁、石膏、连翘、赤小豆等剂，此皆仲景心法也。"

【经典配方】麻黄（去节）三两，桂枝（去皮）二两，甘草（炙）一两，杏仁（去皮尖）七十个。上四味，以水九升，先煮麻黄，减二升，去上沫，内诸药，煮取二升半，去滓，温服八合。覆取微似汗，不须啜粥。余如桂枝法将息。

【经典方证】外感风寒表实证，症见恶寒发热，头身疼痛，无汗或喘，舌苔薄白，脉浮紧。

【推荐处方】麻黄6 g，桂枝4 g，杏仁9 g，炙甘草3 g。上药四味，用水900 mL，先煮麻黄，去上沫，再入余药，煮取300 mL，去渣，温服150 mL，覆取微似汗。

【方证提要】无汗发热，头身疼痛或喘，脉浮紧者。

【适用人群】体格壮实，面色黄暗，皮肤干燥而粗糙，无光泽，有水肿貌；平时无汗或少汗，容易受凉，汗出则舒；易身体疼痛，特别是腰痛或头痛；易胸闷、鼻塞、咳喘等。

【适用病证】

以下病证符合上述人群特征者，可以考虑使用本方。

（1）以发热为表现的疾病，如普通感冒、流行性感冒、发热、肺炎、急性乳腺炎的初期等。

（2）以运动不遂为表现的疾病，如脑梗死、中风后遗症半身不遂、多发性硬化、帕金森病、急性脊神经炎、脊髓膜瘤。

（3）以身体疼痛为表现的疾病，如肩周炎、强直性脊柱炎、坐骨神经痛、关节炎、颈椎病等。

（4）以皮肤干燥、无汗为表现的疾病，如湿疹、荨麻疹、银屑病等。

（5）以水肿为表现的疾病，如肾炎。

（6）以鼻塞、气喘为表现的疾病，如支气管哮喘、鼻炎、花粉症等。

（7）以盆腔器官无力脱垂为表现的疾病，如子宫脱垂、难产、尿失禁等。

【加减与合方】

（1）肌肉痛、水肿者，加白术20 g；关节痛再加附子15 g。

（2）银屑病患者，合桂枝茯苓丸；若汗多、怕热时，再加生石膏30 g，制大黄10 g。

【注意事项】

（1）外感风寒，表虚汗出、脉缓者忌用。

（2）外感温热邪气，发热重、恶寒轻或不恶寒，口渴，汗出，舌红苔黄，脉浮数者忌用。

（3）素体气血不足、阴阳两虚的疮家、淋家、衄家、汗家、亡血家，以及尺中迟、身重、心悸者忌用。

（4）患者肌肤白皙、疏松者；极度消瘦者；心脏功能不全者；甲状腺功能亢进者；支气管哮喘者；严重贫血者慎用或忌用。

（5）本方应避免空腹服用，不宜与咖啡、浓茶共饮。

【医案分析】

1. 治支气管哮喘案

患者，女，40 岁。患者 15 年前因感冒引起咳嗽、气喘后，常于冬季发作哮喘，近几年四季皆发，经用中、西药效果不佳。诊见：面目虚浮，鼻塞流清涕，咳嗽，喘满痰多，痰色白而稀，畏寒肢冷，遇寒加重，甚至张口抬肩，大汗淋漓，舌淡胖、边有齿痕、苔厚腻，脉沉细。证属久病肾虚、外感风寒、肺失宣降，治以宣肺散寒平喘。处方：麻黄、桂枝各 15 g，炙甘草、杏仁各 20 g，干姜 15 g，苏子 25 g，细辛 5 g。日 1 剂，水煎服。

二诊：服药 3 剂，诸症好转，但遇寒稍有咳喘，流涕。效不更方，复进 6 剂，诸症悉除。继用金匮肾气丸善后月余，随访半年未见复发。

按：本例患者久治不愈，虽有肾虚，但感受风寒，邪气壅肺，证属实证，故散寒解表、宣肺平喘、邪去正安。患者虽时有大汗淋漓，属邪迫之汗，汗出邪应解之，故用麻黄汤散寒祛邪，则汗止喘平。继用补肾法善后以补其虚，巩固疗效。

2. 治顽固性呃逆案

患者，男，26 岁。患者 1 个多月前外出淋雨，回家后即发恶寒，头身疼痛，腹部胀满，恶心欲吐，呃逆，他医以感冒治疗，予以复方阿司匹林、桑菊感冒片等，除呃逆如故外，余症悉减，又治呃逆 1 个月，呃逆反有加剧之势。症见：患者表情痛苦，面白神疲，呃逆频频、声音响亮、胃内食物常因呃逆而涌出，脘腹时痛，厚衣裹体，身困头昏，舌淡、苔薄白，脉浮稍紧。此乃太阳表寒未解，郁闭肺卫，经输不利使然，治宜发汗解表、宣肺止呃。麻黄汤加味，处方：麻黄 12 g，桂枝 10 g，杏仁 15 g，炙甘草 6 g，柿蒂 50 g。1 剂，水煎服。

二诊：药后周身出汗少许，厚衣尽去，呃逆有减。原方再进 1 剂，呃逆几除，他症亦减。减麻黄量至 6 g，坚持服完 3 剂，呃逆不作，病告痊愈。

按：本例呃逆月余屡治不效，关键是习惯性思维束缚了手脚。盖感冒虽曰易治，但当典型症状消失后，却因病因未除，一些兼证又成了主要矛盾，此时治疗就不能只对症下药，还应固守治病求因之则。该患者厚衣裹身，呃声响亮，脉浮紧有力，说明表寒实之病机仍在。手太阳经贯膈，络胃属肠，风寒束表，肺卫闭遏，太阳经输不利，故膈动呃逆、脘腹疼痛，以麻黄汤为主治其病因，重加柿蒂治标，标本同治，故虽 3 剂而顽症霍然。

# （二）麻黄杏仁甘草石膏汤

【仲景方论】《伤寒论·辨太阳病脉证并治》："发汗后，不可更行桂枝汤，汗出而喘，无大热者，可与麻黄杏仁甘草石膏汤。"

【注家方论】1. 成无己《注解伤寒论》："《内经》曰，肝苦急，急食甘以缓之。风气通于肝，风邪外甚，故以纯甘之剂发之。"

2. 方有执《伤寒论条辨》："盖伤寒当发汗，不当用桂枝。桂枝固卫，寒不得泄，而气转上逆，所以喘益甚也。无大热者，郁伏而不显见也。以伤寒之表犹在，故用麻黄以发之。杏仁下气定喘，甘草退热和中，本麻黄正治之佐使也。石膏有彻热之功，尤能助下喘之用，故易桂枝以石膏，为麻黄汤之变制，而太阳伤寒，误汗转喘之主治，所以必四物者而后可行也。"

3. 喻嘉言《尚论后篇》："太阳之邪，虽从汗解，其热邪袭入肺中者，无由得解，所以热虽少止，喘仍不止，故用麻黄发肺邪，杏仁下肺气，甘草缓肺急，石膏清肺热，即以治足太阳膀胱经药，通治手太阴肺经，亦为天造地设之良法也。倘更误行桂枝，宁不壅塞肺气而吐痈脓乎？必识此意，然后不可更行桂枝之戒，愈觉深切者明耳。"

4. 尤在泾《伤寒贯珠集》："以麻黄、杏仁之辛而入肺者，利肺气，散邪气。甘草之甘平，石膏之甘辛而寒者，益肺气，除热气，而桂枝不可更行矣。盖肺中之邪，非麻黄、杏仁不能发。而寒郁之热，非石膏不能除。甘草不特救肺气之困，抑以缓石膏之悍也。"

5. 王子接《绛雪园古方选注》："喘家作桂枝汤，加厚朴杏子，治寒喘也。今以麻黄、石膏加杏子，治热喘也。麻黄开毛窍，杏仁下里气，而以甘草载石膏辛寒之性，从肺发泄，俾阳邪出者出，降者降，分头解散。喘虽忌汗，然此重在急清肺热以存阴，热清喘定，汗即不辍，而阳亦不亡矣。观二喘一寒一热，治法仍有营卫分途之义。"

【经典配方】麻黄（去节）四两，杏仁（去皮尖）五十个，甘草（炙）二两，石膏（碎，绵裹）半斤。上四味，以水七升，煮麻黄，减二升，去上沫，内诸药，煮取二升，去渣，温服一升。

【经典方证】汗出而喘，无大热，口渴，咳嗽，气喘，痰黏色黄，舌尖红、苔薄白而干或薄黄，脉浮数或滑数，恶风，头痛，鼻塞，胸胁疼痛，烦躁，或无汗。

【推荐处方】生麻黄15 g，杏仁15 g，生甘草10 g，生石膏30 g。以水1000 mL，煮沸后调至文火再煎煮40分钟，取汤液300 mL，分2~3次温服。

【方证提要】汗出而喘，或鼻塞，或肤痒，痰唾黏稠，面目水肿者。

【适用人群】体格壮实，毛发黑亮浓密，皮肤大多比较粗糙，但咳喘时可以出汗，面部或眼睑可见轻度水肿貌；好动怕热，口渴，喜冷饮及水果，痰液、鼻涕多黏稠，口干口苦等；易咽痛鼻塞，易咳喘，易皮肤起红疹、瘙痒。

【适用病证】

以下病证符合上述人群特征者，可以考虑使用本方。

（1）以发热、咳嗽、气喘为表现的疾病，如流行性感冒、大叶性肺炎、支原体肺炎、病毒性肺炎、麻疹性肺炎、支气管肺炎、支气管炎、支气管哮喘等。

（2）以鼻塞为表现的疾病，如花粉症、鼻窦炎、鼻衄。

（3）以红、肿、痛、畏光、流泪明显或有头痛、发热的眼科疾病，如睑板腺囊肿、角膜炎、结膜炎、角膜溃疡、泪囊炎等。

（4）以瘙痒遇热加重为表现的皮肤病，如异位性皮炎、银屑病、接触性皮炎、荨麻疹、玫瑰糠疹、痤疮。

（5）肛肠、膀胱疾病，如痔疮、肛瘘、遗尿、尿潴留等。

【加减与合方】

（1）咳喘、痰黄、肺部感染者，加连翘30 g，黄芩10 g，山栀10 g。

（2）大便不通，舌苔厚者，加大黄10 g。

（3）腹胀者，加枳实10 g，厚朴10 g。

（4）咽痛、痰黏者，加桔梗10 g，半夏10 g。

【注意事项】

（1）小儿佝偻病、心脏病患者慎用。

（2）部分患儿可出现出汗过多、烦躁等，可减少麻黄用量。

（3）风寒咳喘者忌用。

（4）痰热壅盛者禁用。

【医案分析】

1. 治小儿喘嗽案

王某，女，3岁，2020年4月12日就诊。患儿咳嗽、咳痰3日余，望其发热面红，观其情绪烦躁，舌质红、苔黄而腻；问及在4日前受凉后出现咳嗽喘促症状，痰液黄稠，小便黄赤，大便秘结；闻及喉间痰吼哮鸣，脉象滑数。证属邪热壅肺，应以清热宣肺、止咳平喘为治法，故而选用麻黄杏仁甘草石膏汤随症加减。组方：麻黄 4 g，石膏 12 g，杏仁 6 g，炙甘草 3 g。3 剂，每日 1 剂。服用毕，家属诉热消退、喘嗽轻、小便清，大便通，再进 2 剂，喘嗽之症消失。随访 1 个月未复发。

按：患儿于就诊前 4 日受凉后出现咳嗽、咳痰等症，皆因其脏腑娇稚，具"易热易寒"的特点，寒邪入侵里脏化热，"稚阴未长、肺卫不固"，邪热伤阴津，由寒证转热证，表现为痰液浓稠黄腻、面红耳赤、烦躁口渴等；痰热壅肺、肺失清肃，肺气上逆致气喘、咳嗽；痰热互结，气道受阻，痰滞于喉部，呼吸、吐纳可闻及哮鸣；痰热壅滞，热伤肺络，咯血，血痰郁蒸可见脓痰；热盛则口渴、大便秘结、小便短赤；邪热炽盛，热扰心神，烦躁不安。麻黄配伍石膏，一寒一热，一宣肺一清肺，药效相辅，起宣肺清肺、化痰平喘之能；杏仁宽胸降气；炙甘草佐使，调和诸药。

2. 治咳嗽案

夏某，男，75 岁，2018 年 11 月 17 日初诊。主诉：咳嗽 4 天。患者自述 1 周前受寒后出现恶寒，无汗，鼻塞，流清涕，头晕头痛，自觉疲倦乏力。4 天前出现咳嗽，夜间、早晨为主，痰少黄稠难咳，西医诊断为"支气管炎"，给予抗生素、止咳化痰药口服治疗后无明显缓解，遂转中医治疗。现症见咳嗽咳痰、痰少黄稠，胸闷，咽痛，口干，小便黄，大便干，纳可，眠差，多梦，舌边尖红、苔黄，脉右寸浮滑、按之不弱兼弦滞。中医诊断：咳嗽，证属痰热闭肺，肺失宣肃。治以宣肺清热，化痰止咳。处方：生麻黄（先煎半小时）12 g，苦杏仁 10 g，生石膏（先煎半小时）50 g，生甘草 10 g，浙贝母 24 g，葶苈子 24 g，紫苏子 24 g，鱼腥草 24 g，石菖蒲 20 g，姜厚朴 20 g。3 剂，2 日 1 剂，水煎服。

2018 年 11 月 24 日二诊：患者诉咳嗽已减大半，黄痰已无，睡眠改善，大便已通，黄苔已退，六脉较前和缓，但左寸偏细而数，左关弦滑略涩，原方去鱼腥草、紫苏子，加太子参 30 g，虎杖 24 g。3 剂，2 日 1 剂，水煎服。

2018 年 12 月 1 日三诊：诸症痊愈，自诉稍感乏力，脉弦滑而缓，按之濡滞，遂以《外台秘要》茯苓饮调理善后。随访半年患者咳嗽未再发作。

按：患者外感后，治疗不效，外邪入里化热，内热蕴于肺经，郁热迫肺则咳嗽，上炎则咽痛，炼津灼液则痰黄量少，痰热闭肺，气机不通则胸闷不畅，郁热扰神则不寐。右寸脉浮滑为肺热壅盛之征，故以麻杏石甘汤宣肺清热止咳。患者虽痰少，但右寸滑提示明显痰热内蕴之证，遂以浙贝母、鱼腥草清热化痰解毒，葶苈子、紫苏子顺气豁痰。右寸按之弦滞提示胸肺气机阻滞，故以厚朴通利上焦，助肺系痰热闭阻之解除。《神农本草经》谓石菖蒲"主风寒湿痹，咳逆上气，开心孔"，佐之以助降逆止咳化痰之力，并开心窍、益心智以安心神。二诊咳嗽咳痰明显缓解，夜寐安，大便已通，此痰热邪气从下而走，六脉和缓，故去鱼腥草、紫苏子以减清肺化痰之力；左关弦滑略涩，知邪热下行，故加虎杖散瘀利湿而解肝经之湿瘀热结，以进一步祛邪下出。邪祛之后，本虚之象显露，故见反映上焦心肺气阴两虚之左寸细数之脉，以太子参益气养阴扶正。三诊邪去而现中虚痰阻气滞之象，以茯苓饮益气健脾，理气祛湿，培土生金，助肺系卫外御邪之力。

# （三）大青龙汤

【仲景方论】《伤寒论·辨太阳病脉证并治》："太阳中风，脉浮紧，发热恶寒，身疼痛，不汗出而烦躁者，大青龙汤主之。若脉微弱，汗出恶风者，不可服之，服之则厥逆，筋惕肉瞤，此为逆也。"

《金匮要略·痰饮咳嗽病脉证并治第十二》："病溢饮者，当发其汗，大青龙汤主之，小青龙汤亦主之。"

【注家方论】1. 成无己《伤寒明理论》："青龙，东方甲乙木神也，应春而主肝，专发生之令，为敷荣之主。万物出甲开甲，则有两歧，肝有两叶，以应木叶。所以谓之青龙者，以发散荣卫两伤之邪，是应肝木之体耳。桂枝汤主中风，麻黄汤主伤寒，二者发散之纯者也，及乎大青龙汤则不然。虽为发汗之剂，而所主又不一。必也中风脉浮紧，为中风见寒脉，是风寒两伤也。伤寒脉浮缓，为伤寒见风脉，是风寒两伤也。风兼寒，寒兼风，乃大青龙汤专主之也。见兹脉证，虽欲与桂枝汤解肌以祛风，而不能已其寒，则病不去。或欲以麻黄汤发汗以散寒，而不能去其风，则病仍在。兹仲景所以特处大青龙汤，以两解之。麻黄味甘温，桂枝味辛热。寒则伤荣，必以甘缓之；风则伤卫，必以辛散之。此风寒两伤，荣卫俱病，故以甘辛相合，而为发散之剂。表虚肤缓者，则以桂枝为主。此以表实腠理密，则以麻黄为主。是以先麻黄后桂枝，兹麻黄为君，桂枝为臣也。甘草味甘平，杏仁味甘苦，苦甘为助，佐麻黄以发表。大枣味甘温，生姜味辛温，辛甘相合，佐桂枝以解肌。石膏味甘辛微寒，风，阳邪也，寒，阴邪也，风则伤阳，寒则伤阴，荣卫阴阳，为风寒两伤，则非轻剂所能独散也，必须轻重之剂以同散之，乃得阴阳之邪俱已，荣卫之气俱和，是以石膏为使。石膏为重剂，而又专达肌表者也。大青龙汤，发汗之重剂也，非桂枝汤之所同，用之稍过，则又有亡阳之失。经曰：若脉微弱，汗出恶风者，不可服，服之则厥逆，筋惕肉瞤，此为逆也。又曰：一服汗者，停后服，若复服，汗多亡阳，遂虚，恶风，烦躁不得眠也。即此观之，剂之轻重可见矣。其用汤者，宜详审之。"

2. 庞安时《伤寒总病论》："温粉法，白术、藁本、白芷各十二两，末之，入英粉十二两，和匀用之，无英粉以蜂粉代之。"

3. 许宏《金镜内台方议》："余昔读大青龙汤方，以证参之，尝涉疑焉。既是太阳中风，见伤寒脉浮紧是也，又何发热恶寒，身疼痛不汗出？若此证参之，皆是伤寒而加烦躁，又何得有中风之证在焉？故诸家皆无明载，只言伤寒见风脉，伤风见寒脉，以此正经论之，终是涉疑。一日，请于先师伯荣黄公，曰：乃此一证中全在不汗出三字上藏机，且此不字，是微有汗而不能得出，因生烦躁也。无汗者，乃全无汗也，以此不字，方是中风。此乃古人智深识妙之处。今此中风证，复见脉浮紧，乃中风证见寒脉也。若与桂枝汤，则能治风而不能去寒，若与麻黄汤，则能治寒而不能祛风。以此用桂枝麻黄各半汤中加石膏而治烦躁，名之曰大青龙者，以其能发越风寒而散邪气者也。故用麻黄为君，而散浮紧之脉；桂枝为臣，而治不汗之风；杏仁、甘草、生姜、大枣合而为使，石膏为佐，而解风寒之并于经而加烦躁者也。"

4. 张璐《伤寒缵论》："大青龙汤证为其身中原有微汗，寒邪郁闭，不能透出肌表，由是而发烦躁，与麻黄汤证之无汗者迥异。"

5. 熊曼琪《伤寒学》："大青龙汤由麻黄汤重用麻黄，另加石膏、生姜、大枣组成。方中麻黄用量较麻黄汤多一倍，为发汗峻剂，意在外散风寒，开郁闭之表；加石膏，清郁闭之里；重用炙甘草，加生姜、大枣，和中以滋汗源。麻黄、石膏相配，既相反相成，相互制约，又各行其道，为寒温并用、表里双解之剂。"

6. 梅国强《伤寒论讲义》："关于温粉，所指何物，语焉不详。唐·孙思邈《备急千金要方》记为：煅牡蛎、生黄芪各三钱，粳米粉一两，共研细末，和匀，以稀疏绢包，缓缓扑于肌肤。《孝慈备览》扑身止汗法：麸皮、糯米粉二合，牡蛎、龙骨二两，共研极细末，以疏绢包裹，周身扑之，其汗自止。"

【经典配方】麻黄（去节）六两，桂枝二两，甘草（炙）二两，杏仁（去皮尖）四十粒，石膏（碎）如鸡子大，生姜三两，大枣（擘）十二枚。以水九升，先煮麻黄，减二升，去上沫，内诸药，煮取三升，去滓，温服一升，取微似汗。汗出多者，温粉扑之。一服汗者停后服，若复服，汗多亡阳遂虚，恶风，烦躁，不得眠也。

【经典方证】外感风寒，发热，身痛，不汗出而烦躁。舌红苔白或兼黄，脉浮紧，或身不痛，但重，乍有轻时，喘咳而渴，喜热饮。

【推荐处方】麻黄 18 g，桂枝 8 g，炙甘草 6 g，杏仁 9 g，生姜 9 g，大枣 10 枚，生石膏 30 g。上七味，以水 1800 mL，先煮麻黄，减 400 mL，去上沫，再下余药，煮取 600 mL，温服 200 mL。

【方证提要】发热恶寒，无汗而烦躁，脉有力者。

【适用人群】体格强健的中青年，肌肉发达，皮肤粗糙黝黑或黄暗，面部有轻度水肿貌；发热恶寒，烦躁，身疼痛，皮肤发热发烫干燥；脉轻按即得，按之有力，心肺功能健全。

【适用病证】

以下病证符合上述人群特征者，可以考虑使用本方。

病毒性感冒、肺炎、急性肾炎、急性结膜炎、过敏性疾病、皮肤病、汗腺闭塞症、空调病等。

【加减与合方】

（1）里热明显者，增加石膏用量，配以天花粉9 g。

（2）咽喉痛甚者，加金银花9 g，连翘9 g，牛蒡子9 g。

（3）水肿者，加茯苓9 g，泽泻9 g，苏叶9 g。

（4）热甚者，加大青叶10 g，蝉蜕6 g。

【注意事项】

（1）本方发汗猛烈，年老体弱、产后、久病、大病患者或心功能不全、失眠、高血压、糖尿病、肺结核低热患者，均不宜使用。

（2）误服大青龙汤导致的心悸、多汗、虚脱等，可用真武汤、桂枝甘草龙骨牡蛎汤救治，或饮用甘草红枣生姜红糖浓汤。

【医案分析】

1. 治儿童不明原因发热案

王某，女，14岁，以"发热9日"为主诉于2016年10月16日入院。患儿发热初期以中低热为主，体温波动在37.5～38 ℃，每日1次热峰，无畏寒、寒战及抽搐，热型无规律。患病期间无咳喘、皮疹及关节肿胀，无头晕、头痛及视物模糊，无腹痛、腹泻及呕吐，无尿频、尿急及尿痛等。患儿体形稍胖，舌红、苔白、脉浮数。既往史：患儿自6岁以后，每年均发热1～2次，时间无规律性，体温均38 ℃以上，每日1～2次热峰，持续半月余。其母胎产史均正常。入院后相关化验检查：WBC 4.70 × $10^9$/L，NE% 57.50%，LY% 35.30%，HGB 123 g/L，PLT 215 × $10^9$/L。C反应蛋白（CRP）：快速CRP 43.92 mg/L，超敏CRP ＞ 5.00 mg/L。抗核抗体：核颗粒型，胞浆颗粒型1∶100。骨髓片：增生活跃，G ＝ 68%，E ＝ 11%，G/E ＝ 6.18；粒系比例增高，成熟粒阶段比例增高，部分中晚幼粒巨型变，未见明显异常。风湿4项：红细胞沉降率56.0 mm/h，CRP 46.100 mg/L，余值正常。EB及CMV病原学未见异常，甲状腺功能5项、心肌酶、肝功能、肾功能均未提示异常。肺部X线正常。上下腹部彩超未见明显异常。入院后给予热毒宁静脉滴注清热解毒、银翘散加减服用及预防性抗生素治疗，患儿仍发热，每日2次热峰，体温最高39 ℃，未诉其他不适，纳可，尿便正常。入院第4天，见患儿神志清楚，面色红润，双目有神，询问得知发热前有恶寒、热起无汗表现，舌淡红、苔白厚，脉象偏浮数。脉症合参，辨为腠理闭塞，内有郁热，遂予大青龙汤加柴胡、葛根，2剂。药物组成：生麻黄9 g，桂枝10 g，粉葛12 g，生石膏（先煎）30 g，炒苦杏仁10 g，大枣2枚，甘草6 g，柴胡10 g。药后患儿可感周身微汗出，恶寒感减轻，发热间隔拉长，每日1次热峰，体温最高38.7 ℃，嘱继服2剂，体温正常，中病即止，在院观察3日后出院，后随访至今无再发。

按：仲景在《伤寒论》中首次论述了大青龙汤证，从第38条中可以得知"太阳中风，脉浮紧"为寒邪犯卫，而"发热恶寒、身疼痛"之症为表寒外束。寒为阴邪，易伤阳气，寒邪束表，卫阳郁遏，所以可出现恶寒、发热、无汗之症。而"不汗出"多因寒邪袭表、腠理闭合，导致机体营阴向外输布不畅而郁滞，临床不仅可见"不汗出"，也可出现"身疼痛"等症状，又有寒性凝敛固表，由此导致卫阳不得外散而郁闭于里，日久则化为郁热，现烦躁之症，从而成为外有表寒、内有郁热之象。有学者认为这种外有寒、内有热，在同一证候中出现寒热两者截然不同的表现为寒热分离现象。可通过大青龙汤外解表寒、内清里热，达到营卫调和的目的。而39条原文主要是从大青龙汤证与少阴证鉴别上来论述的，伤寒、表实兼内热证和少阴证同样都有身重、烦躁等症状，但是两者的病因病机却有本质的不同，所以后世医家常以少阴证作为大青龙汤的禁忌证。这两条明确地阐述了大青龙汤的适应证和禁忌证。

2. 治经期外感案

患者，女，28 岁，2011 年 1 月 11 日就诊。患者正值经期，适逢外感，恶寒，咽痛，自咽部至前额部疼痛，体痛，无汗，大便略干。舌红、苔白微黄，脉浮紧而稍数。处方：生麻黄 9 g，桂枝 6 g，杏仁 6 g，生甘草 9 g，生石膏（先煎）30 g，白芷 9 g，桔梗 9 g，薄荷叶（后下）9 g，炒牛蒡子 9 g，生姜 3 片，大枣 3 枚，1 剂。取 1 剂水煎 2 次共 1200 mL，当日傍晚及临睡前各服 300 mL，覆被取微汗。傍晚服后即症减，次日晨起诸症皆失。

按：《伤寒论》第 38 条云："太阳中风，脉浮紧、发热、恶寒、身疼痛、不汗出而烦躁者，大青龙汤主之。"此处之"中风"为伤寒之互词。此证外感之后，发为恶寒、头痛、体痛，且无汗，脉浮紧，此为太阳表实之伤寒。咽痛一证提示兼有内热，治当外散表寒，内清里热，当选用大青龙汤治之。加用善治阳明头痛之白芷，清利头目之薄荷，并用桔梗汤加牛蒡子以利咽止痛。诸药同施，使表邪散、里热清，故能取得佳效。

# （四）小青龙汤

【仲景方论】《伤寒论·辨太阳病脉证并治》："伤寒表不解，心下有水气，干呕发热而咳，或渴，或利，或噎，或小便不利，少腹满，或喘者，小青龙汤主之。"

《金匮要略·痰饮咳嗽病脉证并治第十二》："病溢饮者，当发其汗，大青龙汤主之，小青龙汤亦主之。"

【注家方论】1. 方有执《伤寒论条辨》："夫风寒之表不解，桂枝麻黄甘草所以解之；水寒之相搏，干姜半夏细辛所以散之；然水寒欲散而肺欲收，芍药五味子者，酸以收肺气之逆也。然则是汤也，乃直易于散水寒也。其犹龙之不难于翻江倒海之谓欤？夫龙，一也，于其翻江倒海也，而小言；以其兴云致雨也，乃大言之。"

2. 许宏《金镜内台方议》："以麻黄为君，桂枝为臣，芍药行荣，而散表邪。干姜细辛半夏之辛为使，而行水气止呕咳，以五味子之酸而敛肺之逆气，以甘草之甘而和为佐。"

3. 徐灵胎《伤寒论类方》："此方专治水气。盖汗为水类，肺为水源，邪汗未尽，必停于肺胃之间，病属有形，非一味发散所能除，此方无微不到，真神剂也。"

4. 王子接《绛雪园古方选注》："小青龙汤，治太阳表里俱寒，方义迥于大青龙之治里热也。盖水寒上逆，即涉少阴，肾虚不得已而发表，岂可不相绰照，独泄卫气，立铲孤阳之根乎？故于麻桂二汤内，不但留芍药之收，拘其散表之猛，再复干姜、五味摄太阳之气，监制其逆，细辛、半夏辛滑香幽，导诸药深入少阴，温散水寒从阴出阳。推测全方，是不欲发汗之意，推原神妙，亦在乎阳剂而以敛阴为用。偶方小制，故称之旦小青龙。"

5. 陈修园《长沙方歌括》："此伤寒太阳之表不解而动其里水也，麻桂从太阳以祛表邪，细辛入少阴而行里水，干姜散胸前之满，半夏降上逆之气，合五味之酸，芍药之苦，取酸苦涌泄而下行，既欲下行而仍用甘草以缓之者，令药性不暴，则药力周到，能入邪气水饮互结之处而攻之，凡无形之邪气从肌表出，有形之水饮从水道出，而邪气水饮一并廓清矣。"

【经典配方】麻黄（去节）、芍药、细辛、干姜、甘草（炙）、桂枝各三两，五味子半升，半夏（洗）半升。上八味，以水一斗，先煮麻黄减二升，去上沫，内诸药，煮取三升，去渣，温服一升。

【经典方证】恶寒发热，头身疼痛，无汗，喘咳，痰涎清稀而量多，胸痞，或干呕，或痰饮咳喘，不得平卧，或身体疼重，头面四肢水肿，舌苔白滑，脉浮。

【推荐处方】麻黄9 g，芍药9 g，细辛3 g，干姜3 g，炙甘草6 g，桂枝6 g，半夏9 g，五味子3 g。上八味，以水2000 mL，先煮麻黄减400 mL，去上沫，再下诸药，取600 mL，去渣，温服200 mL。

【方证提要】咳喘，鼻鸣，痰液及涕多而清稀如水，口不干渴者。

【适用人群】面色多青灰色，绝少见面红光亮者；鼻涕、痰液呈水样，量多，口不干渴，畏寒；舌苔白、湿润，舌面水滑，口内清涎多。

【适用病证】

以下病证符合上述人群特征者，可以考虑使用本方。

（1）以痰液清稀为特征的咳喘，如急慢性支气管炎、支气管哮喘、慢性阻塞性肺疾病等。

（2）以鼻涕、眼泪清稀量多为表现的疾病，如花粉症、过敏性鼻炎、病毒性结膜炎、泪囊炎等。

（3）以水肿和局部水肿为表现的疾病，如特发性水肿、声带水肿、分泌性中耳炎、鞘膜积液、急性肺水肿等。

【加减与合方】

（1）烦躁、口干者，加石膏15 g。

（2）体弱、心悸、喘促者，去麻黄。

（3）支气管哮喘慢性期见面色黄、肌肉松弛、水肿者，合玉屏风散。

（4）长期服用激素而面色灰暗者，加附子10 g。

【注意事项】

（1）本方服用后应该口干，但不可饮用冷水。

（2）体质羸瘦者，不可多服本方，症状缓解后可改用桂甘龙牡汤、生脉散等。

（3）凡汗出较多者皆忌用，小青龙汤中多为峻汗之品，其发汗之力较强。临床如见有自汗、盗汗等症者，皆应忌用。

（4）凡肺燥阴虚咳喘者皆忌用，小青龙汤中均属辛温之品，有伤阴燥热伤津之弊端，故凡肺燥阴伤，虽有咳喘不得平卧者，亦当禁用小青龙汤。

【医案分析】

1. 治小儿感冒后咳嗽案

陈某，男，2岁，2020年10月2日初诊。主诉：低热后咳嗽1天。现病史：患儿1天前的午后出现低热，体温37.5 ℃，未服用退热药，夜间自行退去，未再发热，1天后在外玩耍进食冷饮后出现咳嗽、闷咳、剧烈伴有干呕，吐出少许白色泡沫痰，胃口未见明显变化，大便可，自汗出，饮水不多，小便可，舌淡红、苔薄，查鼻腔湿润伴少许清涕，无发热情况，今来就诊。既往史：否认有外出接触病史。查体：舌质偏淡、苔薄白腻，脉细，指纹淡紫。诊断：咳嗽，寒饮伏肺。治法：温肺化饮。选方小青龙汤：麻黄、干姜、细辛各3 g，姜半夏9 g，桂枝、生白芍、五味子、炒甘草各6 g，2剂。

2020年10月3日二诊：诉服药1剂后，夜间咳嗽反而加重，整夜不能止，咳嗽剧烈，闷声不出，时而伴有呕吐，白色泡沫痰较多，胃口、大便均无变化。查舌体淡红、舌苔白厚。患儿精神可，面色显白，《小儿药证直诀》言："面白无精光，口中气冷，不思食，吐水。当补脾。"结合其白细胞不高反而低下的情况，考虑其体虚，三阴本气不足，单纯化痰反而耗损其元气，是以夜间咳嗽加重，此阳虚也，当补其元气，扶正以祛邪。辨证：寒饮伤阳，肾肺脾阳虚。治以小青龙汤合温脾肺肾助阳之品。药物：麻黄、干姜、细辛、附子、人参各3 g，姜半夏9 g，桂枝、生白芍、五味子、炒甘草、黄芪各6 g，1剂。

2020年10月4日三诊：诉此次夜间安稳不咳嗽，早晨偶有2次少许咳嗽，原方有效，治法不变，嘱咐其服药2日。

按：小青龙是散寒化饮的名方，出于张仲景的《伤寒杂病论》，在《伤寒论》中，分别在第40条："伤寒表不解，心下有水气，干呕，发热而咳……小青龙汤主之。"第41条："伤寒，心下有水气，咳而微喘，发热不渴……小青龙汤主之。"《金匮要略·痰饮咳嗽病脉证并治第十二》："咳逆倚息，不得卧，小青龙汤主之。"《金匮要略·妇人杂病脉证并治第二十二》："妇人吐涎沫，医反下之，心下即痞，当先治其吐涎沫，小青龙汤主之。"从仲景条文中可以看出小青龙汤主要抓点在于"心下有水气，吐涎沫"，其病机在于寒饮，水气为寒饮，涎沫也为寒饮。当今社会，生活起居中，吹空调、饮冷为常态，许多儿童体内均有痰饮这样的阴邪存在，部分甚至有阳虚，上述小儿即是，一旦感邪受凉即发热咳嗽，加上部分抗生素的滥用，导致人为制造形寒饮冷证，临床以小青龙汤证多见（凡抗生素治疗和凉药清热攻下不能止的咳嗽均可考虑小青龙汤证），部分本体阳虚的患儿甚至需要考虑扶阳补虚，正如《证治准绳·幼科·脾脏部·痰涎》所云："小儿多涎，由脾气不足，不能四布津液而成，若不治其本，益中气，而徒去其痰涎，痰涎虽病液，亦元气所附，去之不已，遂成虚脱。"内生痰饮虽为阴邪，也是精微所生，阳气不充，阴邪痰饮源源不断，单纯散寒祛饮反而耗损元气，虚者更虚，扶阳当从肺脾肾三脏入手，补脾温肾为主，再加小青龙汤驱散肺部寒饮。

2. 治干咳案

张某，女，59岁，2007年3月19日初诊。主诉：干咳2个月。患者2个月前因饮食不节，且于江畔散步受寒后出现发热、咳嗽，自行服用中成药及西药后体温恢复正常，咳嗽迁延不愈，服用止咳化痰类中、西药物，疗效不佳，于当地人民医院诊为"咳嗽变异性哮喘"，予以激素吸入后缓解不明显，于是自行停用。刻诊：干咳，偶有咳痰，但痰少而黏，胸闷，脘腹痞满不舒，面色萎黄，形体偏胖，纳差，舌质淡、苔滑、根部微腻，脉滑。处方：麻黄10 g，细辛6 g，干姜6 g，炙甘草10 g，白芍20 g，桂枝10 g，法半夏10 g，五味子12 g，连翘6 g，陈皮30 g，山楂10 g，神曲15 g，茯苓20 g，杏仁10 g，炒莱菔子10 g。3剂，1剂/日，水煎服，3次/日。

2007年3月22日二诊：患者咳嗽减轻，且痰量较多、容易咳出，痰转稀白，脘腹痞满明显缓解，食欲增加。效不更方，上方再进3剂。

2007年3月26日三诊：咳嗽已止，他症亦瘥，唯苔根部微腻未尽，以六君汤合保和丸3剂善其后。

按：患者干咳，偶有咳痰，但痰少而黏，类"燥咳"，陈老却用温肺化饮之小青龙汤，其认为皮肤之中，分肉之间，肓膜、胸腹及五脏管道夹层等都是三焦的组成部分。三焦是津气升降出入之所，如果肺失清肃，宣发通调津液障碍，津液滞于气道夹层可见干咳痰少，渗于气道则见鼻涕、痰多。故在小青龙汤之应用中强调，用此方治咳嗽者，多为痰质清稀。部分患者常见干咳无痰，若无咽干、口燥，仍属气郁津凝所致，不能断为"燥咳"，是水液壅于气管夹层，尚未渗入气道之内，亦当投之。若投清燥润肺药物则反增其壅，缠绵难愈，但气候干燥季节则宜详审。舌质淡、苔滑，脉滑是为本方使用要点。鉴于已咳2个月，治疗时调气行津，畅已郁之气，行已滞之津才是正法。气津流行，膜腠和柔通利，肺的宣降之机即可恢复正常，咳嗽才能根除。

# （五）麻黄细辛附子汤

**【仲景方论】**《伤寒论·辨少阴病脉证并治》："少阴病，始得之，反发热脉沉者，麻黄细辛附子汤主之。"

**【注家方论】** 1. 成无己《注解伤寒论》："《内经》曰，寒淫于内，治以甘热，佐以苦辛，以辛润之。麻黄之甘，以解少阴之寒，细辛、附子之辛，以温少阴之经。"

2. 庞安时《伤寒总病论》："少阴病脉沉，不知何沉也，且沉紧发汗则动经，沉数为病在里，不可发汗，详此脉或沉而濡，或沉而微，是表中寒而里不消，脉应里而发热在表，故以小辛之药，温散而微微取汗也。"

3. 钱潢《伤寒溯源集》："麻黄发太阳之汗，以解其在表之寒邪；以附子温少阴之里，以补其命门之真阳；又以细辛之气温味辛，专走少阴者，以助其辛温发散，三者合用，补散兼施，虽发微汗，无损于阳气矣，故为温经散寒之神剂云。"

4. 许宏《金镜内台方议》："少阴病当无热，今反发热者，邪在表也。虽脉沉，以始得病，则邪气未深，故当温剂微取汗以散之，故用附子为君，以温经散寒。细辛之辛，以散少阴之寒邪为臣。麻黄能发汗，用之为佐使。以此三味之剂发汗，非少阴则不敢用之。"

5. 柯韵伯《伤寒附翼》："少阴之发热而脉沉者，必于表剂中加附子以预固其里。盖肾为坎象，二阴不藏，则一阳无蔽，阴邪因得以内侵，孤阳无附而外散耳。夫太阳为少阴之表，发热无汗，太阳之表不得不开；沉为在里，少阴之本不得不固。设用麻黄开腠理，细辛散浮热，而无附子以固元气，则少阴之津液越出，太阳之微阳外亡，去生远矣。惟附子与麻黄并用，内外咸调，则风寒散而阳自归，精得藏而阴不扰。此里病及表，脉沉而当发汗者，与表病及里，脉浮而可发汗者径庭矣。"

6. 灵胎《伤寒论类方》："附子、细辛为少阴温经之药，夫人知之。用麻黄者，以其发热，则邪犹连太阳，未尽入阴，犹可引之外达。不用桂枝而用麻黄者，盖桂枝表里通用，亦能温里，故阴经诸药皆用之，麻黄则专于发表，今欲散少阴始入之邪，非麻黄不可，况已有附子足以温少阴之经矣。"

【经典配方】麻黄（去节）二两，细辛二两，附子（炮，去皮，破八片）一枚。上三味，以水一斗，先煮麻黄减二升，去上沫，内诸药，煮取三升，去渣，温服一升，日三服。

【经典方证】素体阳虚，外感风寒证。发热，恶寒甚剧，虽厚衣重被，其寒不解，神疲欲寐，脉沉微。

【推荐处方】麻黄 10 g，细辛 10 g，附子 10 ~ 20 g。以水 1000 mL，煮沸后调至文火再煎煮 40 分钟，取汤液 300 mL，分 2 ~ 3 次温服。

【方证提要】发热恶寒无汗，身疼痛，但欲寐，脉沉者。

【适用人群】因极度疲劳、受凉、过度使用寒凉药物、月经期等引起面色黄暗，皮肤干燥，畏寒，无汗、脉沉、迟缓或微、细；极度疲倦感，如精神萎靡、无精打采、声音低弱；显著的恶寒感，特别是背部发冷，或有口不渴、痰液清稀、小便清长等；多有疼痛，如头痛，或咽痛，或腰痛，或牙痛。

【适用病证】
以下病证符合上述人群特征者，可以考虑使用本方。
（1）以发热为表现的疾病，如感冒发热、耐药菌感染发热等。
（2）以受寒疲劳为诱因，无汗、面黄为特征的突发性疾病，如暴哑失音、突发性耳聋、暴盲、面瘫、脑干脑炎等。
（3）以疼痛为表现的疾病，如三叉神经痛、偏头痛、脑瘤头痛、坐骨神经痛、腰扭伤、关节痛、牙痛、肾结石造成的肾绞痛、痛经、更年期舌痛等。
（4）以心动过缓为表现的疾病，如病态窦房结综合征、心动过缓。
（5）以睡眠障碍为表现的嗜睡与失眠。
（6）以反应迟钝为特征的月经逾期、闭经、便秘等。
（7）以鼻塞为表现的疾病，如过敏性鼻炎。
（8）以震颤抽动为表现的疾病，如多动症、帕金森病等。

【加减与合方】
（1）腰部沉重、神疲乏力者，加干姜 10 g，茯苓 15 g，白术 15 g，甘草 5 g。
（2）消瘦、食欲欠佳者，加桂枝、甘草、生姜、大枣可减毒增效。

【注意事项】
（1）麻黄、附子、细辛均有毒性，但经过煎煮以后，其毒性可减，故本方只能用汤剂，不可用粉末。
（2）本方不宜长期大量使用，一般得效以后，可停服或减少用量。

（3）本方应餐后服用，空腹服用可能出现发汗、无力、心悸等反应。

【医案分析】

1. 治外感发热案

患者，男，35 岁，2007 年 8 月 20 日初诊。主诉：发热 2 日。患者 2 日前因受凉发热，体温 39 ℃。恶寒无汗，头身痛，项紧，心慌，腰痛半年。磁共振成像检查：腰椎膨出。血压 130/95 mmHg（1 mmHg≈0.133 kPa），心率 120 次/分。脉沉数而拘紧，舌可、苔白腻。西医诊断：普通感冒、腰椎间盘膨出。中医诊断：风寒感冒；证属：寒湿凝痹。治法：温阳散寒化湿。方宗桂甘麻附辛汤：麻黄 7 g，桂枝 10 g，干姜 6 g，炮附子 15 g，细辛 6 g，苍术 12 g，炙甘草 7 g，生姜 8 片。2 剂，水煎，日服 1 剂，分 2 次饭后服用，加辅汗三法啜粥、连服、温覆取汗。

2007 年 8 月 24 日二诊：服药 2 剂，已得畅汗。汗出热退，恶寒、头身痛、项强除，未觉心慌。腰仍痛，咽干痛。血压 130/95 mmHg（1 mmHg≈0.133 kPa），心率 76 次/分。身起白痦，已经 3 年，屡发，划痕实验（+），服抗过敏药物 2 年。脉缓尚略拘紧，苔白厚微黄。证属：寒解湿未化。治法：温阳化湿。上方加薏苡仁 30 g，泽泻 15 g，僵蚕 15 g，蝉蜕 8 g，紫草 30 g。

按：8 月虽已入秋，然暑湿仍盛，患者发热 2 日，体温高达 39 ℃，伴随着恶寒无汗、头身痛、心慌、项紧，乃是外感表证，邪热正盛。然夏月禁麻黄，李老破此陈规，缘于患者脉沉数拘紧，乃阳虚不足、寒邪客表，故用此方温阳扶正，散寒解表。此外患者湿邪偏重，乃长夏时令之邪暑湿所致，一味苍术燥湿之力有限，湿为阴邪，得温而化，干姜、附子、细辛可温阳化湿。患者服药遵医嘱，加用辅汗三法，温覆、啜粥、频服，汗后热退。然身起白痦，腰仍痛，咽干痛，盖湿为阴邪，重浊黏滞，湿未尽去，身起白痦乃湿邪随汗达于肌表，津不上承则热象凸显，故咽干痛。原方加薏苡仁、泽泻祛湿，僵蚕、蝉蜕疏风，紫草可凉血解毒、利咽止痛。李老通过脉象，准确把握病机，患者乃是阳虚湿重之外感，外感是标，阳虚湿重是本，治病求本，才能探病之源，掘病之根。

2. 治高血压案

患者，女，68 岁，2006 年 9 月 8 日初诊。患者脑瘤术后 20 日，尿频、尿急、尿痛 1 日，小便频数淋痛，不足 1 小时即解 1 次，夜尿 10 余次，下肢肿（++），头痛，臂痛，食少，便可。血压 180/100 mmHg。于半夜血压最高。脉沉弦紧，舌稍暗红、苔白。西医诊断：脑瘤术后，高血压，水肿，尿路感染。中医诊断：头痛；证属：寒邪痹阻，水湿下流。治法：温阳散寒。方宗桂甘麻辛附汤：麻黄 6 g，桂枝 9 g，炮附子 10 g，干姜 5 g，细辛 5 g，生姜 6 片，大枣 6 枚，炙甘草 7 g。2 剂，水煎服。3 小时服 1 剂，啜粥温覆取汗。

2006 年 9 月 9 日二诊：昨夜连服 2 剂，已然汗出。头痛、水肿减轻，溲淋痛、频数亦减，夜尿 3 次。脉尚沉而拘滞，舌稍暗红。血压 170/90 mmHg。因脉尚拘滞，乃寒凝未解，然已汗不宜再汗，仍予温阳散寒，加息风解痉之品。麻黄 5 g，炮附子 15 g，细辛 5 g，僵蚕 12 g，蝉蜕 9 g，蜈蚣 20 条，全蝎 10 条，天麻 15 g，钩藤 15 g，生姜 5 片，藁本 9 g，怀牛膝 9 g。14 剂，水煎，日服 1 剂，饭后分 2 次服用。

2006 年 9 月 24 日三诊：已无任何不适，夜半子时血压 130/80 mmHg。白天血压 120/75 mmHg。脉缓滑、尺不足，舌已可，拟益肾化痰。陈皮 8 g，半夏 9 g，茯苓 15 g，白术 9 g，巴戟天 12 g，锁阳 12 g，覆盆子 15 g，沙苑子 15 g，益智仁 12 个，桑螵蛸 12 g，远志 8 g，山茱萸 12 g，天麻 12 g。7 剂，水煎，日 1 剂，饭后分 2 次服，服完停药。至今血压正常，亦无不足。

按：患者脑瘤术后，小便频数淋痛，伴有头痛、臂痛、水肿，脉沉弦紧，乃阴寒凝滞之象，夜间血压升高，进一步佐证了是阴寒作祟，昼为阳，夜为阴，夜间阳入于阴，阴寒得时令之助则更盛，血脉凝滞更著，故而夜间血压更高。用桂甘麻附辛汤加辅汗三法，诸药合用，温阳散寒，蜷缩之脉得舒，血压自降。汗后头痛、水肿减轻，溲淋痛、频数亦减，夜尿次数减少，寒邪稍散，然阴寒凝滞未解。汗出已不可再发汗，恐伤正气，在麻黄附子细辛汤的基础上，加僵蚕、蜈蚣、蝉蜕、全蝎，取寒痉汤之意，温阳散寒，以解寒凝。天麻、钩藤息风解痉，生姜助藁本散寒止痛，怀牛膝利尿通淋，可利水消肿，寒随小便而走。服药 14 剂后，血压下降并稳定，脉缓滑，尺不足，拟益肾化痰善后，血压稳定未再复发。

## （六）麻黄附子甘草汤

【仲景方论】《伤寒论·辨少阴病脉证并治》："少阴病，得之二三日，麻黄附子甘草汤，微发汗，以二三日无（里）证，故微汗也。"

【注家方论】1. 成无己《注解伤寒论》："麻黄、甘草之甘，以散表寒，附子之辛，以温寒气。"

2. 方有执《伤寒论条辨》："虽曰微发汗，而用甘草以易细辛，盖亦和解之意也。"

3. 许宏《金镜内台方议》："初得少阴病，二三日内，脉沉细，倦而卧者，别无吐利厥逆等症者，故用附子为君，以温其经。以麻黄甘草为臣佐，微取其汗，以散其寒邪，其病则已也。"

4. 李中梓《伤寒括要》："少阴发汗二汤，虽同用麻黄、附子，亦有轻重之别，故以加细辛为重，加甘草为轻，盖辛散甘缓之义也。"

5. 柯韵伯《伤寒附翼》："少阴制麻附细辛方，犹太阳之麻黄汤，是急汗之峻剂；制麻附甘草汤，犹太阳之桂枝汤，是缓汗之和剂。"

6. 王子接《绛雪园古方选注》："少阴无里症，欲发汗者，当以熟附固肾，不使麻黄深入肾经劫液为汗。更妙在甘草缓麻黄，于中焦取水谷之津为汗，则内不伤阴，邪从表散，必无过汗亡阳之虑矣。"

【经典配方】麻黄（去节）二两，甘草（炙）二两，附子（炮，去皮，破八片）一枚。上三味，以水七升，先煮麻黄一两沸，去上沫，内诸药，煮取三升，去渣，温服一升，日三服。

【经典方证】恶寒微热，身痛无汗，四肢不温，舌淡、苔白不厚，脉沉细。或身面水肿，气短，小便不利，脉沉细。

【推荐处方】麻黄 6 g，炙甘草 6 g，制附子 6 g，上三味，以水 1400 mL，先煮麻黄一二沸，去上沫，再下诸味，煮取 600 mL，温服 200 mL，每日 3 次。

【方证提要】恶寒身疼，无汗，微发热，脉沉微。

【适用人群】畏寒肢冷，懒言声低，喉间痰鸣，动则喘促，入夜端坐呼吸，咳痰黄稠，口微渴不饮，舌淡胖、苔薄白，脉沉无力。

【适用病证】

以下病证符合上述人群特征者，可以考虑使用本方。

（1）以阳虚恶寒为主要表现的疾病，如症见恶寒重、发热轻、无汗、舌淡苔白、脉沉。

（2）以阳虚水停而兼表证为主要表现的疾病，如急慢性肾炎、肺源性心脏病之水肿属阳虚水停而兼表证者。

（3）亦可用于病态窦房结综合征、外感病、关节挛缩等病证而见本方证者。

【加减与合方】

（1）本方加黑豆 6 g，车前子 6 g，治阴水（水肿）。

（2）本方合五苓散治肾性水肿。

（3）本方合真武汤治阳虚水肿。

（4）本方加黄精 9 g 治少阴阳虚多寐（假寐）。

（5）本方合苓桂术甘汤治急性病毒性心肌炎。

【注意事项】

（1）喜冷性饮食者，不可服，须防阴虚血虚兼受寒邪之病。

（2）体有显著虚弱症状者，不可服，须防阳虚气虚兼受寒邪之病。

13

（3）在用药期间要注意做好日常的保暖工作，尽量避免受凉，并且也要避免长时间处于阴冷、潮湿的环境中。

（4）注意调整饮食，适当吃一些温热的食物，如牛肉、羊肉等，要减少生冷、寒凉食物的摄入。

**【医案分析】**

*1. 治鼻炎案*

患者，女，33岁。患者1年前开始出现两侧鼻腔交替流黄色脓样鼻涕，间断头痛，症状时好时坏，患者自认为是感冒，未做系统治疗。半个月前因受凉感冒，服药痊愈后再次出现鼻腔流绿色脓样鼻涕，伴随头痛，两侧太阳穴尤甚。于2020年7月2日就诊，症见：双侧鼻腔流绿色脓样鼻涕，间隔10分钟需擦拭1次，鼻塞，无汗，偏怕冷，头痛、两侧太阳穴尤甚，遇风或进空调房头痛加重，前额有压迫感。偶有口干，无口苦。纳一般，眠差、多梦易醒。大便次数偏少，偶有不成形。舌淡暗、苔薄白，脉沉弱无力。辨证属少阴厥阴合病，处方麻黄附子甘草汤合吴茱萸汤：麻黄8g，附子10g，甘草10g，吴茱萸9g，党参15g，生姜30g，大枣30g，苍耳子10g，辛夷10g，石膏45g，金荞麦30g，浙贝母15g。5剂，日1剂，水煎，早中晚分服。

2020年7月9日二诊：患者反馈服用3剂中药后症状明显好转，鼻塞减轻，通气顺畅，鼻涕由大量绿色脓样转为少量绿色稀薄样，鼻涕量大量减少，由原来的每10分钟擦拭1次转为1日擦拭2次，同时头痛减轻。5剂中药全部服完后，鼻塞完全消失，鼻涕转为透明，头痛、前额压迫感消失。大便3~4日1行，不干。守一诊方减量，加火麻仁，5剂。微信回访得知，患者鼻炎、头痛完全康复，未再发作，大便好转。

按：患者鼻炎、头痛1年，鼻塞，流涕，无汗，怕冷，提示表邪未解。加之患者精神不佳，脉不浮反沉弱无力，一派阳虚症状，病性为阴，辨为少阴证。《伤寒论》第302条："少阴病，得之二三日，麻黄附子甘草汤，微发汗，以二三日无（里）证，故微汗也。"麻黄附子甘草汤温阳解表，微发其汗。正如尤在泾所言"寒邪不可不发，而阴病又不可过发"。患者与此同时伴见头痛症状，根据方证辨证理论，故合用吴茱萸汤治疗头痛。苍耳子发散风寒、通鼻窍、止痛，与辛夷花同用可以有效治疗鼻渊及伤风鼻塞、鼻窒、鼻鼽等鼻塞不通之证。因患者患病日久，外邪久郁不解而化热，导致患者鼻涕颜色呈绿色脓样，故加入金荞麦、浙贝母以疏泄热邪。因药用对证，故方显其效。

*2. 治糖尿病案*

患者，女，55岁，2018年7月10日初诊。患者血糖升高1年余，2天前外院查空腹血糖8.5mmol/L，餐后2小时血糖9mmol/L；无口服降糖药史。刻下症：乏力，困倦，时有头晕，汗多，无明显口干口渴，二便可，眠可。舌淡暗、苔白，脉沉。西医诊断：糖耐量异常。中医诊断：消渴病；证属：心肾不足、气机失调。方选麻黄附子细辛汤合小柴胡汤加减，方药组成：柴胡10g，党参10g，炙甘草10g，葛根20g，羌活10g，佩兰10g，生白术20g，枳实10g，火麻仁20g，郁金15g，石菖蒲20g，炙麻黄6g，细辛3g，附子5g，黄连6g，地骨皮20g，滇鸡血藤15g。14剂，水煎，每日1剂，早晚分服。

2周后复诊诸症减轻，空腹血糖7mmol/L，餐后2小时血糖8mmol/L，继服上方14剂，巩固疗效。

按：本例患者为中年女性，病程短，心肾不足故见乏力，困倦；心气不足，气不行血，故清窍失养，可见时有头晕，汗多；舌脉为寒湿在里、气机失调的表现。故选麻黄附子甘草汤为基础方，炙麻黄与甘草配伍发散心肺表寒郁热，附子与甘草配伍温补心肾之阳气；因患者更年期肝气不舒，加用小柴胡汤寓调畅气机之意，可治上中下三焦内外虚寒引起的病证，临床效果显著。

# （七）麻黄连轺赤小豆汤

**【仲景方论】**《伤寒论·辨阳明病脉证并治》："伤寒瘀热在里，身必黄，麻黄连轺赤小豆汤主之。"

【注家方论】1. 成无己《注解伤寒论》："《内经》曰，湿上甚而热，治以苦温，佐以甘辛，以汗为故止，此之谓也。又煎用潦水者，亦取其水味薄，则不助湿气。"

2. 方有执《伤寒论条辨》："麻黄、甘草、杏仁，利气以散寒，麻黄汤中之选要也；连轺、小豆、梓皮，行湿以退热，去瘀散黄之领袖也；姜、枣益土，为克制；潦水，无力不助湿。又曰：轺，《本草》作翘，翘本鸟尾，以草子析开，其间片片相比如翘得名。轺本使者小车乘马者，无义，疑误。"

3. 钱潢《伤寒溯源集》："麻黄汤，麻黄、桂枝、杏仁、甘草也，皆开鬼门而泄汗，汗泄则肌肉腠理之郁热湿邪皆去。减桂枝而不用者，恐助瘀热也……赤小豆，除湿散热，下水肿而利小便……梓白皮，性苦寒，能散湿热之邪，其治黄无所考据。连翘根，陶弘景云：方药不用，人无识者。王好古云：下热气，故仲景治伤寒瘀热用之。"

4. 吴谦《医宗金鉴》："湿热发黄无表里证，热盛者清之；小便不利者利之；表实者汗之，皆无非为病求去路也。用麻黄汤以开其表，使黄从外而散。去桂枝者，避其热也；佐姜枣者，和其营卫也；加连翘、梓皮以泄其热，赤小豆以利其湿，共成治表实发黄之效也。连翘即连翘根。无梓皮以茵陈代之。"

5. 许宏《金镜内台方议》："伤寒瘀热在里，身必发黄，此盖其人素有湿热，就因伤寒汗不尽，阳明之经为瘀热所凝，则遍身必发黄，经云湿热相交，民多病瘅是也。此汤盖为发汗不尽，脉浮、身发黄者所设也。麻黄能散表邪，用之为君；杏仁、生姜能散气解表，用之为臣；连翘味苦性寒，生梓白皮性寒，能除湿热，赤小豆味甘平，能去脾胃之湿，用之为佐；甘草、大枣性甘，能入脾，益胃气，用之为使。以此八味之剂，专治表邪不尽，瘀热在里，遍身发黄者之用也。问曰：发黄之证有数方，各有所主乎？答曰：麻黄连轺赤小豆方乃治余汗不尽，瘀热在里，身必发黄，其脉浮者所设，取微汗之；茵陈蒿汤乃治瘀热在里，身发必黄，其脉沉实，为表邪已散者所设，取微利之；栀子柏皮汤乃治表里皆热者之所设，不可汗下，只此解之；茵陈五苓散治发汗后发渴，小便不通，身目皆黄者所设，以取其利小便也。"

6. 柯韵伯《伤寒附翼》："此汤为麻黄汤之变剂也。伤寒不用麻黄发汗，而反下之，热不得越，因瘀于里，热邪上炎，故头有汗；无汗之处，湿热熏蒸，身必发黄；水气上滥皮肤，故小便不利。此心肺为瘀热所伤，营卫不和故耳。夫皮肤之湿热不散，仍当发汗，而在里之瘀热不清，非桂枝所宜，必择味之酸苦，气之寒凉，而能调和营卫者，以凉中发表，此方所由制也。小豆赤色，心家谷也，酸以收心气，甘以泻心火，专走血分，通经络，行津液，而利膀胱；梓白皮色白，肺家药也，寒能清肺热，苦以泻肺气，专走气分，清皮肤，理胸中，而散烦热，故以为君。佐连翘、杏仁以泻心，麻黄、生姜以开表，甘草、大枣以和胃。潦水味薄，流而不止，故能降火而除湿。取而煮之，半日服尽者，急方通剂，不必缓也。夫麻黄一方，与桂枝合半，则小发汗；加石膏、姜、枣，即于发表中清火而除烦躁；去桂枝之辛热，加石膏之辛寒，则于发表中清火而定喘；君以文蛤，即于发表中祛内外之湿热；加连翘等之苦寒，即于发表中清火而治黄。"

【经典配方】麻黄（去节）二两，连轺（连翘根）二两，杏仁（去皮尖）四十个，赤小豆一升，大枣（擘）十二枚，生梓白皮（切）一升，生姜（切）二两，甘草（炙）二两。上八味，以潦水一斗，先煮麻黄再沸，去上沫，内诸药，煮取三升，去渣，分温三服，半日服尽。

【经典方证】发热，恶寒，无汗，头身疼痛，心烦，或疹作痒，或身目俱黄，小便黄、短少不利，苔白或薄黄，脉浮。或汗出不彻，或肿。

【推荐处方】麻黄 6 g，连翘 6 g，杏仁 9 g，赤小豆 30 g，大枣 12 枚，生梓白皮 15 g，生姜 6 g，炙甘草 6 g。上八味，以天然雨水（饮用水亦可）2000 mL，先煮麻黄，再沸，去上沫，再下诸药，煮取600 mL，去渣，分温 3 服，半日服完。

【方证提要】阳黄兼表证。发热恶寒，无汗身痒，周身黄染如橘色，脉浮滑。

【适用人群】体格壮实，面红发热，皮肤瘙痒或渗液黏稠发黄，水肿者。

**【适用病证】**

以下病证符合上述人群特征者，可以考虑使用本方。

（1）以皮肤瘙痒、水疱、糜烂、渗出等为表现的皮肤科疾病，如荨麻疹、急性湿疹、脂溢性皮炎、寻常性痤疮、水痘、玫瑰糠疹、病毒性疱疹、过敏性皮炎、汗腺闭塞症、皮肤瘙痒症、狐臭等。

（2）以发热、水肿为表现的泌尿系疾病，如急慢性肾小球肾炎、紫癜性肾炎、肾盂肾炎、膀胱炎等。

（3）以黄疸为表现的疾病，如急性传染性黄疸型肝炎、重型病毒性肝炎、肝硬化腹腔积液、术后黄疸、胰头癌、妊娠期黄疸等。

**【加减与合方】**

（1）渗液黏稠发黄者，加黄柏 10 g，栀子 15 g。

（2）发热多汗者，加生石膏 20 g。

（3）荨麻疹者，加僵蚕 6 g。

（4）急性肾炎蛋白尿，加苏叶 9 g，防风 9 g。

**【注意事项】**

（1）生梓白皮现多不用，可用桑白皮代之。

（2）不宜饮酒或食肥甘厚味，易助长湿热之邪，可能加重病情或使病情反复。

（3）注意保暖，避免再次受凉、受风，加重病情。

**【医案分析】**

1. 治慢性乙型肝炎案

患者，男，44 岁，1995 年 4 月 8 日初诊。主诉：身黄、目黄、溺黄 3 个月。患者 6 年来多次查体发现 HBsAg（＋），肝功正常。3 个月前因工作劳累出现黄疸，在某医院诊为"慢性乙型肝炎急性发作"，给予多种保肝药物治疗 3 个月，病情反复，故求治于中医。刻下：身黄、目黄、溺黄，午后低热，全身瘙痒、恶心乏力，口苦心烦，久立则双踝水肿，舌暗红尖赤、苔黄腻，脉滑数。证属湿热疫毒蕴积肝胆。治宜清热解毒、利湿退黄。方以麻黄连轺赤小豆汤合茵陈蒿汤加味：生麻黄 3 g，连翘 15 g，赤小豆 30 g，桑白皮 12 g，杏仁 10 g，生姜 3 g，大枣 6 g，甘草 6 g，茵陈 15 g，栀子 10 g，大黄（后入）6 g，紫草 15 g，羌活 12 g，蝉蜕 6 g。服药 12 剂，体温恢复正常，黄疸明显减轻。依方加减再服 1 个月，诸症消失，肝功恢复正常，HBsAg（＋）、HBeAg（＋）、HBcAg（＋），属余毒未清。上方去茵陈蒿汤、羌活、蝉蜕，改生麻黄为炙麻黄，加蜂房 30 g，丹参 30 g，土茯苓 30 g，再服 3 个月，乙肝标志物全部转阴。随访 1 年仍为阴性。

按：慢性乙型肝炎早期或急性发作期，多为湿热疫毒蕴结脾胃，熏蒸肝胆，以标实为主，治疗当以清热利湿排毒为法，发汗、通腑、利小便并用。本方麻黄、连翘发汗利尿排毒；桑白皮、赤小豆、生姜行水利尿排毒；杏仁及茵陈蒿汤通腑降浊排毒。

2. 治黄疸案

患者，男，28 岁，工人。赴郸道中辛苦，加以酒食过度，遂发热微恶寒，身目俱黄，心下痞作呕，溲赤，苔白。以麻黄连轺赤小豆汤加减。麻黄、连翘各 9 g，赤小豆 15 g，桂枝、杏仁各 9 g，黄连 3 g，桑白皮、鲜茅根、全瓜蒌各 15 g。7 剂。服上方剂后，倦怠，尿欠多。上方加黄芪、防己各 15 g，太子参 9 g。再进 7 剂，黄疸退，诸症若失。随访一年未发。

按：本案黄疸，为湿热郁表之实证。姜老用麻黄连轺赤小豆汤加减，意为解表清热利水。二诊加参、芪与防己，加强益气利水之功，疗效满意。

## （八）麻黄升麻汤

**【仲景方论】**《伤寒论》："伤寒六七日，大下后，寸脉沉而迟，手足厥逆，下部脉不至，咽喉不利，唾脓血，泄利不止者，为难治，麻黄升麻汤主之。"

**【注家方论】** 1. 成无己《注解伤寒论》："《玉函》曰，大热之气，寒以取之；甚热之气，以汗发之。麻黄、升麻之甘，以发浮热；正气虚者，以辛润之，当归、桂、姜之辛以散寒；上热者，以苦泄之，知母、黄芩之苦，凉心去热；津液少者，以甘润之，茯苓、白术之甘，缓脾生津；肺燥气热，以酸收之，以甘缓之，芍药之酸，以敛逆气，葳蕤、门冬、石膏、甘草之甘，润肺除热。"

2. 方有执《伤寒论条辨》："夫邪深入而阳内陷，寸脉沉而迟也，故用麻黄、升麻升举以发之；手足厥逆而下部脉不至也，故用当归、姜、桂温润以达之。然芍药敛津液，而甘草以和之，咽喉可利也；葳蕤、门冬以润肺，而黄芩、知母以除热，脓血可止也；术能燥土，茯苓渗湿，泄利可愈也。石膏有彻热之功，所以为斡旋诸佐使而妙其用焉。"

3. 张锡驹《伤寒直解》："麻黄、升麻启在下之阴，以上通于阳；当归、芍药、天冬、葳蕤治阴以止脓血；干姜、桂枝助阳以止泄利；知母、黄芩泻火热而利咽喉，苓、术、甘草益中土，以培血气之本，石膏质重，引麻黄、升麻直入里阴而透达于肌表，阳气下行，阴气上升，阴阳和而汗出愈矣。"

4. 尤在泾《伤寒贯珠集》："方用麻黄、升麻，所以引阳气发阳邪也，而得当归、知母、葳蕤、天冬之润，则肺气已滋，而不蒙其发越之害矣。桂枝、干姜，所以通脉止厥也，而得黄芩、石膏之寒，则中气已和，而不被其燥热之烈矣。其芍药、甘草、茯苓、白术，则不特止其泄利，抑以安中益气，以为通上下和阴阳之用耳。"

5. 吴谦《医宗金鉴》："升麻、葳蕤、黄芩、石膏、知母、天冬，乃升举走上清热之品，用以避下寒，且以滋上也；麻黄、桂枝、干姜、当归、白芍、白术、茯苓、甘草，乃辛甘走外温散之品，用以远上热，且以和内也。分温三服，令尽，汗出愈，其意在缓而正不伤，彻邪而尽除也。脉虽寸脉沉迟、尺脉不至，症虽手足厥逆、下利不止，究之原非纯阴寒邪，故兼咽喉痛、唾脓血之症，是寒热混淆阴阳错杂之病，皆因大下夺中所变。故仲景用此汤，以去邪为主，邪去而正自安也。"

**【经典配方】** 麻黄（去节）二两半，升麻一两一分，当归一两一分，知母十八铢，黄芩十八铢，葳蕤（一作石菖蒲）十八铢，芍药六铢，天冬（去心）六铢，桂枝六铢，茯苓十六铢，甘草（炙）六铢，石膏（碎，绵裹）六铢，白术六铢，干姜六铢。上十四味，以水一斗，先煮麻黄一两沸，去上沫，内诸药，煮取三升，去渣，分温三服，相去如炊三斗米顷，令尽，汗出愈。

**【经典方证】** 治伤寒六七日，大下后，寸脉沉而迟，手足厥逆，下部脉不至，咽喉不利，吐脓血者。

**【推荐处方】** 麻黄 7.5 g，升麻、当归各 4 g，知母、黄芩、葳蕤（玉竹）各 2 g，芍药、天冬、桂枝、茯苓、炙甘草、石膏、白术、干姜各 1 g。上十四味，以水 2000 mL，先煮麻黄去沫，再下诸药，煮取 600 mL，去渣，分温 3 服。

**【方证提要】** 咽喉不利，吐脓血，泄利不止，无汗，手足厥逆，寸脉沉迟，下部脉不至。

**【适用人群】** 气机下陷，进而形成阴阳失调、寒热胶着、气血逆乱、上热下寒之证，如喉咙发炎、咳嗽、喉咙干、喉咙痛或咳嗽带血丝的状况，是下虚上热的状况；更年期的发热。

**【适用病证】**
以下病证符合上述人群特征者，可以考虑使用本方。
（1）用于中气下陷、麻疹不透、外感表证、齿痛口疮、咽喉肿痛。
（2）对于喘息型慢性支气管炎、自发性气胸及慢性肠炎、慢性胃炎、牙龈炎，特别是溃疡性结肠炎、结核性腹膜炎等有非常好的疗效。
（3）难治疗的银屑病、变异性鼻炎及肺源性心脏病等。

**【加减与合方】**
（1）加厚朴 4 g，浮小麦 4 g，附子 2 g，夜交藤 6 g，玄参 6 g 治自主神经功能紊乱。
（2）本方干姜易炮姜炭、天冬易麦冬治久泄。

（3）本方与异功生脉散合服治咳吐脓血。

（4）本方加金银花 6 g，板蓝根 6 g 治猩红热。

## 【注意事项】

（1）阴虚阳浮、肝阳上亢、上盛下虚及麻疹已透者，皆忌服。

（2）老年人、心脏功能非常弱的患者慎用。

（3）忌风寒。

## 【医案分析】

治重症慢阻肺案

孙某，女，59 岁，农民，2017 年 10 月初诊。西医诊断为慢性支气管炎、肺气肿，平素应用布地奈德福莫特罗粉吸入剂控制喘憋，但仍常觉短气，饮食亦减少。旬日来，因外感风寒导致咳嗽、喘息加重，于当地大量输液治疗后病情加重，求治中医。前医投以二陈汤加味、苏子降气汤、金水六君煎、小青龙加石膏汤等皆不效。刻下：端坐于床，不能平卧，动则喘息甚，畏寒肢冷，大便溏薄，咳嗽、咳痰、痰色黄质黏不易咳出，口渴，偶有咯血、咽部不适，自诉上半身热、下半身凉，舌质略红、舌苔薄，脉沉迟。经重新梳理，考虑寒热虚实并见，乃上热下寒证，六经辨证考虑为厥阴病，给予麻黄升麻汤：炙麻黄 12 g，升麻 10 g，桂枝 12 g，干姜 12 g，当归 15 g，白芍 15 g，石膏 18 g，知母 12 g，茯苓 15 g，炒白术 15 g，黄芩 10 g，玉竹 10 g，天冬 10 g，15 g，炙甘草 6 g。水煎温服，1 剂知，3 剂疾若失，诉下半身凉感消失，咳痰减少，未再咯血，效不更方再服 3 剂，告愈，嘱口服薯蓣丸以安后效。

按：医者治病，如不精习《黄帝内经》《伤寒杂病论》则不能见病知源，尤遇顽疾，处方千易，病不少减，甚者有病之脏腑未受益，无病之脏腑反遭其殃。细思此患者乃久病肺虚之肺胀，起病考虑风寒袭肺，西医大量输液后加重里饮，应用小青龙加石膏汤似合病机，但却未能顾及下焦虚冷，故罔效。更以苏子降气汤能顾及下焦阳虚，未能清阳明及少阳之热。应用金水六君煎，此方治疗肺肾虚寒，水泛为痰，其效如神，但仍未能涵盖此病太阳、阳明、少阳、太阴合病之机，至于二陈汤加味只知见痰消痰，离病之源远矣。六经辨证分析，患者外感风寒，畏寒肢冷，属太阳伤寒；咽部不适，责之于少阳；口渴、咳痰色黄质黏属阳明；大便溏薄，下半身凉属于太阴虚寒，病机如此复杂，唯厥阴处方麻黄升麻汤寒温并用、补泻兼施，以生石膏、知母、黄芩、白芍清少阳和阳明之热，清热需养阴，方用当归、玉竹、天冬养血滋阴，取桂枝、干姜、炙甘草、炒白术、茯苓温太阴，乃清上温下之法，麻黄炙用旨在加强止咳平喘之功，方中加用射干，取射干麻黄汤之意，射干可清热解毒、消痰、利咽，既可助石膏、知母清热又可去痰，故本方加用之。"方眼"在升麻，升麻主入阳明经，其辛散力强，《神农本草经》谓其主邪气蛊毒，意在可将入营血的热毒透散，给邪以出路，使热从表走。如此复杂之病，数剂告愈，可见经方之神通，医药之精妙，不能差之毫厘。

## 参 考 文 献

[1] 孙广全. 麻黄汤加味验案举隅 [J]. 辽宁中医杂志，1989（12）：20.

[2] 王星田，赵国祥. 麻黄汤临床新用举隅 [J]. 河南中医，1992，12（6）：260-261.

[3] 唐有男. 麻杏石甘汤治疗小儿喘嗽经验举隅 [J]. 光明中医，2022，37（22）：4156-4158.

[4] 张会择，曾跃琴，赖宇. 麻杏石甘汤治疗咳嗽之临诀探微 [J]. 中国民族民间医药，2022，31（11）：63-66.

[5] 贺江飞，杜洪喆. 大青龙汤加减治疗儿童不明原因发热验案 1 则 [J]. 湖南中医杂志，2018，34（3）：107-108.

[6] 丁沛，石志坚，顾旭. 经方验案三则 [J]. 中医临床研究，2013，5（24）：68，70.

[7] 陈海涛，倪京丽. 小青龙汤加味治疗小儿感冒后咳嗽 [J]. 浙江中医杂志，2021，56（4）：287.

[8] 李汶峰，贾波，王一童，等. 陈潮祖教授匠心独运妙用小青龙汤的临床经验撷菁 [J]. 成都中医药大学学报，2020，43（4）：1-4.

[9] 侯佑柱，孙敬宣，张小琴，等. 国医大师李士懋桂甘麻附辛汤临证经验探析 [J]. 中华中医药杂志，2022，37（7）：

3904 – 3907.

［10］付林，郭梦姣，邝可可，等．吴鸿教授运用麻黄附子甘草汤合吴茱萸汤治疗慢性鼻炎的经验总结［J］.中医临床研究，2022，14（11）：116 – 117.

［11］李江敏子，张红升，刘殿池．刘殿池温经散寒法治疗糖尿病医案 2 则解析［J］.北京中医药，2019，38（6）：609 – 610.

［12］王兰青．梁静玉应用麻黄连翘赤小豆汤的经验［J］.山东中医杂志，1998（1）：34 – 35.

［13］戴克敏．姜春华教授运用麻黄连翘赤小豆汤经验［J］.江苏中医杂志，1987（9）：20.

［14］刘宏祥，赵永辰，王涛，等．麻黄升麻汤方证刍议及在重症慢阻肺中的应用［J］.中国中医基础医学杂志，2020，26（1）：113 – 114.

# 二、桂枝汤类方

## （一）桂枝汤

**【仲景方论】**《伤寒论·辨太阳病脉证并治》："太阳中风，阳浮而阴弱，阳浮者，热自发，阴弱者，汗自出，啬啬恶寒，淅淅恶风，翕翕发热，鼻鸣干呕者，桂枝汤主之。"

"太阳病，头痛，发热，汗出，恶风，桂枝汤主之。"

"太阳病，外证未解，脉浮弱者，当以汗解，宜桂枝汤。"

"太阳病，先发汗不解，而复下之，脉浮者不愈。浮为在外，而反下之，故令不愈。今脉浮，故在外，当须解外则愈，宜桂枝汤。"

"病常自汗出者，此为荣气和，荣气和者，外不谐，以卫气不共荣气谐和故尔。以荣行脉中，卫行脉外。复发其汗，荣卫和则愈。宜桂枝汤。"

"患者藏无他病，时发热自汗出而不愈者，此卫气不和也，先其时发汗则愈，宜桂枝汤。"

"太阳病，发热汗出者，此为荣弱卫强，故使汗出，欲救邪风者，宜桂枝汤。"

**【注家方论】** 1. 成无己《注解伤寒论》："《内经》曰，辛甘发散为阳。桂枝汤，辛甘之剂也，所以发散风邪。《内经》曰：风淫所胜，平以辛，佐以苦甘，以甘缓之，以酸收之。是以桂枝为主，芍药甘草为佐也。《内经》曰：风淫于内，以甘缓之，以辛散之。是以生姜大枣为使也。"

2. 柯韵伯《伤寒来苏集》："此为仲景群方之魁，乃滋阴和阳，调和营卫，解肌发汗之总方也。凡头痛发热，恶风恶寒，其脉浮而弱，汗自出者，不拘何经，不论中风、伤寒、杂病，咸得用此发汗。若妄汗妄下而表不解者，仍当用此解肌。如所云头痛发热，恶寒恶风，鼻鸣干呕等病，但见一证便是，不必悉具，惟以脉弱自汗为主耳……愚常以此汤治自汗、盗汗、虚疟、虚痢，随手而愈。"

3. 吴谦《医宗金鉴》："名曰桂枝汤者，君以桂枝也。桂枝辛温，辛能发散，温通卫阳，芍药酸寒，酸能收敛，寒走阴营。桂枝君芍药，是于发汗中寓敛汗之旨；芍药臣桂枝，是于和营中有调卫之功。生姜之辛，佐桂枝以解表；大枣之甘，佐芍药以和中。甘草甘平，有安内攘外之能，用以调和中气，即以调和表里，且以调和诸药；以桂芍之相须，姜枣之相得，借甘草之调和，阳表阴里，气卫血营，并行而不悖，是刚柔相济以相和也。而精义在服后须臾，啜稀粥以助药力。盖谷气内充，不但易为酿汗，更使已入之邪，不能少留，将来之邪，不得复入也。又妙在温覆令一时许，漐漐微似有汗，是授人以微汗之法也。不可令如水流漓，病必不除，是禁人以不可过汗之意也。此方为仲景群方之冠，乃解肌发汗，调和营卫之第一方也。"

**【经典配方】** 桂枝（去皮）三两，芍药三两，甘草（炙）二两，生姜（切）三两，大枣（擘）十二枚。上五味，咬咀三味，以水七升，微火煮取三升，去滓。适寒温，服一升。服已须臾，啜热稀粥一升余，以助药力。温覆令一时许，遍身漐漐微似有汗者益佳，不可令如水流漓，病必不除。若一服汗出病瘥，停后服，不必尽剂。若不汗，更服依前法。又不汗，服后小促其间，半日许，令三服尽。若病重者，一日一夜服，周时观之。服一剂尽，病证犹在者，更作服。若汗不出，乃服至二三剂。禁生冷、黏滑、肉面、五辛、酒酪、臭恶等物。

**【经典方证】** 头痛,发热,汗出,恶风寒,鼻鸣,干呕。

**【推荐处方】** 桂枝 15 g,生白芍 15 g,炙甘草 10 g,生姜 15 g,红枣 30 g。以水 1400 mL,煮沸后调至文火再煎煮 40 分钟,取汤液 600 mL,分 3 次温服。

**【方证提要】** 发热,汗出,恶寒,脉浮,或间断性发热汗出。

**【适用人群】** 体格匀平或偏瘦弱,易乏力,易出汗;脉偏缓或弱,心率不快;饮食正常或较常人偏少,舌质偏嫩、舌苔薄白;大便正常或偏稀。

**【适用病证】**

以下病证符合上述人群特征者,可以考虑使用本方。

(1)以发热、恶寒、鼻塞为主证的疾病,如普通感冒、流行性感冒、呼吸道炎症等。

(2)以经常性的自汗、盗汗、半身出汗等为主要表现的疾病,如内分泌系统疾病。

(3)伴有汗出、脉浮弱、遇风即发作或加重等表现的各类皮肤病,如荨麻疹、湿疹、皮炎、冻疮、过敏性紫癜、皮肤瘙痒症等。

(4)以肌肉关节冷痛麻木为主要表现的各类运动系统疾病,如颈椎肌肉劳损、肩周炎、急性腰背扭伤、腰肌劳损、梨状肌综合征等。

**【加减与合方】**

(1)气虚乏力者,加黄芪 15 g。

(2)恶寒严重者,加附子 9 g。

(3)兼有咳喘者,加厚朴 9 g,杏仁 9 g。

(4)肌肉疼痛者,可加葛根 30 g,鸡血藤 20 g。

**【注意事项】**

(1)服药期间,不要过多食用生冷、油腻、辛辣的食物。

(2)无汗、脉浮紧的伤寒表实证禁用本方。

(3)发热,伴有口渴,不恶寒的外感疾病禁用。

**【医案分析】**

1. 治慢性荨麻疹案

谭某,女,21 岁,2009 年 7 月 13 日初诊。患者患荨麻疹 2 个月,外院抗过敏西药治疗未改善,仍每日起风团、瘙痒,平素恶风怕冷,动则汗出。舌淡苔白,脉细弦。证属太阳表虚证,予桂枝汤化裁:桂枝 10 g,白芍 10 g,大枣 30 g,生姜 10 g,炙甘草 6 g,苍术 10 g,茯苓 15 g,路路通 15 g,防风 10 g,4 剂。

二诊:风团瘙痒稍减,怕冷,动则汗出,嗳气。舌淡润,脉细弦。前方去路路通、防风,加厚朴 10 g,陈皮 10 g,炒枳壳 5 g,5 剂。

三诊:风团瘙痒仍起,嗳气多有好转。去茯苓,加荆芥 10 g,防风 10 g,白蒺藜 15 g,5 剂。

四诊:风团瘙痒明显减,舌淡红、苔薄白,脉细略弦。再予 7 剂。风团瘙痒基本不再,继予 7 剂巩固。

按:恶风怕冷、汗出、脉弱,太阳表虚桂枝汤证。因苔白稍厚、嗳气,为脾虚夹湿、胃气上逆,故加苍术、茯苓、厚朴、枳壳、陈皮健脾化湿、行气和胃。方中路路通一味,功能行气利水、祛风除湿,对瘾疹疥癣之瘙痒常有佳效。后期加荆芥、防风,乃宗桂枝麻黄各半汤发汗法,疏邪透表,风团瘙痒即愈。

2. 治自汗案

金某,男,成年,干部。患者素本体虚,近五日来日汗淋漓,憎风,纳谷不香,脉浮弱无力,舌苔薄白，此为营卫不和，腠理失密，治以桂枝汤。方用桂枝9 g，杭白芍9 g，炙甘草4.5 g，生姜9 g，大枣6 枚，连服2 剂，汗止，憎风亦解。

按：《伤寒论》第53 条指出："病常自汗出者，此为营气和，营气和者，外不谐，以卫气不共营气谐和故尔。""营气和"，是指营气无病；"外不谐"，言卫气之气不固。本例病机在于卫气不与营气和谐，故用桂枝汤调营卫、和阴阳，而使腠理固密，自汗得止。

## （二）桂枝加葛根汤

【仲景方论】《伤寒论·辨太阳病脉证并治》："太阳病，项背强几几，反汗出恶风者，桂枝加葛根汤主之。"

【注家方论】1. 王子接《绛雪园古方选注》："桂枝加葛根汤，治邪从太阳来，才及阳明。即于方中加葛根，先于其所往，以伐阳明之邪。因太阳未罢，故仍用桂枝汤以截其后。但于桂枝、芍药各减一两，既不使葛根留滞太阳，又可使桂枝、芍药并入阳明，以监其发汗太过。其宣阳益阴之功，可谓周到者矣。"

2. 张锡纯《医学衷中参西录》："桂枝加葛根汤是治太阳兼阳明之有汗者。至太阳兼阳明之无汗者，《伤寒论》又另有治法。其方即葛根汤。"

3. 张锡驹《伤寒论直解》："此病太阳之经输也，太阳之经输在背，经云：邪入于输腰脊乃强。项背强者，邪入于输而经气不舒也。几几者，短羽之鸟欲飞不能之状，乃形容强急之形，欲伸而不能伸，有如几几然也。夫邪之中人始于皮肤，次及于肌络，次及于经输。邪在于经输，则经输实而皮毛虚，故反汗出而恶风也。宜桂枝汤以解肌，加葛根以宣经络之气。"

4. 汪苓友《伤寒论辨证广注》："太阳病，项背强矣，复几几然颈不得舒，颈之经属阳明，项背与颈几几然，其状当无汗矣。今反汗出恶风，仲景法太阳病汗出恶风者，桂枝汤主之，今因其几几然，故加葛根于桂枝汤中，以兼祛阳明经之风也。"

【经典配方】葛根四两，芍药二两，生姜（切）三两，甘草（炙）二两，大枣（擘）十二枚，桂枝（去皮）二两。上七味，以水一斗，先煮麻黄、葛根，减二升，去上沫，内诸药，煮取三升，去滓。温服一升，覆取微似汗，不须啜粥，余如桂枝法将息及禁忌。

【经典方证】项背强，反汗出恶风者；《外台秘要》：疗中风身体烦疼，恶寒而自汗出，头项痛急。

【推荐处方】葛根20 g，桂枝10 g，芍药10 g，生姜15 g，炙甘草6 g，大枣30 g。以水2000 mL，煮沸后调至文火再煎煮40 分钟，取汤液600 mL，分3 次温服。

【方证提要】项背部肌肉疼痛或痉挛痛，或伴有微汗出、发热、恶风寒、脉浮者。

【适用人群】体形中等或消瘦，面色偏苍白或黄暗、憔悴、缺乏光泽；舌淡红、苔薄白或微黄腻；脉浮弱；常有头晕头痛或头项腰背拘急无力等。

【适用病证】
以下病证符合上述人群特征者，可以考虑使用本方。
（1）以头痛头昏为表现的疾病，如高血压、脑梗死、脑供血不足、失眠等。
（2）以项背部拘急感为表现的疾病，如颈椎病、颈肩肌肉紧张综合征、腰椎病等；亦用于药物性锥体外系反应。

【加减与合方】
（1）气虚乏力者，加黄芪30 g。
（2）肤色黄暗、皮肤粗黑，腠理致密，无汗者，加麻黄5 g。
（3）头痛、头晕者，加川芎15 g。

（4）便秘苔厚，加大黄 5 g。

【注意事项】

（1）服药期间，不要过多食用生冷、油腻、辛辣的食物。

（2）无汗、脉浮紧的伤寒表实证慎用本方，或注意加减。

【医案分析】

*1. 治汗出恶风伴项背拘急案*

刘某，男，41 岁。患病已 3 个月，项背强紧，顾盼俯仰不能自如，自汗出而恶风。问其大便则称稀溏，每日 2~3 次，伴有脱肛与后重等症。切其脉浮，视其舌苔白润。辨脉浮、汗出恶风为桂枝汤证；项背拘急而强几几为太阳经输气血不利所致；大便溏薄，肛肠下坠后重，则为阳明受邪、升清不利之象。

按：《伤寒论》云："太阳病，项背强几几，反汗出恶风者，桂枝加葛根汤主之。"仲景示人，有汗的用桂枝，无汗的用麻黄，故本证当用桂枝汤。项背强急，应加葛根。又大便下利，为太阳阳明合病，而葛根能走上彻下，疏解"二阳"，切为病之所宜。桂枝 15 g，白芍 15 g，葛根 16 g，生姜 12 g，炙甘草 10 g，大枣 12 枚。服药后，不须啜粥。连服 7 剂，诸症皆爽然而愈。

*2. 治口眼㖞斜案*

张某，女，26 岁。时值炎夏，乘长途汽车返乡，面朝敞窗而坐，疾风掠面，当时殊觉凉爽，抵家却发觉左侧面部肌肉拘急不舒，口眼㖞斜。视其舌苔白而润，切其脉浮。辨为风中阳明经络、正邪相引所致。治当疏解阳明之风邪，兼以缓急解痉为法。桂枝 9 g，白芍 9 g，生姜 9 g，大枣 12 枚，炙甘草 6 g，葛根 15 g，白附子 6 g，全蝎 6 g。仅服 2 剂，汗出邪散而病愈。

按：张仲景曾提出"但见一证便是，不必悉具"的观点。对于疾病的分析，固然要遵循条文，但是如何在条文之外根据患者的症状来精准定位疾病的病机才是经方家应当仔细研习之事。细排《伤寒论》条文，仲景用葛根方多"项背强几几"，其发病部位并无左侧面部，但如果认准葛根可用于阳明受邪，则病虽发于左面，根据《灵枢·经脉第十》"胃足阳明之脉，起于鼻之交頞中，旁纳太阳之脉……却循颐后下廉，出大迎，循颊车，上耳前"的论述，其病位当涉及阳明，因此仍可运用葛根。可见，在经方运用中精准识别病机之重要。

# （三）桂枝加厚朴杏子汤

【仲景方论】《伤寒论·辨太阳病脉证并治》："喘家作桂枝汤，加厚朴杏子佳。"

"太阳病，下之，微喘者，表未解故也，桂枝加厚朴杏子汤主之。"

【注家方论】1. 成无己《注解伤寒论》："太阳病为诸阳主气，风甚气壅，则生喘也，与桂枝汤以散风，加厚朴杏仁以降气。"

2. 方有执《伤寒论条辨》："以表尚在，不解其表，则邪转内攻而喘不可定，故用桂枝，解表也，加厚朴，利气也，杏仁有下气之能，所以为定喘当加之要药。"

3. 柯韵伯《伤寒来苏集》："夫喘为麻黄症，方中治喘者，功在杏仁，桂枝本不治喘，此因妄下后，表虽不解，腠理已疏，则不当用麻黄而宜桂枝矣。所以宜桂枝者，以其中有芍药也，既有芍药之敛，若但加杏仁，则喘虽微，恐不能胜任，必加厚朴之辛温，佐桂以解肌，佐杏仁以降气，故凡喘家不当用麻黄汤，而作桂枝汤者，加厚朴杏仁为佳法矣。"

【经典配方】桂枝（去皮）三两，甘草（炙）二两，生姜（切）三两，芍药三两，大枣（擘）十二枚，厚朴（炙，去皮）二两，杏仁（去皮尖）五十枚。上七味，以水七升，微火煮取三升，去滓。温服一升，覆取微似汗。

【经典方证】喘，发热，恶风寒，微汗出，脉浮。

【推荐处方】桂枝15 g，炙甘草10 g，生姜15 g，芍药15 g，大枣30 g，厚朴10 g，杏仁12 g。以水1400 mL，煮沸后调至文火再煎煮40分钟，取汤液600 mL，分3次温服。

【方证提要】咳喘，胸闷，痰清稀，或伴有发热，恶风寒，微汗出，脉浮。

【适用人群】体格匀平或偏瘦弱，平素有痰湿，易胸闷或腹胀，或有慢性咳喘病史，易乏力，易出汗；脉偏缓或正常；舌质淡红、苔薄白或稍腻。

【适用病证】

以下病证符合上述人群特征者，可以考虑使用本方。

（1）以咳喘、胸闷或伴有恶寒、发热等为主要表现的疾病，如各种感冒和急慢性支气管炎、支气管哮喘、肺炎等。

（2）以腹胀、大便不畅或伴有腹凉、舌质淡等为主要表现的疾病，如某些急慢性胃炎、胃溃疡等。

【加减与合方】

（1）痰多，舌苔腻者，加清半夏9 g，薏苡仁20 g。

（2）里寒重者，加干姜10 g。

（3）气虚乏力者，加黄芪15 g。

（4）发热恶寒重者，加生姜至20 g。

【注意事项】

（1）服药期间，不要过多食用生冷、油腻、辛辣的食物。

（2）咳喘见无汗、脉浮紧的伤寒表实证禁用本方，或进行加减应用。

（3）部分患者服用本方时，可出现肠鸣、腹泻等症，可减少厚朴的用量。

【医案分析】

1. 治外感咳喘案

患者，男，42岁。患者素有痰喘之疾，发作较频。春日伤风，时发热，自汗出，微恶风，头痛，且引动咳喘，发作甚于前，胸闷而胀，气喘倚息，痰白稠量多，咳喘之时则汗出更甚，不思食。舌苔白腻，脉浮缓、关滑有力。此患者风邪伤表引动痰喘复发，外风挟痰浊壅滞胸脘，肺胃气逆不降所致。方用桂枝加厚朴杏子汤加味。处方：桂枝6 g，白芍6 g，生姜2片，炙甘草4.5 g，厚朴9 g，杏仁9 g，麻黄1.5 g，贝母9 g，苏子9 g，炒枳壳9 g。连用3剂后，表证去，自汗止，痰喘亦平。

按：有发热、自汗出、微恶风寒，可见有表虚证；舌苔白腻而喘，可排除化热入阳明之麻杏甘石汤证。张仲景云"喘家，作桂枝汤加厚朴杏子佳"，此人素有痰喘之疾，正符合"喘家"的定义，再结合其他症状，当用桂枝加厚朴杏子汤解之。

2. 治外感病案

王某，女，44岁。患者感冒2日，微发热（37.7 ℃），自汗，恶风，头痛，肢倦，咳嗽，痰稀白，鼻塞流清涕。舌润、苔薄白，脉浮缓。治宜疏解宣降。桂枝10 g，赤芍10 g，炙甘草10 g，生姜10 g，大枣（擘）12枚，厚朴6 g，杏仁10 g。服1剂，汗减，头痛肢倦解除，咳嗽减少。续服2剂愈。

按：表虚桂枝汤证，而有较严重之咳喘，无明显寒化、热化的症状，可选用桂枝加厚朴杏子汤。

## （四）桂枝麻黄各半汤

【仲景方论】《伤寒论·辨太阳病脉证并治》："太阳病，得之八九日，如疟状，发热恶寒，热多寒少，其人不呕，清便欲自可，一日二三度发。脉微缓者，为欲愈也；脉微而恶寒者，此阴阳俱虚，不可更发汗、更下、更吐也；面色反有热色者，未欲解也，以其不能得小汗出，身必痒，宜桂枝麻黄各半汤。"

**【注家方论】** 1. 成无己《注解伤寒论》："今虽发热恶寒，而热多寒少，为阳气进，而邪气少也。里不和者，呕而利，今不呕，清便自调者里和也。寒热间日发者，邪气深也；日一发者，邪气复常也；日再发者，邪气浅也；日二三发者，邪气微也。《内经》曰：大则邪至，小则平。言邪甚则脉大，邪少则脉微，今日数多而脉微缓者，是邪气微缓也，故云欲愈。脉微而恶寒者，表里俱虚。阳表也，阴里也。脉微为里虚，恶寒为表虚，以表里俱虚，故不可更发汗、更下、更吐。阳阳俱虚，则面色青白，反有热色者，表未解也。热色为赤色也。得小汗则和。不得汗，则得邪气外散皮肤而为痒也，与桂枝麻黄各半汤，小发其汗，以除表邪。"

2. 柯韵伯《伤寒来苏集》："八九日是当解未解之时，寒热如疟，是虚实互发之症。太阳以阳为主，热多寒少，是主胜客负，有将解之兆矣。若其人不呕，是胃无邪，圊便是胃不实，脉微缓，是有胃气，应不转属阳明。一日二三度发，是邪无可容之地，正胜邪却，可弗药也。若其人热虽多而脉甚微，无和缓之意，是阴弱而发热；寒虽少而恶之更甚，是阳虚而恶寒。阴阳俱虚，当调其阴阳，勿妄治，以虚其虚也。若其人热多寒少，而面色缘缘正赤者，是阳气怫郁在表不得越。当汗不汗，其身必痒。八九日来，正气已虚，表邪未解，不可发汗，又不可不汗，故立此法。"

3. 尤在泾《伤寒贯珠集》："病在太阳，至八九日之久，而不传他经，其表邪本微可知。不呕、清便欲自可，则里未受邪可知。病如疟状，非真是疟，亦非传少阳也，乃正气内胜，数与邪争故也。至热多寒少，一日二三度发，则邪气不胜而将退舍矣。更审其脉而参验之，若得微缓，则欲愈之象也；若脉微而恶寒者，此阴阳俱虚，当与温养，如新加汤之例，而发汗吐下，均在所禁矣。若面色反有热色者，邪气欲从表出，而不得小汗，则邪无从出，如面色缘缘正赤，阳气怫郁在表，当解之、熏之之类也。身痒者，邪盛而攻走经筋则痛，邪微而游行皮肤则痒也。夫既不得汗出，则非桂枝所能解；而邪气又微，亦非麻黄所可发。故合两方为一方，变大制为小制，桂枝所以为汗液之地，麻黄所以为发散之用，且不使药过病，以伤其正也。"

4. 黄元御《伤寒悬解》："太阳病，得之八九日之久，证如疟状，发热恶寒，发热多而恶寒少，此风多于寒，卫伤颇重而营伤颇轻。如其寒热不能频作，是后章桂二麻一之证也。若其人上不呕，下不泄，则中气未伤，寒热一日二三度发，则正气颇旺，频与邪争，脉微和缓，则邪气渐退，是为欲愈，无用治也。若其脉微弱而又恶寒者，此卫阳营阴之俱虚，盖营虚则脉微，卫虚则恶寒，后章：此无阳也，即解此句。虚故不可更以他药发汗、吐、下也。如其发热、脉浮，是后章桂枝越婢之证也。若外不恶寒，而面上反有热色者，是阳气蒸发，欲从外解，而表寒郁迫，未欲解也。使得小汗略出，则阳气通达，面无热色矣。以其正气颇虚，不得小汗，阳郁皮腠，莫之能通，是其身必当发痒。解之，以桂枝麻黄各半汤。"

5. 彭子益《圆运动的古中医学》："治荣卫双郁，发热恶寒，无汗，项强身痛，八九日不解，形如疟者，脉虚。此荣卫双解之法也。外感之病，偏于疏泄，汗出发热，偏于收敛，无汗恶寒。荣卫之气，如环无端。单卫郁者少，单荣郁者亦少。荣郁卫必郁，卫郁荣必郁者实多，不过分何方郁的轻重耳。此荣卫双郁，多日不解。既现荣卫双郁之证，而脉转虚。虚者，不偏紧不偏缓，微弱之象。微弱之脉，病势不盛。荣卫单郁者病重，双郁者病轻。单郁者，一方隔绝之势。双郁者，双方欲和之机。双方欲和而未能，故用桂麻二方，减轻合用以和之。服后得欲似汗即解矣。

荣卫单郁，中气大虚，易入脏腑。荣卫双郁，双方平衡，中虚较轻。故病八九日有如疟状，仍在表也。

此三方为治外感表病大法。荣郁发热，偏于疏泄。卫郁恶寒，偏于收敛，是对待的。表病不解，入脏病寒，入腑病热，亦是对待的。荣卫病，乃人身荣卫为风寒所伤，而荣卫自病，并非风寒入了荣卫为病。入脏入腑云者，亦脏腑自病，并非风寒入了脏腑为病。此点要紧，切不可忽。

中气不足，故荣卫偏郁。中气败甚，故表病入里。里气偏寒之人，故脏病。里气偏热之人，故腑病。

名曰表病入里，其实乃脏腑里气自病。自病二字解决，全部《伤寒论》解决，一切外感病解决。荣卫之气，外发则吉，内陷则凶。荣卫病，总以早得汗而解为好。汗则外发也。以上荣卫表病。"

6. 孙曼之《伤寒论讲稿》："麻黄汤作用于皮毛腠理，人体最外一层，为发汗而设，桂枝汤作用于肌肉层，二方合用有从肌肉向皮毛透邪之功。"

【经典配方】桂枝（去皮）一两十六铢，芍药、生姜切、甘草炙、麻黄（去节）各一两，大枣（擘）四枚，杏仁（汤浸，去皮尖及两仁者）二十四枚。上七味，以水五升，先煮麻黄一二沸，去上沫，内诸药，煮取一升八合，去滓，温服六合。本云桂枝汤三合，麻黄汤三合，并为六合，顿服，将息如上法。

【经典方证】如疟状，发热恶寒，热多寒少。面色反有热色，身必痒。

【推荐处方】桂枝 6 g，生白芍 6 g，生姜 10 g，炙甘草 3 g，麻黄 6 g，大枣（擘）10 g，杏仁 6 g。以水 800 mL，煮沸后调至文火再煎煮 15~20 分钟，取汤液 150 mL 温服，续水再煎 1 次温服。

【方证提要】多见发热恶寒；无汗或少汗；面红，身痒；症状昼轻夜重等。

【适用人群】体格匀平或偏瘦弱，神疲乏力；皮肤干燥少汗，面色鲜红或面黄；舌红、苔薄白，脉象可见浮缓或浮紧；易发热或身痒。

【适用病证】

以下病证符合上述人群特征者，可以考虑使用本方。

（1）以皮肤瘙痒为表现的疾病，如荨麻疹、神经性皮炎、肾衰后皮肤瘙痒、老年性皮肤瘙痒、湿疹、银屑病、过敏性皮疹等。

（2）以体虚且汗出少为表现的疾病，如产后感冒、小儿感冒、老年感冒、脱发、痤疮等。

（3）病位于皮肤与肌肉之间的疾病，如过敏性紫癜与变异性血管炎等。

（4）外感病迁延日久，正气略虚，表邪未解而有面赤身痒等症者。

【加减与合方】

（1）面色黄、肌肉松弛、水肿貌者，加白术 15 g，黄芪 15 g。

（2）食欲不振、面色憔悴者，加人参 10 g 或党参 15 g。

（3）失眠、心烦者，加茯神 20 g，夜交藤 30 g。

（4）慢性皮肤病者，可加酌加当归 15 g，川芎 15 g。

【注意事项】

（1）肥胖者，或发热、恶寒、无汗者，或发热、烦躁、口渴引饮、舌红、苔干或黄腻者，当忌用或慎用。

（2）高血压患者，慎用。

（3）发热，伴有口渴，不恶寒的外感疾病者禁用。

【医案分析】

1. 治产后感冒案

王某，女，30 岁，2006 年 3 月 20 日来诊。分娩后 47 天。患者 10 天前不慎着凉，次晨即出现恶寒、发热、鼻塞、流清涕。自服中西抗感冒药未愈。刻诊：仍有怕风、鼻塞、发热（37.6 ℃），微微汗出，精神倦怠，偶有咳嗽，舌淡红、苔薄白，脉浮缓。证属产后气血亏虚，腠理不固，外感风寒，营卫失调。治拟解表扶正、调和营卫。处方：桂枝、炙麻黄、防风、生姜、杏仁各 9 g，白芍、白术各 15 g，黄芪 30 g，炙甘草 6 g，大枣 4 枚。服 3 剂而愈。

按：产妇分娩时因产伤和出血致元气受损、血虚营亏、腠理空疏，风寒邪气易于乘虚而入。本例虽邪势不盛，然正气无力驱邪外出，使得表邪留恋不解。故选用发表之轻剂桂枝麻黄各半汤配合玉屏风散。取方中桂枝汤调和营卫，以益汗液之源；麻黄汤疏达表邪，以作发汗之用；玉屏风散益气固表，以增抗邪之力。三者相互为用，刚柔并济，标本兼顾，而获邪去正复之效。

2. 治痤疮案

冯某，女，20岁。患者自述面部出现黑头粉刺3年，经多位医师诊疗，外敷内服药物均乏效。现症：颜面尤其是前额出现黄豆大的黑头粉刺，间杂有凹坑状瘢痕，月经错后7~10日，且每次行经腹部凉痛，伴汗少、便秘等症，舌淡红、苔白腻，脉浮紧。患者平素喜食寒凉冰镇及油腻之品。辨证为湿浊内阻、外邪束表，治以发表透邪、化瘀祛浊之法，方拟桂枝麻黄各半汤加味：麻黄15 g，桂枝15 g，白芍20 g，杏仁15 g，川芎15 g，当归15 g，石菖蒲20 g，丹参20 g，陈皮15 g，甘草6 g，生姜10 g，大枣7枚。患者共服此方20剂，痤疮逐渐消失。后观察2年，未见复发。

按：患者脉象浮紧、经期腹凉痛，说明素体表气郁闭且经脉郁滞不畅。虽有行经腹部凉痛，然而却平素喜食寒凉冰镇之品，应是素体寒凝但内有郁滞之类。汗少则表气不畅，便秘则内浊不消，疾病迁延日久则可渐入血分，是以用桂枝麻黄各半汤以开表闭且不过散，用杏仁、陈皮、石菖蒲以理气消内浊且不过寒，同时加以当归、川芎、丹参补血活血，既可调经止痛，又可消除面部之痤疮，全方表里兼治，气血同调，是以取得良效。

3. 治脱发案

焦某，男，42岁。患者1年来靠头顶正中线右侧出现两处面积各约10 cm$^2$的椭圆形脱发区域，经长期用生姜外擦、"101"毛发再生精涂抹、口服养血生发胶囊等方法治疗，均未能获效，颇感烦恼。患者除脱发症状外，平时很少出汗，舌质紫黯、苔薄白，脉浮紧。辨证为外邪郁表，气血不得达于肌表，毛发失养。因其脱发正处在足太阳膀胱经上，故治疗应发表透郁、活血养发，方拟桂枝麻黄各半汤加味：麻黄10 g，桂枝15 g，杏仁15 g，白芍20 g，当归15 g，川芎15 g，丹参20 g，甘草10 g，大枣7枚，生姜15 g。服此药20剂时，脱发处开始长出毛茸茸的头发；继服此方60剂，头发完全长出，已看不到脱发之处。

按：太阳主表，而皮肤病恰合太阳主表之位。笔者经过多年的临床观察，发现皮肤病患者多有感受风寒邪毒病史，症状上多伴有肌表困紧、无汗或少汗，甚或发热恶寒等症状，出汗后症状多能缓解。其病机应为风寒束表、营卫失和。桂枝麻黄各半汤出自《伤寒论》，主要用于太阳病表郁日久、营卫失和导致的发热恶寒如疟状、热多寒少、一日二三度发的病证。由于本方中桂枝汤具有内调营卫、外协阴阳之功，而麻黄汤则能疏解表郁，恰合一些皮肤病的发病机制，故笔者对于皮肤病常以此方加味治之，往往取得满意疗效。所加当归、川芎等药能外达肌表而养营活血，颇合"治风先治血，血行风自灭"之训，故在上方中加入此二味以治皮肤病，疗效更加明显。中医治病的思路，不是着眼于病的异同，而是着眼于病机的区别，只要病机相同，就可采用相同的治法。

上述4例患者病名诊断虽不相同，但他们的病机是一样的，均为外邪困表、营卫不和、气机出入不能、邪气外出无路、郁发体表所致，故均选用了具有解表祛邪、调和营卫的桂枝麻黄各半汤加味治疗，由于用方对证，故收佳效。

4. 治面部瘙痒并痤疮案

张某，女，28岁，2013年7月14日初诊。主诉：面部瘙痒伴两颧结节性痤疮半个月。患者半个月前无明显原因出现面部瘙痒，继之出现结节性痤疮。患者平素恶风汗少，饮食、二便尚可。症见面部皮肤干燥，两颧微赤，伴结节性痤疮，色浅、稍硬有压痛，舌淡红、苔薄白，脉弦浮而滑。以其"面色反有热色""身必痒"症，先给予桂枝麻黄各半汤原方3剂再观。7月18日复诊：面部皮肤尚润泽，两颧红、微有汗出，瘙痒症状已消失，痤疮轻挤可出，无结节及色素沉着，舌质红、苔薄，遂以枇杷清肺饮加减10余剂善后痊愈。

按：风瘙痒以全身或局部瘙痒为主证，为风邪在表不去，或夹寒夹热夹湿。隋代巢元方《诸病源候论》云："邪气客于皮肤，复逢风寒相折，则起风瘙瘾疹。"本案以风邪为主，寒热不甚，其本质仍为邪郁表不去，正气欲攻之而不出。以桂枝麻黄各半汤汗而发之，若错尚不至远，仍可挽救，幸中。思之，"面色反有热色"为正气尚能鼓邪现于面色，但未能及时汗解。病久迁延，邪郁于肌表，欲出不能，欲入未可，发为瘙痒（身必痒），正是邪浅病轻、正虚不胜发之，病机方证甚合，治当小发其汗。后则专治痤疮，中医称为肺风粉刺，主以枇杷清肺饮清宣肺热。

5. 治神经性皮炎案

李某，女，45 岁，2011 年 6 月 12 日就诊。主诉：颈项两侧皮肤瘙痒 1 年，伴蜕皮屑。1 年前患者不明原因于颈项两侧出现瘙痒，由于长期搔抓后局部皮肤变肥厚，有皮损。曾于某医院诊断为"神经性皮炎"，经治不愈，前来求治。症见颈项两侧对称性长有约 1.5 cm×2 cm 大小皮损，伴蜕皮屑，局部皮肤坚厚无汗，经搔抓后瘙痒减轻，略有浸润，舌淡红、苔薄微腻，脉浮弦。给予桂枝麻黄各半汤加味：麻黄 6 g，桂枝 15 g，白芍 15 g，杏仁 9 g，生姜 25 g，大枣 9 枚，白术 20 g，葛根 30 g，7 剂。

6 月 20 日二诊：皮损已大半消失，效不更方，原方再予 7 剂后痊愈。

1 年后复发，又予原方 14 剂而愈。

按：神经性皮炎主要症状就是阵发性瘙痒甚至奇痒，入夜尤甚，非搔抓出血后瘙痒不减。体征是局部皮肤增厚，皮沟加深，皮嵴隆起，极易形成苔癣化，临床较难处理。《伤寒论》论痒除"以其不能得小汗出，身必痒"外，还有"迟为无阳，不能作汗，其身必痒"的阳虚无力作汗发痒和"虫行皮中"的湿阻发痒的不同。本案紧扣瘙痒的主要症状，因未见明显阳虚、湿阻脉证，故仅给予桂枝麻黄各半汤一试，且并未使用临床常用的清热解毒之品，有效。从取效处方反推其病机，仍是邪气郁滞肌表、正气无力祛邪外出，邪气不甚亦不得深入，迁延日久而发为本病，当小发其汗，祛邪而不伤正。用桂枝麻黄各半汤仍然是病机与方证相符，效不更方直至痊愈。

6. 治长期发热案

王某，男，7 岁，1995 年 9 月 30 日初诊。患儿今年 3 月起因感冒而发热，每日下午 4～6 时开始发热，至次日凌晨 2～4 时汗出而热自退，体温最高 40.2 ℃，发热时寒战，发冷，无汗，面红，皮肤灼热。曾先后 2 次去省城医院住院月余，血培养、胸片、B 超、CT 及查狼疮细胞、肥达反应、骨髓细胞学检查等均无阳性及异常，经多种西药治疗，发热略减未除，服中药 20 余剂，仍无建功。证见：形体瘦弱，面色苍白，脉微弱，证属营卫不和而表邪闭郁为标，久病脾虚为本。急则治其标，当先以仲景辛温轻剂桂枝麻黄各半汤，微发其汗，以散其热。处方：桂枝 6 g，麻黄 4.5 g，杏仁 3 g，生姜 3 g，炙甘草 3 g，大枣 3 枚（嘱服药后微出汗即可，切忌大汗出）。1 剂热减，2 剂热已不作。

10 月 2 日二诊：面色苍白，身倦乏力，纳呆，舌脉同前，乃脾虚之证，加之久热耗损所致，以四君子汤加味调之，处方：太子参 9 g，炒白术 6 g，茯苓 6 g，山药 9 g，炙甘草 3 g，3 剂。

10 月 5 日三诊：病情稳定，未再发热，上方加炒神曲 6 g，炒麦芽 6 g，10 剂巩固疗效。

按：患儿发热 7 个月，"久病必虚"，经细察详辨，发热伴恶寒、热多寒少，面红，皮肤灼热，身痒，无汗，为表邪不解、风寒郁闭、不得外达所致的表证。而身倦乏力，纳呆，舌淡、苔薄白，脉微弱为脾虚之本，加之久热耗损，脾阴不足，实乃表里兼证。"急则治标""其在皮者汗而发之"。因无汗，非桂枝汤证；病延时已久，表邪已微，且又兼脾虚，也不宜麻黄汤峻发。故选用桂枝麻黄各半汤，合两方为一方，变大剂为小剂，既调和营卫，又开表发汗，且芍、草、枣之酸收甘缓，配生姜、麻黄、桂枝之辛甘发散，刚柔并济，从容不迫，既收小汗邪解之效，又无过汗伤正之弊。2 剂热退后当究其脾虚之本，用四君子汤加味，太子参易党参，去其温而重在益气生津，配白术、茯苓、甘草、山药益气健脾滋阴，加炒麦芽、炒神曲健脾开胃，由于辨证准确，投药中的，发热不作，疗效巩固，康复而安，至今未再复发。

## （五）桂枝二麻黄一汤

**【仲景方论】**《伤寒论·辨太阳病脉证并治》："服桂枝汤，大汗出，脉洪大者，与桂枝汤如前法。若形似疟，一日再发者，汗出必解，宜桂枝二麻黄一汤。"

**【注家方论】** 1. 成无己《注解伤寒论》："经曰，如服一剂，病证犹在者，故当复作本汤服之。服桂枝汤汗出后，脉洪大者，病犹在也。若形似疟，日再发者，邪气客于荣卫之间也，与桂枝二麻黄一汤，解散荣卫之邪。"

2. 方有执《伤寒论条辨》："服桂枝汤，证转大汗出，脉转洪大者，乃风多寒少，风邪欲散而寒持执，两皆不得解而热反甚也……形如疟日再发者，邪居浅而外向。中为微寒所持，故曰汗出必解，言须发之也。桂枝二麻黄一者，重解风而轻于散寒也。"

3. 徐灵胎《伤寒论类方》："此与桂枝麻黄各半汤意略同，但此因大汗出之后。故桂枝略重而麻黄略轻。"

4. 王子接《绛雪园古方选注》："桂枝铢两多，麻黄铢数少。即啜粥助汗之变法。桂枝汤减用四分之二，麻黄汤减用四分之一，则固表护阴为主，而以发汗为辅，假麻黄开发血脉精气，助桂枝汤与卫分作微汗耳。第十六铢麻黄，不能胜一两十七铢桂枝、一两六铢白芍，则发汗之力太微，故又先煮麻黄为之向导，而以桂芍袭其后也。"

**【经典配方】** 桂枝（去皮）一两十七铢，芍药一两六铢，麻黄（去节）十六铢，生姜（切）一两六铢，杏仁（去皮尖）十六个，甘草（炙）一两二铢，大枣（擘）五枚。上七味，以水五升，先煮麻黄一二沸，去上沫，内诸药，煮取二升，去滓。温服一升，日再服。本云，桂枝汤二分，麻黄汤一分，合为二升，分再服。今合为一方，将息如前法。臣亿等谨按，桂枝汤方，桂枝、芍药、生姜各三两，甘草二两，大枣十二枚。麻黄汤方，麻黄三两，桂枝二两，甘草一两，杏仁七十个。今以算法约之，桂枝汤取十二分之五，即得桂枝、芍药、生姜各一两六铢，甘草二十铢，大枣五枚。麻黄汤取九分之二，即得麻黄十六铢，桂枝十铢三分铢之二，收之得十一铢，甘草五铢三分铢之一，收之得六铢，杏仁十五个九分枚之四，收之得十六个。二汤所取相合，即共得桂枝一两十七铢，麻黄十六铢，生姜、芍药各一两六铢，甘草一两二铢，大枣五枚，杏仁十六个，合方。

**【经典方证】** 如疟状，发热无寒，或身痒。

**【推荐处方】** 桂枝 8 g，芍药 7 g，麻黄 3 g，生姜 7 g，杏仁 5 g，炙甘草 6 g，大枣 12 g。以水 1000 mL，煮沸后调至文火再煎煮 40 分钟，取汤液 400 mL，分 2 次温服。

**【方证提要】** 发热恶寒，无汗或微汗出，脉浮。与桂枝麻黄各半汤相似。

**【适用人群】** 体格匀平或偏瘦弱，神疲乏力；皮肤干燥少汗，面色鲜红或面黄；舌红、苔薄白，脉象可见浮缓或浮紧；易发热或身痒。

**【适用病证】**

以下病证符合上述人群特征者，可以考虑使用本方。

可参照桂枝麻黄各半汤适应证，相比较之下，汗出偏多者可酌选本方，汗出少或无汗者可酌选桂枝麻黄各半汤。

**【加减与合方】**

（1）面色黄、肌肉松弛、水肿貌者，加白术 15 g，黄芪 15 g。

（2）食欲不振、面色憔悴者，加人参 10 g 或党参 15 g。

（3）失眠、心烦者，加茯神 20 g，夜交藤 30 g。

（4）慢性皮肤病，可酌加当归 15 g，川芎 15 g。

**【注意事项】**

（1）肥胖者，或发热、恶寒、无汗者，或发热、烦躁、口渴引饮、舌红苔干或黄腻者，当忌用或慎用。

（2）高血压患者，慎用。

（3）发热，伴有口渴，不恶寒的外感疾病禁用。

**【医案分析】**

*治发热恶寒如疟案*

刘某，女，12岁。初春感受风寒邪气，出现头痛发热，家人自购平热散，服药后汗出较多，随后发热消退。但第2天发热恶寒如疟疾之发作，上午1次，下午2次。脉浮略数，舌苔薄白而润。究其原因，属于发汗太过，在表之邪气反而稽留不解，当用桂枝二麻黄一汤小汗之法治疗。处方：桂枝5 g，白芍5 g，生姜5 g，大枣3枚，麻黄3 g，杏仁3 g，炙甘草3 g，1剂。药后得微微汗出而解。

按："服桂枝汤，大汗出……若形似疟，一日再发者，汗出必解，宜桂枝二麻黄一汤。"本案患儿与原文颇为合拍，为伤寒发汗过多后出现寒热如疟的症状，故用桂枝二麻黄一汤效如桴鼓。

# （六）桂枝二越婢一汤

**【仲景方论】**《伤寒论·辨太阳病脉证并治》："太阳病，发热恶寒，热多寒少，脉微弱者，此无阳也，不可发汗，宜桂枝二越婢一汤。"

**【注家方论】**1. 方有执《伤寒论条辨》："名虽越婢之辅桂枝，实则桂枝麻黄之合剂，乃大青龙以芍药易杏仁之变制耳，去杏仁者，恶其从阳而主气也，用芍药者，以其走阴而酸收也，以此易彼而曰桂枝二，则主之以不发汗可知，而越婢一者，乃麻黄石膏之二物，则是寓微发于不发之中，亦可识。"

2. 吴谦《医宗金鉴》："桂枝二麻黄一汤，治形如疟，日再发者，汗出必解，而无热多寒少，故不用石膏之凉也。桂枝麻黄各半汤，治如疟状，热多寒少，而不用石膏，更倍麻黄者，以其面有怫郁热色，身有皮肤作痒，是知热不向里而向表，以顺其势，故亦不用石膏之凉里也。桂枝二越婢一汤，治发热恶寒，热多寒少，而用石膏者，以其表邪寒少，肌里热多，故用石膏之凉，佐麻桂以和荣卫，非发荣卫也。今人一见麻桂，不问轻重，亦不问温覆与不温覆，取汗与不取汗，总不敢用，皆因未究仲景之旨。"

**【经典配方】**桂枝（去皮）、芍药、麻黄、甘草（炙）各十八铢，大枣（擘）四枚，生姜（切）一两二铢，石膏（碎，绵裹）二十四铢。上七味，以水五升，煮麻黄一二沸，去上沫，内诸药，煮取二升，去滓。温服一升。本云，当裁为越婢汤、桂枝汤合之，饮一升。今合为一方，桂枝汤二分，越婢汤一分。臣亿等谨按，桂枝汤方，桂枝、芍药、生姜各三两，甘草二两，大枣十二枚。越婢汤方，麻黄二两，生姜三两，甘草二两，石膏半斤，大枣十五枚。今以算法约之，桂枝汤取四分之一，即得桂枝、芍药、生姜各十八铢，甘草十二铢，大枣三枚。越婢汤取八分之一，即得麻黄十八铢，生姜九铢，甘草六铢，石膏二十四铢，大枣一枚八分之七，弃之。二汤所取相合，即共得桂枝、芍药、甘草、麻黄各十八铢，生姜一两三铢，石膏二十四铢，大枣四枚，合方。旧云，桂枝三，今取四分之一，即当云桂枝二也。越婢汤方，见仲景杂方中，《外台秘要》一云起脾汤。

**【经典方证】**发热恶寒，热多寒少。

**【推荐处方】**桂枝3 g，芍药3 g，麻黄3 g，炙甘草3 g，大枣5 g，生姜6 g，石膏5 g。

**【方证提要】**发热恶寒，热多寒少，无汗、汗出不显或微汗出，脉浮。

**【适用人群】**体格匀平，体力充实；无汗、皮肤微汗或不显，面色较红；性格中性或较开朗，易烦躁；舌红、苔薄白或微黄，脉象可见浮缓或浮数；易发热或身痒。

**【适用病证】**

以下病证符合上述人群特征者，可以考虑使用本方。

（1）可参照桂枝麻黄各半汤适应证，相比较之下，里热较重者可酌选本方，恶寒较重者可酌选桂枝麻黄各半汤。

（2）以肢体肌肉疼痛或痉挛痛，伴有寒热为主要表现的疾病，如风湿性关节炎等。

（3）以发热恶寒、热重于寒、稍兼口渴等证为表现的疾病，如普通感冒、流行性感冒、呼吸道炎症等。

**【加减与合方】**

（1）兼有痰热者，加瓜蒌 8 g。

（2）兼湿热者，加薏苡仁 10 g。

（3）兼有咳喘者，加厚朴 5 g，杏仁 5 g。

（4）肌肉疼痛者，可加葛根 10 g，鸡血藤 15 g。

**【注意事项】**

（1）服药期间，不要过多食用生冷、油腻、辛辣的食物。

（2）高血压患者，慎用。

（3）气虚乏力，体质瘦弱，恶寒较重，大便偏稀，舌淡、苔白或水滑者，当忌用或慎用。

**【医案分析】**

*1. 治外感迁延日久案*

刘某，女，10 岁。深秋感冒，延至初冬未愈。发热恶寒，日发数次，脉浮无力，舌质红、苔薄白。二便正常，饮食尚可。证为风寒表邪不解，寒将化热而游离表里之间的轻证。处方：麻黄 3 g，桂枝 3 g，芍药 3 g，炙甘草 3 g，生姜 3 g，大枣 4 枚，生石膏 6 g，玉竹 3 g，共服 2 剂，得微汗而解。

按：患者深秋外感延至初冬未愈，表邪日久而不能痊愈，定是治不得法所致。今观其脉浮而不紧且力度不大，说明表证虽未痊愈，但日久邪亦渐衰，其迁延日久，则易于入里化热。现症以发热兼恶寒为主，日发数次，是故治以发汗兼清里热之法，方用桂枝二越婢一汤加减，方与证合则微汗而解。

*2. 治急性支气管炎案*

周某，男，15 岁，学生。2001 年 3 月 15 日初诊。10 天前因用凉水洗浴而感寒，第 2 天就出现咳嗽、寒热等症，校医给予西药治疗 1 周，无效。后到市内某医院做血常规和胸部拍片检查，诊为急性支气管炎。现症：咳嗽频频，痰黏难咳，心烦口渴，胸闷，恶风寒，发热（体温 38.2 ℃），饮食及二便自调。舌质红、苔薄黄，脉浮滑。诊为咳嗽（急性支气管炎），证为风寒在表，肺蕴痰热。询问患者得知，虽经前医治疗，但汗出不彻。治当解表散寒，宣肺清热，化痰止咳。用桂枝二越婢一汤加味，处方：桂枝 10 g，生白芍 10 g，炙甘草 6 g，炙麻黄 5 g，生石膏（先煎）30 g，杏仁 10 g，大贝母 10 g，瓜蒌皮 15 g，桔梗 6 g，生姜 10 g，大枣 6 枚。水煎服，3 剂。

二诊：服药后全身汗出，寒热消退，咳嗽、咳痰等症状亦明显减轻，继以上药去麻黄，又服 4 剂，病退而安。后拍胸片复查，原肺纹理增多已消失。

按：桂枝二越婢一汤药物组成为桂枝汤剂量的四分之一与越婢汤剂量的八分之一相合，两方以 2∶1 之量组成，是表里双解之方，适于表寒里热证。本例为急性支气管炎，中医辨证为风寒在表兼肺蕴痰热。治用桂枝二越婢一汤（其药量非仲圣原方剂量，是依据病情而拟定的临床常用量）加味，取本方外散风寒而内清肺热，加瓜蒌皮、大贝母、桔梗以肃肺、止咳化痰。

# （七）桂枝加芍药汤

**【仲景方论】**《伤寒论·辨太阴病脉证并治》："本太阳病，医反下之，因而腹满时痛者，属太阴也，桂枝加芍药汤主之。大实痛者，桂枝加大黄汤主之。"

【注家方论】1. 柯韵伯《伤寒论注》："腹满时痛，因于下后，是阳邪转属，非太阳本病，表症未罢，故仍用桂枝汤解外，满痛既见，故倍加芍药以和里，此病本于阳，故用阴以和阳，若因下后而腹大实痛，是太阳转属阳明而胃实，尚未离乎太阳，此之谓有表里症，仍用桂枝汤加大黄，以除实痛，此双解表里法也，凡妄下必伤胃气，胃气虚则阳邪袭阴，故转属太阴，胃气实则两阳相搏，故转属阳明，太阴则满痛不实，阴道虚也，阳明则大实而痛，阳道实也，满而时痛，下利之兆，大实而痛，是燥屎之征，桂枝加芍药，即建中之方，桂枝加大黄，即调胃之剂。"

2. 尤在泾《伤寒贯珠集》："病在太阳，不与解表而反攻里，因而邪气乘虚陷入太阴之位，为腹满而时痛，陶氏所谓"误下传者"是也。夫病因邪陷而来者，必得邪解而后愈。而脏阴为药所伤者，亦必以药和之而后安，故须桂枝加芍药汤主之。桂枝所以越外入之邪，芍药所以安伤下之阴也。按《金匮》云：伤寒，阳脉涩，阴脉弦，法当腹中急痛者，与小建中汤。不瘥者与小柴胡汤。此亦邪陷阴中之故。而桂枝加芍药亦小建中之意，不用胶饴者以其腹满，不欲更以甘味增满耳……若大实大痛者邪气成聚，必以桂枝加大黄，越陷邪而去实滞也。夫太阴，脾脏也。脏何以能实而可下？阳明者，太阴之表，以膜相连，脏受邪而腑不行则实，故脾非自实也，因胃实而实。大黄所以下胃，岂以下脾哉？少阴、厥阴亦有用承气法，详见各篇，所当互考。"

3. 黄元御《伤寒悬解》："本太阳表证，医不解表，而反下之，脾败肝郁，因而腹满时痛者，此属太阴也。桂枝加芍药汤，桂枝解太阳之表邪，芍药清乙木之风燥也。"

4. 冉雪峰《冉注伤寒论》："桂枝、四逆，是太阴正面、太阴常法……桂枝加芍药、桂枝加大黄，是太阴反面、太阴变法。总之不离太阴为近是。各家见有桂枝，即扯向太阳，见有大黄，即扯向阳明，经论旨意毫未领略……就条文推阐，可看出几项意义：①明标出本太阳病，可见太阳已转入太阴，本太阳病四字，已成追溯过去的名词，各注多谓太阳未罢，未罢何以为太阴，据何项条例，凭何项义理，断为未罢，混扯太阳，实说不下去。②医反下之，是下太阳，不是下太阴，下为太阳转属太阴病变的关键，太阴无下法，而此加芍药，加大黄，又生出下法来，下后用下，与太阳陷胸栏下后用下同，混扯阳明，义更难通。③因尔腹满时痛，腹满时痛四字，是太阴正确的象征，即为太阳转太阴切实的凭据，其知道者，在知事理之因，因尔两字写得十分明透，兹再补出，不宁上条新显，较提纲又是一番景地。④桂枝为群方之魁，泛应曲当，可以和外，可以和内，究之温煦暖营，是为温法，加芍药，加大黄，是为寓下法于温法之中，适合太阴下而不下，不下而下意旨。总上以观，此是太阴的温法，不是其他的温法，太阴的下法，不是其他的下法，桂枝而纳入大黄，定法中有活法，大黄而融入桂枝，活法中又有定法，反不失正，变不乖常，始终仍是用温，始终仍是禁下。"

【经典配方】桂枝（去皮）三两，芍药六两，甘草（炙）二两，大枣（擘）十二枚，生姜（切）三两。上五味，以水七升，煮取三升，去滓，温分三服。

【经典方证】下之后，腹满时痛。

【推荐处方】桂枝15 g，生白芍30 g，生姜15 g，炙甘草10 g，大枣（擘）15 g。以水1200 mL，煮沸后调至文火再煎煮20分钟，取汤液600 mL，每次服200 mL，日3服。

【方证提要】恶寒、腹胀满时痛、喜按。

【适用人群】体格多偏瘦弱，易乏力；面色少华或肢端皮肤粗糙；腹挛急，有压痛，但腹底无物；腹痛为痉挛性疼痛、隐痛、阵发性，可伴腹胀满；舌淡或红、苔白，脉象可见弦细或尺弦紧或寸脉带微而涩之象；食纳一般，偶见恶心、呕吐；大便易难解、量少或下利。

【适用病证】

以下病证符合上述人群特征者，可以考虑使用本方。

（1）以腹痛腹胀为表现的疾病，如便秘、胃痛、胃肠痉挛、肠梗阻术后肠狭窄等。

（2）以下利为表现的疾病，如慢性痢疾、慢性腹膜炎等。

【加减与合方】

（1）身困乏力兼气虚者，可加黄芪 30 g，党参 15 g。

（2）如腹满甚者，加厚朴 15 g，枳壳 15 g。

（3）腹胀纳差者，可加炒麦芽 15 g，砂仁 15 g。

（4）阴伤便秘者，加当归 15 g，肉苁蓉 15 g，杏仁 12 g。

（5）若小腹冷痛，可加吴茱萸 12 g 或附片 10 g，炮姜 10 g。

【注意事项】

（1）虚寒性腹胀、腹泻，需慎用。

（2）腹痛喜冷，有热证者忌之。

（3）腹痛拒按，有实证者忌之。

【医案分析】

1. 治感冒后腹胀案

张某，女，24 岁，2014 年 3 月 21 日下午 4 点就诊。自述 2 日前感受风寒，出现胃寒痛，喜温，轻微恶心，纳少，乏力，神差，小便微不利，大便微干、量少，至今日大便难解，羊屎样便、量极少，腹胀，矢气臭，口渴不甚饮，双手皮肤干糙，面色微黄。舌淡红、舌根苔白腻，关脉细、小紧，尺脉微大。结合病史，患者平素纳少，便溏，久居成都多湿之地。傅老师诊断为中焦虚寒，脾运失职，腐秽不下，方用桂枝加芍药汤加减：桂枝 20 g，白芍 40 g，炮姜 10 g，炙甘草 20 g，制附片 5 g，党参 15 g，生白术 20 g。患者当日睡前温服 200 mL，自觉腹中肠鸣，矢气。次日晨起解便，排除臭秽之物，立觉腹胀缓解，再服 3 次，隔日再大便，腐秽尽除，腹胀无，诸症好转。

按：患者素体脾阳不足，感受寒邪，直中脾胃，寒邪收引，故胃寒痛；胃中虚寒，气机上逆，故恶心；脾运化失职，大肠传导不利，寒邪凝结，腐秽不降，故大便难解，腹胀。桂枝辛温助阳，以扶脾阳运化；白芍重用，取其破坚积，利大肠之功，桂枝助阳运化，合白芍使脾气降而祛除肠道腐秽；制附片、炮姜温中以助桂枝；党参、白术、炙甘草健脾益气，助脾运化。

2. 治结核性腹膜炎案

张某，女，37 岁，2007 年 5 月初诊。患者 3 年前曾患肺结核，经系统治疗后已痊愈。7 日前外出淋雨感冒，自服一些常规药物治疗后出现不思饮食、腹部胀满不适、大便稀溏、时腹自痛等症状，特来我院消化科诊治。经检查诊断为结核性腹膜炎，患者不愿服西药抗结核治疗，故来我科就医。就诊时述腹部胀满疼痛，大便溏。舌质淡红、苔白微腻，脉弦滑。辨证为中阳不足、肝脾不调，治以温阳化气、柔肝理脾。处方：桂枝 30 g，白芍 60 g，生姜 30 g，大枣 12 g，炙甘草 20 g。日 1 剂，水煎日 3 服。3 剂药后复诊，患者症状十去七八，甚是欣喜，效不更方，续用前方 3 剂，诸症若失。后嘱其每日用党参 10 g，白术 10 g，干姜 10 g，甘草 10 g，泡水代茶饮，以善其后。3 个月后，患者来院检查，诸症俱失。

按：结核性腹膜炎属中医"腹胀"范畴，由于感受外邪（结核分枝杆菌）之后，误治或是治疗不彻底，导致病邪内侵脏腑。《伤寒论·太阴病脉证并治》曰："本太阳病，医反下之，因而腹满时痛者，属太阴也，桂枝加芍药汤主之。"方中桂枝通阳下气，利水散邪；芍药主治邪气腹痛，且除血痹寒热，破坚积疝瘕；大枣安中养脾；甘草缓急和中、散邪气、和诸药。诸药合用，共奏益中补虚、除满消胀、散邪止痛之功。

3. 治上肢震颤案

杨某，女，45 岁，1983 年 10 月 15 日初诊。患者于 1981 年患"结核性脑膜炎"后，右上肢出现持续性震颤；震颤甚时则厥而不省人事，10 分钟后复醒如常。两上肢下垂无力，舌淡苔白，脉缓而略浮。证属营卫不和之震颤症。方用桂枝汤调和营卫。处方：桂枝 20 g，白芍 20 g，杏仁 15 g，苏叶 10 g，大枣

15 g，炙草 6 g，生姜 6 g，2 日 1 剂。服上方 4 剂后，右上肢震颤如故，遂改用桂枝加芍药汤以调和营卫，化阴潜阳。处方：桂枝 20 g，白芍 100 g，龙骨 30 g，牡蛎 30 g，大枣 20 g，炙草 10 g，生姜 6 g，续服 10 剂，震颤减轻，双上肢缓和不拘，上举过胸，昏厥之象仍偶尔发生。再进 10 剂，震颤轻微，能自主控制，摄拿灵活，能上举过头；未再发生昏厥。再服 5 剂以善其后。近日走访，恢复正常。

按：震颤一症，多责之于肝的功能失调及阴虚血少，风阳上扰，筋脉失养。一般多用育阴潜阳或养血息风等法治疗。《内经·逆调论》说："营气虚则不仁，卫气虚则不用，营卫俱虚则不仁且不用。"此例患者为久病致营阴亏损，卫阳耗伤，营卫不和，筋脉失养，故见上肢下垂无力而拘急震颤；营卫二气逆不顺行时则厥而不省人事。《内经·痹论》说："营者……乃能入于脉也，故循脉上下，……卫者……其气漂疾滑利，不能入于脉也，故循皮肤之中，分肉之间……逆其气则病，从其气则愈。"余循此意用桂枝加芍药汤治疗，意在重用白芍（100 g），配其辛甘之桂枝等药以酸甘化阴助阳，顺从其营卫二气，使筋脉得养，阳有所用，故震颤乃除。

# （八）桂枝加桂汤

【仲景方论】《伤寒论·辨太阳病脉证并治》："烧针令其汗，针处被寒，核起而赤者，必发奔豚。气从少腹上冲心者，灸其核上各一壮，与桂枝加桂汤，更加桂二两也。"

《金匮要略·奔豚气病脉证治第八》："发汗后，烧针令其汗，针处被寒，核起而赤者，必发奔豚，气从少腹上至心，灸其核上各一壮，与桂枝加桂汤主之。"

【注家方论】1. 成无己《注解伤寒论》："烧针发汗，则损阴血，而惊动心气。针处被寒，气聚而成核。心气因惊而虚，肾气乘寒气而动，发为奔豚。《金匮要略》曰：病有奔豚，从惊发得之。肾气欲上乘心，故其气从少腹上冲心也。先灸核上，以散其寒，与桂枝加桂汤，以泄奔豚之气。"

2. 黄坤载《伤寒悬解》："汗后阳虚脾陷，木气不舒，一被外寒闭其针孔，风木郁动，必发奔豚，若气从少腹上冲心胸，必是奔豚发作，宜先灸核上各一壮，散其外寒，即以桂枝加桂汤更加桂枝以疏风木而降奔豚也。"

3. 方有执《伤寒论条辨》："与桂枝汤者，解其欲自解之肌也。加桂者，桂走阴而能伐肾邪，故用之以泄奔豚之气也。然则所加者桂也，非枝也。方出增补，故有成五两云耳。"

4. 柯韵伯《伤寒来苏集》："寒气外束，火邪不散，发为赤核，是将作奔豚之兆也；从少腹上冲心，是奔豚已发之象也。此因当汗不发汗，阳气不舒，阴气上逆，必灸其核以散寒，仍用桂枝以解外，更加桂者，补心气以益火之阳，而阴自平也。"

5. 陈修园《长沙方歌括》："少阴上火而下水，太阳病以烧针令其汗，汗多伤心，火衰而水乘之，故发奔豚，用桂枝加桂，使桂枝得尽其量，上能保少阴之火藏，下能温少阴之水藏，一物而两扼其要也，核起而赤者，针处被寒，灸以除其外寒，并以助其心火也。"

【经典配方】桂枝（去皮）五两，芍药三两，生姜（切）三两，甘草（炙）二两，大枣（擘）十二枚。上五味，以水七升，煮取三升，去滓。温服一升。本云，桂枝汤今加桂满五两。所以加桂者，以能泄奔豚气也。

【经典方证】气从少腹上冲心胸，汗出，恶风寒。

【推荐处方】桂枝 25 g，芍药 15 g，生姜 15 g，炙甘草 10 g，大枣 30 g。以水 1400 mL，煮沸后调至文火再煎煮 40 分钟，取汤液 600 mL，分 3 次温服。

【方证提要】少腹部或心中悸动，伴有汗出、恶风寒或乏力，舌质暗淡、苔白或水滑。

【适用人群】体形消瘦，易疲倦乏力，面色少华，怕冷，易心悸、出汗，易激动急躁，饮食量偏小，舌质柔嫩、舌苔薄白。

**【适用病证】**

以下病证符合上述人群特征者，可以考虑使用本方。

（1）以心悸或少腹部悸动为主要表现的疾病，如心脏病、神经症、更年期综合征、眩晕等。

（2）因发汗或汗出过多、惊恐等原因，而出现心律不齐、心悸、胸闷等证者。

**【加减与合方】**

（1）兼阳虚寒重者，加附子9 g。

（2）兼气虚乏力者，加黄芪20 g。

（3）兼悸动不安重者，加龙骨15 g，牡蛎15 g。

（4）兼中焦虚寒者，加干姜10 g。

（5）兼腹部胀满者，加厚朴9 g，枳实9 g。

**【注意事项】**

（1）服药期间，禁忌生冷的食物，注意避寒保暖，注意休息，不过度劳累。

（2）内有郁热、中焦实热及热性腹胀气肿，症见发热、烦躁、口渴引饮、舌红苔干或黄腻、大便燥结者，当忌用或慎用。

**【医案分析】**

1. 张某，女，59 岁，1965 年12 月13 日初诊。因练气功不得法，出现气从脐下上冲至胸已半年多，伴见心慌、汗出、失眠、苔白润、脉缓，证属营卫不和、汗出上虚，因致气上冲逆。治用桂枝加桂汤：桂枝15 g，白芍10 g，生姜10 g，大枣4 枚，炙甘草6 g。上药服3 剂，气上冲已，但有时脐下跳动。上方加茯苓12 g，服3 剂，跳动已，睡眠仍差。继用酸枣仁汤加减善后。

按："心者，君主之官"，心君虚则在下之阴寒寡于受制，出现气逆奔豚的现象。患者服药后睡眠仍差，大抵阴阳两虚，而桂枝加桂汤以温煦为主，因此服药后睡眠差，医家也用酸枣仁汤善后。

2. 曾治一崔姓妇，其证颇奇，自觉有一股气从两腿内踝，沿阴股往上冲动，至少腹则腹胀，至心胸则心悸胸闷，头出冷汗，精神极度紧张，有濒死的恐怖感，日作三四次。平时常服镇痛片，稍得缓解。兼见腰酸带下，面色青黄不泽，舌胖质嫩、苔白而润，脉弦数无力。辨析此病，亦当属奔豚，其气不从少腹而从内踝上冲，是为少见之证。遂用桂枝加桂汤，另服黑锡丹二钱，共服五剂而愈。

按：患者奔豚不从少腹上冲，而是从脚踝开始，其症状虽然奇特，但是透过现象看本质，仍然不离奔豚的范畴。只要把握住奔豚心阳不足、下焦阴寒上冲的病机，临床处方当收获良效。

# （九）桂枝加大黄汤

**【仲景方论】**《伤寒论·辨太阴病脉证并治》："本太阳病，医反下之，因尔腹满时痛者，属太阴也，桂枝加芍药汤主之；大实痛者，桂枝加大黄汤主之。"

**【注家方论】**1. 张璐《伤寒缵论》："大实痛，则非有时而痛者可例矣，故前方但倍芍药，而此则加大黄，加大黄者，取其苦寒能荡实热也，以其大实大满，宜从急下。然阳分之邪初陷太阴，未可峻攻，但于桂枝汤中少加大黄，七表三里以分杀其邪可也。"

2. 柯韵伯《伤寒来苏集》："妄下后，外不解，而腹满时痛，是太阳太阴并病。若大实痛，是太阳阳明并病。此皆因妄下而转属，非太阴阳明之本证也。脾胃同处中宫，位同而职异。太阴主出，太阴病则秽腐之出不利，故腹时痛；阳明主纳，阳明病则秽腐燥结而不行，故大实而痛。仍主桂枝汤者，是桂枝证未罢，不是治病求本，亦不是升举阳邪。仲景治法，只举目前，不拘前证，如二阳并病，太阳证罢，但潮热汗出，大便难而谵语者，即用大承气矣。此因表证未罢，而阳邪已陷入太阴。故倍芍药以滋脾阴而除满痛，此用阴和阳法也。若表邪未解，而阳邪陷入于阳明，则加大黄以润胃燥，而除其大实痛，此双解表里法也。凡妄下必伤胃气，胃阳虚即阳邪袭阴，故转属太阴；胃液涸则两阳相搏，故转属阳明。属太阴则腹满时痛而不实，阴道虚也；属阳明则腹大实而痛，阳道实也。满而时痛，下利之兆；大实而痛，是燥屎之征。桂枝加芍药，小试建中之剂；桂枝加大黄，微示调胃之方。"

3. 尤在泾《伤寒贯珠集》："腹满而未实，痛而不甚者，可以桂枝加芍药，和而解之。若大实大痛者，邪气成聚，必以桂枝加大黄，越陷邪而去实滞也。夫太阴，脾脏也。脏何以能实而可下？阳明者，太阴之表，以膜相连，脏受邪而腑不行则实。故脾非自实也，因胃实而实也。大黄所以下胃，岂以下脾哉？少阴、厥阴，亦有用承气法，详见各篇，所当互考。"

4. 陈修园《长沙方歌括》："桂枝加大黄者，以桂、姜升邪；倍芍药引入太阴，鼓其陷邪；加大黄运其中枢，通地道，去实满；枣、草助转输，使其邪悉从外解下行，各不相背。"

5. 吴昆《医方考》："腹中寒热不调而大痛者，此方主之。寒热不调而大痛者，先食热物，后食寒物，二者不调，而令大痛之类也。是方也，桂枝能散真寒，大黄能泻实热，芍药能健脾而和肝，甘草能调中而益气，生姜可使益胃，大枣可使和脾。"

6. 王子接《绎雪园古方选注》："大黄入于桂枝汤中，欲其破脾实而不伤阴也。大黄非治太阴之药，脾实腹痛是肠中燥屎不去，显然太阴转属阳明而阳道实，故以姜、桂入太阴升阳分，杀太阴结滞，则大黄入脾反有理阴之功，即调胃承气之义。燥屎去，而阳明之内道通，则太阴之经气出注运行而腹痛减，是双解法也。如下文云：其人胃气弱者，大黄、芍药宜减之，岂非太阴属阳明之论治乎？"

7. 李克绍《伤寒论语释》："本证是太阳病误下之后，表邪内陷，气血凝滞于脾络而形成的。邪陷脾络，会出现两种情况：轻者，脾络时通时阻，症见"腹满时痛"，当用桂枝汤调和荣卫，畅血行，倍芍药以破阴结，通脾络。重者能腹部持续作痛，痛而拒按，成为"大实痛"。应在前方的基础上再加大黄以破血行瘀。"

8. 熊曼琪《伤寒论》："此虽属太阴，却与太阴病本证不同，彼为脾阳不足，寒湿内盛所致，故除见腹满时痛外，更见食不下、呕吐、下利等，当用理中汤治疗；而本证仅见腹满时痛，余症不显，为脾伤气滞络瘀所致，故治以通阳益脾，活络止痛，方用桂枝加芍药汤。"大实痛"是形容腹痛剧烈拒按等证情，比"腹满时痛"为重，可伴便秘之症，乃脾络瘀滞较甚、不通则痛所致，故在上方基础上加大黄二两，增强化瘀通络导滞之功，名为桂枝加大黄汤。"

【经典配方】桂枝三两，大黄二两，芍药六两，生姜三两，炙甘草二两，大枣十二枚。上六味，以水七升，煮取三升，去滓。温服一升，日三服。

【经典方证】腹满大实痛。

【推荐处方】桂枝15 g，大黄10 g，芍药30 g，生姜15 g，炙甘草10 g，大枣30 g。以水1100 mL，煮沸后调至文火再煎煮40分钟，取汤液300 mL，分2~3次温服。

【方证提要】腹痛拒按，痛处不移，大便秘结或下利不爽，或便脓血而后重，脉弦，舌质淡或紫、舌苔偏厚等。

【适用人群】感冒发汗后出现腹痛、便秘者；下利、黏液便、里急后重，整体状态虚而腹部局部表现为实者；素来消化不良，易积食、腹痛、便秘者；患多年荨麻疹或素体未虚而疹出不畅者。

【适用病证】

以下病证符合上述人群特征者，可以考虑使用本方。

（1）以腹痛为表现的疾病：肠炎、阑尾炎初起、胰腺炎、慢性胃炎、胃术后疼痛不休、产后腹痛、蛔虫性腹痛等。

（2）以大便异常为表现的疾病：菌痢、肠炎、肠易激综合征等。

（3）以全身红疹、瘙痒、便秘为表现的疾病：顽固性荨麻疹。

**【加减与合方】**

（1）便秘，食欲亢盛者，加生地黄、麦冬。

（2）腹部刺痛，舌质紫黯者，加延胡索、丹参。

（3）若夹郁，可与四逆散合方用之。

（4）若夹湿热，可与半夏泻心汤合方用之。

（5）若夹寒湿，可与甘姜苓术汤合方用之。

**【注意事项】**

（1）脉搏软弱无力，胃气虚弱者，宜减其剂量。

（2）长期腹泻者宜忌用或酌情减之。

（3）孕妇慎用。

**【医案分析】**

1. 庆孙，七月二十七日，起病由于暴感风寒，大便不行，头顶痛，此为太阳阳明同病。自服救命丹，大便行，而头痛稍愈。今表证未尽，里证亦未尽，脉浮缓，身常有汗，宜桂枝加大黄汤。川桂枝三钱，生白芍三钱，生草一钱，生大黄三钱，生姜三片，红枣三枚。

按：治病当先解其表，后攻其里，此常法也，前固言之稳矣。余依临床所得，常有表解之后，其里自通，初不须假药力之助者。缘先表束之时，病者元气只顾应付表证，不暇及里，及表解之后，则元气自能反旆对里。夫元气之进退往返，谁能目之者，然而事实如此，勿可诬也。故余逢表束里张之证，若便闭未越三日者，恒置通里于不问，非不问也，将待其自得耳。若本汤之合解表通里药为一方者，又是一法。然其间解表者占七分，通里者占三分，不无宾主之分。以其已用里药，故通里为宾，以其未用表药，故解表为主，双管齐下，病去而元气乃无忧。

2. 苏某，女，32岁。主诉：患荨麻疹已达5年之久。开始时，每年发五六次，后来逐年加剧。今年以来，越发越频，竟至没有间歇，曾大量注射葡萄糖酸钙、内服苯海拉明及祛风、活血之中药，均归无效。症状：遍身有大小不等的疙瘩块，瘙痒无度，此起彼伏，日夜无宁静之时，在发作剧烈时，特别怕冷，身必重裘，大便一直2日1次，且燥结难下，腹痛。处方：桂枝9 g，芍药9 g，甘草3 g，生姜9 g，大枣3枚，大黄9 g，全瓜蒌12 g，麻仁12 g。服上药后约3小时，身痒渐止，疙瘩亦渐隐没，周身微汗，大便畅通，症状全部消失，至今已半月余，未再发过。

按：患者大便燥结，腹痛，此为阳明不降，木气乘及脾土，桂枝汤助脾化源，芍药敛肝柔肝，大黄通下导滞，正如上述所言，大黄不为攻下，重在导滞，使得腐秽从大便而去。

3. 林某，男，28岁，2002年5月12日初诊。1周前因外出旅游，衣薄淋雨后出现畏寒、微汗、头痛、身痛等。自服藿香正气片10片，头痛、身痛略有缓解，但汗出较多，畏寒不减，不发热，仍有鼻流清涕、喷嚏、头痛、身痛，口舌微干，腹部胀痛较剧、揉按痛甚，大便3日不解，舌质淡红、苔白少津，脉浮缓，证属太阳兼阳明病。治宜解表攻里。方用桂枝加大黄汤。桂枝、熟大黄各10 g，白芍20 g，炙甘草6 g，大枣（擘）15 g，生姜（切）10片。加水900 mL煎取药汁300 mL，分早、中、晚3次温服完。连服2剂即诸症消失病愈。

按：《伤寒论》第279条："本太阳病，医反下之……大实痛者，桂枝加大黄汤主之。"感冒初期实为太阳表虚证，应以桂枝汤调和营卫为治。但误用发汗力较强的藿香正气片且超量服之，发汗过多，更致卫气不和、表不解而邪气内陷，出现腹胀剧痛、大便不通，为表邪未尽，阳明里实，故用桂枝加大黄汤解表攻里治之即效。

# （十）桂枝加附子汤

**【仲景方论】**《伤寒论·辨太阳病脉证并治》："太阳病，发汗，遂漏不止，其人恶风，小便难，四肢微急，难以屈伸者，桂枝加附子汤主之。"

**【注家方论】** 1. 方有执《伤寒论条辨》："发汗，遂漏不止者，由反治，所以汗反出而势不容已也。恶风者，太阳中风本自汗出，腠理疏而恶风。既漏不止，则腠理愈疏而恶愈甚也。小便难者，汗漏不止，则亡阳亡津液，亡阳则气不足，亡津液则水道枯竭。且小便者，膀胱所司也，膀胱本太阳经而为诸阳主气，气不足则化不行也。四肢微急难以屈伸者，脾统血而主四肢，胃司津液而为之合，津液亡而胃不足，则脾亦伤而血亦亏，血气亏涩，筋骨所以不利也。夫固表敛液，无出桂枝之右矣。而欲复阳益气，所以有附子之加焉。"

2. 王子接《绛雪园古方选注》："桂枝加附子，治外亡阳而内脱液。熟附虽能补阳，终属燥液。四肢难以屈伸，其为液燥，骨属不利矣。仲景以桂枝汤轻扬力薄，必籍附子刚烈之性直走内外，急急温经复阳，使汗不外泄，正以救液也。"

3. 张璐《伤寒缵论》："大发其汗，致阳气不能卫外，而汗漏不止，即"如水流漓"之互辞也。恶风者，腠理大开，为风所袭也。小便难者，津液外泄，而不下渗，兼卫气外脱，而膀胱之气化不行也。四肢微急，难以屈伸者，过汗亡阳，筋脉失养，兼袭虚风而增其劲也，故加附子于桂枝汤内，温经散寒。用桂枝汤者，和在表之营卫。加附子者，壮在表之元阳，本非阳虚，是不用四逆也。"

4. 张锡驹《伤寒论直解》："此言太阳汗后亡阳之证也。夫汗有阳明水谷之汗，有太阳津液之汗。太阳病发汗，遂漏不止者，太阳之阳气外虚，津液漏泄而不固也；表虚则恶风；津液不藏，不能施化，故小便难；阳气者，柔则养筋，液脱者，骨肉屈伸不利，四肢为诸阳之本，今阳亡液脱，故四肢微急而不能屈伸也。宜桂枝汤加熟附以固补其外脱之阳。"

5. 柯韵伯《伤寒来苏集》："太阳固当汗，若不取微似有汗而发之太过，阳气无所止息，而汗出不止矣。汗多亡阳，玄府不闭，风乘虚入，故复恶风。汗多于表，津弱于里，故小便难。四肢者，诸阳之末，阳气者，精则养神，柔则养筋，开阖不得，寒气从之，故筋急而屈伸不利也。此离（"离"八卦之一，象征火）中阳虚，不能摄水，当用桂枝以补心阳，阳密则漏汗自止矣。坎（"坎"八卦之一，象征水）中阳虚，不能行水，必加附子以回肾阳，阳归则小便自利矣。内外调和，则恶风自罢，而手足便利矣。

漏不止，与大汗出同，若无他变症，仍与桂枝汤。若形如疟，是玄府反闭，故加麻黄，此玄府不闭，故加附子。若大汗出后而大烦渴，是阳陷于内，急当滋阴，故用白虎加人参汤。此漏不止而小便难，四肢不利，是阳亡于外，急当扶阳。此发汗虽不言何物，其为麻黄汤可知。盖桂枝汤有芍药而无麻黄，故虽大汗出，而玄府能闭，但使阳陷于里，断不使阳亡于外也。

此与伤寒自汗出条颇同而义殊。彼脚挛急在未汗前，是阴虚；此四肢急在汗后，是阳虚。自汗因心烦，其出微；遂漏因亡阳，故不止。小便数尚未难，恶寒微不若恶风之甚，挛急在脚，尚轻于四肢不利，故彼用芍药甘草汤，此用桂枝加附子，其命剂悬殊矣。"

6. 尤在泾《伤寒贯珠集》："发汗伤阳，外风复袭，汗遂不止，《活人》所谓漏风是也。夫阳者，所以实腠理、行津液、运肢体者也。今阳已虚，不能护其外，复不能行于里，则汗出，小便难。而邪风之气，方外淫而旁溢，则恶风，四肢微急，难以屈伸。是宜桂枝汤解散风邪，兼和营卫，加附子补助阳气，并御虚风也。"

7. 何秀山《何秀山医话》："伤寒发汗过多，汗漏不止，恶风，小便难，四肢微急，此为亡阳之轻证。故以桂、附辛热回阳为君；即臣以白芍之酸收摄阴，炙草之甘缓和阳；佐以煨姜，使以大枣，一为调卫以助阳，一为和营以维阴。此为回阳摄阴、调营护卫之良方。"

8. 熊曼琪《伤寒论》："太阳表虚而兼汗漏，是证虽有阳虚阴亏的双重病理机制，但主要矛盾在阳虚不固，阴津亏耗是阳虚汗漏所致，故治疗之法，当抓主要矛盾，以扶阳解表为主。药后阳气得复，一则汗漏止，津不外泄，去除了阴耗之因；二则阳生阴长，气化功能恢复，自可化气生津此治本之道，故主以桂枝加附子汤。桂枝加附子汤即桂枝汤加附子而成。用桂枝汤调和营卫，附子温经复阳，固表止汗，桂、附相合，温煦阳气，卫阳振奋，则漏汗自止，恶风亦罢。阳复汗止则阴液始复，小便自调，四肢亦柔，诸证自愈。"

**【经典配方】**桂枝三两，芍药三两，炙甘草三两，生姜三两，大枣十二枚，附子一枚。上六味，以水七升，煮取三升，去滓。温服一升。

**【经典方证】**汗出不止，恶风，小便难，四肢拘急难以屈伸。

**【推荐处方】**桂枝 15 g，芍药 15 g，炙甘草 15 g，生姜 15 g，大枣 30 g，制附子 15 g。以水 1800 mL，先煮制附子 1 小时，再入其余五味药，水沸后调至文火再煎煮 40 分钟，温服，日 3 服。

**【方证提要】**恶风发热，头痛，汗漏不止，四肢拘急不适，小便不利等。

**【适用人群】**太阳病发汗太过，症见汗漏不止，恶风，小便难，四肢微急、难以屈伸，脉浮而虚者；素体阳虚，复感外邪出现的肢体疼痛、肌肤不仁、发热、手足欠温等症；溢乳、二便泄漏不止、女性漏经、带下等体液因阳虚不能固摄而漏出者。

**【适用病证】**

以下病证符合上述人群特征者，可以考虑使用本方。

（1）以汗出异常为表现的疾病：表虚漏汗、顽固性盗汗、产后多汗等。

（2）以四肢拘急、疼痛为表现的疾病：寒痹、血栓闭塞性脉管炎、坐骨神经痛、自主神经功能紊乱、血栓闭塞性脉管炎、风湿性关节炎等。

（3）以恶风、发热、鼻塞为表现的疾病：流行性感冒、白细胞减少症、慢性鼻炎、产后发热。

（4）以心悸、心慌为表现的疾病：冠心病、心绞痛、风湿性心脏病、心律不齐等。

**【加减与合方】**

（1）产后营血虚损，汗出日夜不止，形体困急者，加地黄。

（2）女性伤寒表虚自汗，脉沉迟，四肢急，太阳标少阴本病，经水适断，恐至血结者，加红花。

（3）卫阳久虚，进此方效欠佳者，可加少量（桂枝的半量）黄芪成合方。

**【注意事项】**

（1）方中附子有毒，用之不当易引起中毒症状，甚至危及生命，故用之宜慎。

（2）有五心烦热、口渴、口苦、舌红苔黄等虚热或实热症状者当忌用或慎用。

**【医案分析】**

1. 王某，男，29 岁，农民。患者因慢性骨髓炎住院 2 月余。一天下午感到怕冷，头痛。医者给予非那西丁 0.2 g，氨基比林 0.2 g，一次服下，约半小时，大汗不止，恶风，尿急而无尿液，急邀中医会诊。检查：形体消瘦，面色萎黄，表情惶恐，全身大汗淋漓，四肢拘急，坐卧不宁，状甚危笃，脉沉微而数。诊为大汗亡阳。处方：桂枝 10 g，甘草 10 g，白芍 10 g，附子 10 g，生姜 1 片，大枣 3 枚。水煎服，当即配药煎服，服 1 剂汗止面愈。

按：本案所录与条文病因病机基本相同，病势较急。患者原患他病，身体素虚复为外风所袭，发为太阳病，恶风仍在，表证未除，且大汗淋漓不止，耗阳伤阴，从而出现尿急而无尿液，四肢拘急，坐卧不宁，病甚危笃，与桂枝附子汤证甚为对证，故急投斯方，应手取效，转危为安。

2. 杨某，男，41 岁，于 1978 年 2 月 25 日住院治疗。1962 年冬因寒冷刺激而诱发下肢发凉，跛行疼痛，经上级医院检查确诊为"血栓闭塞性脉管炎"，久治无效，由于患肢溃破，剧痛不能入眠而住院治疗。由于患病日久，阴阳气血津液耗伤，伤口久不能敛，合并外感，体温持续在 39～40 ℃，经中西医治疗无效，于 9 月 18 日邀唐教授诊治。症见：面色青黑，精神疲惫，舌白多津，汗出不止，恶风颤抖，手足抽动，屈伸不自如，小便少而难，四肢厥冷，脉浮大无力，体温 38.5 ℃。辨证：阳虚液伤，汗漏不止。治法：固表止汗，复阳敛液。方药：炮附子、桂枝、生姜各 15 g，白芍、黄芪各 30 g，甘草、高丽参各 10 g，大枣 12 枚，3 剂。上方服后，汗止足温，继服 3 剂后体温正常，小便通利，四肢抽动好转而愈。

按：久病正虚，阳气虚衰不能固摄则恶风寒，汗多伤津，则小便少而难；阳气既虚，阴液又伤，则四肢挛急，难以屈伸，四肢虽呈厥逆，尚未至亡阳之变，外有发热恶风，故用桂枝加附子汤加味以固表止汗、复阳敛液而愈。仲景于论中说"太阳病发汗"而致的漏汗不止，临床体会，不能以发汗后为凭，凡阳虚正弱之外感、高龄体弱、汗出恶寒、四肢厥冷之证用之多效，临床中辨其汗出多凉，体温虽高，扪之体肤发凉，与蒸蒸发热有别，若加参、芪，其止汗之力更著，妙在附子量小，10~15 g 为宜，取其振阳之力，量大反有伤津之嫌。

# （十一）桂枝去芍药汤

**【仲景方论】**《伤寒论·辨太阳病脉证并治》："太阳病，下之后，脉促胸满者，桂枝去芍药汤主之。"

**【注家方论】**1. 尤在泾《伤寒贯珠集》："阳邪被抑，不复浮盛于表，亦未结聚于里，故其胸满，其脉促。促者，数而时一止也。夫促为阳脉，胸中为阳之府，脉促胸满，则虽误下，而邪气仍在阳分，故以桂、甘、姜、枣甘辛温药，从阳引而去之，去芍药者，恐酸寒气味，足以留胸中之邪，且夺桂枝之性也。"

2. 庞安时《伤寒总病论》："桂枝汤内去芍药，只用四味也。芍药味酸，脉促，胸满，恐成结胸，故去芍药之佐，全用辛甘，发散其毒气也。"

3. 喻嘉言《尚论篇》："故取用桂枝之芳甘，以亟散太阳之邪。其去芍药之意，酸收二字不足尽之，以误下故不敢用，恐其复领阳邪下入腹中也。"

4. 李中梓《伤寒括要》："胸满者不利于酸收，故去芍药。"

5. 程应旄《伤寒论后条辨》："桂枝汤去其芍药，无非欲载还阳气，使得回旋不散，仍从胸中布气耳。去其芍药者，酸收之性，不无敛之入阴入里，而于心胸浮阳之分，不得留驻也。"

6. 柯韵伯《伤寒来苏集》："太阳病，下之后，脉促胸满者，桂枝去芍药汤主之。若更见微恶寒者，去芍药方中加附子主之。夫促为阳脉，胸满为阳证。然阳盛则促，阳虚亦促；阳盛则胸满，阳虚亦胸满。此下后脉促而不汗出，胸满而不喘，非阳盛也，是寒邪内结，将作结胸之脉。桂枝汤阳中有阴，去芍药之寒酸，则阴气流行而邪自不结，即扶阳之剂矣。若微见恶寒，则阴气凝聚，恐姜、桂之力薄不能散邪，加附子之辛热，为纯阳之剂矣。仲景于桂枝汤一减一加，皆成温剂，而更有浅深之殊也。"

7. 王子接《绛雪园古方选注》："芍药专益阴气。桂枝汤去芍药者，误下阳虚，浊阴必僭于中焦，故去芍药之酸寒，存一片阳和甘缓之性，得以载还中焦阳气，成清化之功。"

8. 黄元御《伤寒说意》："太阳病，下后胸满者，胃败而气逆也。胃气上逆，浊阴不降，肺气壅塞，是以胸满。若兼脉促，则表证未解，宜桂枝去芍药之酸寒，以解表邪。"

**【经典配方】**桂枝三两，甘草二两，生姜三两，大枣十二枚。上四味，以水七升，煮取三升，去滓，温服一升。服已，须臾啜热稀粥一升余，以助药力。温覆令一时许，遍身漐漐微似有汗者益佳，不可令如水流漓，病必不除。若一服汗出病瘥，停后服，不必尽剂。若不汗，更服依前法。又不汗，后服小促其间，半日许，令三服尽。若病重者，一日一夜服，周时观之。服一剂尽，病证犹在者，更作服。若汗不出，乃服至二三剂。禁生冷、黏滑、肉面、五辛、酒酪、臭恶等物。

**【经典方证】**脉促，胸闷。

**【推荐处方】**桂枝 15 g，炙甘草 10 g，生姜 15 g，大枣 12 g。以水 1100 mL，煮沸后调至文火再煎煮 40 分钟，取汤液 450 mL，分 2~3 次温服。

**【方证提要】**恶风寒，发热，汗出或不汗出，胸闷，心悸，气短不足以息，神疲。

**【适用人群】**面色缺乏光泽，头发易落，形体偏瘦或者虚胖，肤色白而缺乏光泽，眼胞暗，常流清涕，精神多萎靡不振，情绪低落，对外界事物冷漠回避，声音低微，四肢不暖，怕冷，喜热饮食，大便易溏泄，小便清长，易心慌，舌淡苔白。

**【适用病证】**

以下病证符合上述人群特征者，可以考虑使用本方。

（1）以胸闷、胸痛、心悸为表现的疾病，如病毒性心肌炎、冠心病、风湿性心脏病、肺源性心脏病、心包炎、心内膜炎、扩张型心肌病等。

（2）以咳嗽、咳痰、气喘为表现的疾病，如上呼吸道感染、病毒性肺炎、慢性支气管炎、支气管哮喘、肺气肿等。

（3）以呃逆、呕吐为表现的疾病，如胃下垂、慢性胃炎等。

**【加减与合方】**

（1）肺痿吐涎沫者，加皂角 1.5 g。

（2）形寒咳嗽，头痛口渴者，加杏仁 9 g，炒薏苡仁 15 g。

（3）小便不利者，加茯苓 12 g。

（4）胃痛喜温者，加当归 12 g。

（5）久咳痰多，心悸胸闷者，加茯苓 12 g，杏仁 9 g，炒薏苡仁 15 g。

**【注意事项】**

（1）结胸证或无太阳中风的胸阳不振、阴虚内热或热盛者禁用。

（2）服药期间，禁用乌梅等酸涩之品。

**【医案分析】**

*治胸闷案*

刘渡舟医案：李某，女，46 岁。因患心肌炎而住院治疗，每当入夜则胸中憋闷难忍，气短不足以息，必须靠吸氧气才能得以缓解。舌质淡、苔白，脉弦而缓。辨为胸阳不振，阴气内阻证。处方：桂枝 10 g，生姜 10 g，大枣 12 枚，炙甘草 6 g。服药 2 剂后症状减轻，原方加附子 6 g，再服 3 剂后，症状消除。

按：胸闷或胸痛，是胸痹之主证，其病机主要是上焦心胸阳气虚弱而阴寒之气内盛。《金匮要略》云："阳微阴弦，即胸痹而痛。"因为胸为阳位似天空，心肺二脏居其内，营卫二气由此而得以宣发。如果胸阳不振，阴寒内凝，阳气不能布达而痹阻，心肺之气血不畅。所以，胸痹的临床表现，轻者胸中满闷，重者则见疼痛，用桂枝去芍药汤治疗有较好疗效。

# （十二）桂枝去芍药加附子汤

**【仲景方论】**《伤寒论·辨太阳病脉证并治》："若微寒者，桂枝去芍药加附子汤主之。"

**【注家方论】** 1. 尤在泾《伤寒贯珠集》："阳邪被抑，不复浮盛于表，亦未结聚于里，故其胸满，其脉促。促者，数而时一止也。夫促为阳脉，胸中为阳之府，脉促胸满，则虽误下，而邪气仍在阳分，故以桂、甘、姜、枣甘辛温药，从阳引而去之，去芍药者，恐酸寒气味，足以留胸中之邪，且夺桂枝之性也。若微恶寒者，其人阳不足，必加附子，以助阳气而逐阳邪，设徒与前法，则药不及病，虽病不增剧，亦必无济矣。"

2. 柯韵伯《伤寒来苏集·伤寒附翼·太阳方总论》："桂枝汤阳中有阴，去芍药之寒酸，则阴气流行而邪自不结，即扶阳之剂矣。若微见恶寒，则阴气凝聚，恐姜、桂之力薄不能散邪，加附子之辛热，为纯阳之剂矣。仲景于桂枝汤一减一加，皆成温剂，而更有浅深之殊也。"

3. 成无己《注解伤寒论》："阳气已虚，若更加之微恶寒，则必当温剂以散之，故加附子。"

4. 张志聪《伤寒论宗印》："太阳病下之后，脉促胸满者，太阳之气盛，而邪不内陷也。下之后，则阴气下泄，表里阴阳之气，不相交接，故脉促也，桂枝去芍药汤主之。此邪在气而不在经，芍药苦泄，又下后之所不宜，故去之。夫脉促者，阳外而阴内也。阳在外，则不当寒，微寒者，阳无所附，而欲外亡矣，故急加附子以固之。"

5. 王子接《绛雪园古方选注》："桂枝汤去芍药加附子者，下后微恶寒，显然阳气涣散于中下矣，当急救其阳，毋暇顾恋阴气，以附子直从下焦温经助阳，臣以桂枝、甘草，载还中焦阳气，以杜亡阳之机，为御后之策。"

6. 黄元御《伤寒悬解》："下后脉促，表邪未解，是宜桂枝。而益以胸满，则阳衰胃逆，浊气冲塞，去芍药之酸寒，以解表邪。若微恶寒者，则不止脾阳之虚，而肾阳亦败，加附子之辛温，以驱里寒也。"

7. 陈修园《伤寒论浅注》："若脉不见促而见微，身复恶寒者，为阳虚已极，桂枝去芍药方中加附子汤主之。恐姜桂之力微，必助之附子而后可。"

8. 祝味菊《伤寒方解》："本方于桂枝汤中去芍药加入附子一味。其适用标准在误下后，更见体温低减，微有恶寒症状者，以附子之功，能温经扶阳也。"

【经典配方】桂枝三两，甘草二两，生姜三两，大枣十二枚，附子一枚。上五味，以水七升，煮取三升，去滓，温服一升。服已，须臾啜热稀粥一升余，以助药力。温覆令一时许，遍身漐漐微似有汗者益佳，不可令如水流漓，病必不除。若一服汗出病瘥，停后服，不必尽剂。若不汗，更服依前法。又不汗，后服小促其间，半日许，令三服尽。若病重者，一日一夜服，周时观之。服一剂尽，病证犹在者，更作服。若汗不出，乃服至二三剂。禁生冷、黏滑、肉面、五辛、酒酪、臭恶等物。

【经典方证】微寒，脉促，胸闷（兼桂枝去芍药汤方证）。

【推荐处方】桂枝 15 g，炙甘草 10 g，生姜 15 g，大枣 12 g，炮附子 6 g。以水 1100 mL，煮沸后调至文火再煎煮 40 分钟，取汤液 450 mL，分 2~3 次温服。

【方证提要】胸闷，甚或胸痛，恶寒，畏风，肢冷，小便清长，气短，咳嗽，口淡，胃痛伴畏寒，得食痛甚（非食滞疼痛）。

【适用人群】精力差，多活动则疲乏，对事物兴趣维持较短，面色发白，四肢常冷，怕冷，稍活动即大汗淋漓，胸中常感憋闷，饮食量少，喜热饮，喜添衣，多眠，大便易溏泄，小便清长、量多，舌淡嫩、苔略白滑。

【适用病证】

以下病证符合上述人群特征者，可以考虑使用本方。

（1）以胸闷、心悸为表现的疾病，如病毒性心肌炎、冠心病、风湿性心脏病、肺源性心脏病、心包炎、心内膜炎等。

（2）以咳嗽、咳痰为表现的疾病，如急慢性支气管炎、肺气肿、感冒等。

（3）以呃逆、胃痛、呕吐为表现的疾病，如胃下垂、慢性胃炎等。

（4）以肢体疼痛为表现的疾病，如风湿性关节炎等。

【加减与合方】

（1）气喘、胸闷者，加厚朴 9 g，杏仁 9 g。

（2）自汗、乏力、神疲者，加黄芪 12 g，太子参 15 g，当归 12 g。

（3）形寒肢冷、胸痛痰多者，加川芎 9 g，三七 9 g。

（4）手足逆冷、心下痞坚、腹满肠鸣者，加麻黄 9 g，细辛 3 g。

【注意事项】

（1）有结胸证或无太阳中风的胸阳不振、阴虚内热或热盛者禁用。

（2）服药期间，禁用乌梅等酸涩之品。

（3）煎煮药物时，最好先煮附子10~20分钟后再加入他药，以减附子之毒性。

**【医案分析】**

*治胸满痛案*

刘渡舟医案：王某，男，36岁。自诉胸中发满，有时憋闷难忍，甚或疼痛。每逢冬季则发作更甚，兼见咳嗽、气短、四肢不温、畏恶风寒等症。脉来弦缓，舌苔色白。参合上述脉证，辨为胸阳不振、阴寒上踞、心肺气血不利之证，治当通阳消阴。方用：桂枝9g，生姜9g，炙甘草6g，大枣7枚，附子9g。服5剂，胸满、气短诸症皆愈。

按：本案胸满伴有四肢不温，时恶风寒，显为胸阳不振之象。治当振奋胸阳，蠲除浊阴，用桂枝去芍药加附子汤。附子辛热气厚，力雄气猛，"益火之源，以消阴翳"。本方用于阳虚阴盛之胸痹证，有较好的疗效。

# （十三）桂枝甘草汤

**【仲景方论】**《伤寒论·辨太阳病脉证并治》："发汗过多，其人叉手自冒心，心下悸，欲得按者，桂枝甘草汤主之。"

**【注家方论】**1. 尤在泾《伤寒贯珠集》："心为阳脏，而汗为心之液，发汗过多，心阳则伤。其人叉手自冒心者，里虚欲为外护也；悸，心动也；欲得按者，心中筑筑不宁，欲得按而止之也。是宜补助心阳为主，桂枝、甘草，辛甘相合，万生阳化气之良剂也。"

2. 成无己《注解伤寒论》："发汗过多亡阳也。阳受气于胸中，胸中阳气不足，故病叉手自冒心。心下悸欲得按者，与桂枝甘草汤，以调不足之气。桂枝之辛，走肺而益气；甘草之甘，入脾而缓中。"

3. 方有执《伤寒论条辨》："汗多则血伤，血伤则心虚，心虚则动惕而悸，故叉手自冒覆而欲得人按也。桂枝走阴，敛液宅心，能固疏慢之表；甘草缓脾，和中益气，能调不足之阳。然则二物之为方，收阴补阳之为用也。"

4. 张卿子《张卿子伤寒论》："桂枝之辛，走肺而益气，甘草之甘，入脾而缓中。"

5. 李中梓《伤寒括要》："汗多，亡阳，则胸中气怯，故叉手冒心。心悸欲得按者，虚故喜按也。与桂枝之辛，入肺而益气，甘草之甘，归脾而缓中。"

6. 柯韵伯《伤寒来苏集》："汗多则心液虚，心气馁故悸；叉手自冒，则外有所卫，得按则内有所凭，则望之而知其虚矣。桂枝为君，独任甘草为佐，去姜之辛散、枣之泥滞，并不用芍药，不藉其酸收，且不欲其苦泄，甘温相得，气血和而悸自平。与心中烦、心下有水气而悸者迥别。"

7. 祝味菊《伤寒方解》："本方以桂枝为主药。其适用标准在发汗太过，中阳被伤，心脏乃陷于虚性兴奋之境地，故用桂枝强心、甘草益气缓急之扶阳轻剂也。"

8. 彭子益《圆运动的古中医学·伤寒论方解篇》："发汗过多，心悸欲得按。汗泄肾阳，木气拔根，风动而冲于上也。风木之气即肝木之阳，肝阳下陷，则肝风上冲，肝阳上升，则肝风自平。桂枝升肝阳，炙草补中气，肝风冲到上部，中虚极矣。心悸得按，奔豚之渐也。"

**【经典配方】**桂枝四两，甘草二两。上二味，以水三升，煮取一升，去滓，顿服。

**【经典方证】**叉手自冒心，心下悸，欲得按。

**【推荐处方】**桂枝20g，炙甘草10g。以水500mL，煮沸后调至文火再煎煮20分钟，取汤液150mL，温顿服。

**【方证提要】**心悸、心慌欲得按，胸闷，胸痛，短气，乏力，畏寒，神疲，面白，自汗。

**【适用人群】**精神不振，面白少华，形体瘦弱居多，不耐劳累，话少喜静，内向多思，多活动即乏力气喘，甚则心中悸动，心前区憋闷不适，四肢易冷，恶寒怕冷，喜热饮食，大便易溏泄，小便易清长。

**【适用病证】**

以下病证符合上述人群特征者，可以考虑使用本方。

（1）以心慌、胸闷为表现的疾病，如窦性心动过缓、窦性心动过速、冠心病、二尖瓣脱垂综合征、原发性直立性低血压、老年心律失常、肺源性心脏病、心血管神经症、失眠、房室传导阻滞、期前收缩、心源性哮喘、充血性心力衰竭、病态窦房结综合征等。

（2）以情绪异常、睡眠质量低为表现的疾病，如神经症、癔症、失眠等。

（3）以胸闷、气短为表现的疾病，如肺气肿、慢性支气管炎等。

**【加减与合方】**

（1）气短、神疲、乏力者，加黄芪 12 g，党参 12 g。

（2）胸闷者，加瓜蒌 12 g，薤白 9 g。

（3）胸痛、夜间痛甚，爪甲青紫者，加香附 9 g，郁金 9 g，丹参 12 g，川芎 9 g。

（4）咳痰黄稠、气喘、咽肿者，加黄连 9 g，半夏 9 g，瓜蒌 12 g。

（5）夜寐多梦者，加龙骨 15 g，牡蛎 15 g 或加甘草 9 g，小麦 15 g，大枣 12 g。

（6）形寒肢冷者，加附子 9 g。

（7）口燥咽干、潮热盗汗者，加北沙参 9 g，麦冬 12 g，天花粉 12 g。

**【注意事项】**

（1）心阴虚证、胃阴虚证慎用本方。

（2）外感热病、血热、阴虚火旺等热证人群忌用。

（3）气虚已极、津液丧失严重的人忌用。

**【医案分析】**

*治心慌案*

患者，男，58 岁。初诊日期：2016 年 12 月 16 日。主诉：心慌反复发作 1 周。现病史：患者于 1 周前突然出现心慌，每日均有发作，发时欲手按其胸口，后背一遇冷则心慌，未予系统治疗。患者因心慌频作，难以忍受，遂就诊于我处。刻下症：心慌反复发作，每日均有，发时欲手按其胸口，全身偏畏寒，后背一遇冷则心慌发作，汗较多，纳可，眠差。大便 1 日 1 次、偏稀，夜尿 0 次。查体：体形中等，舌淡红、苔中根部黄腻，脉沉细。诊断：心悸（心阳虚证）。治疗：方用桂枝甘草汤。桂枝 20 g，肉桂 20 g，炙甘草 20 g。7 剂，水煎服，日 1 剂，分 3 次早、中、晚饭后半小时服用。

二诊：患者自诉该药甜味很浓，略稍有辣味，服用 1 剂后自觉心中舒服，温暖，服用 3 剂后心慌大减，服用 7 剂即愈，已经 4 日未发作心慌，随访 2 周，患者无不适，心慌未复发。

按：本案患者突发心慌，发时欲手按其胸口，且畏寒较严重，全身偏畏寒，后背一遇冷则心慌发作，舌淡红，脉沉细。此为心阳不振之证，然而其病位并不很深，无须使用姜附之类的温里剂。从方证上看，患者并无阳虚水泛之真武汤证，也无须用苓桂剂温阳利水，也没有烦躁等心神不敛之桂枝甘草龙骨牡蛎汤证，仅有"心下悸，欲得按"之桂枝甘草汤证最为符合，故使用桂枝甘草汤原方即能收效。

## （十四）桂枝甘草龙骨牡蛎汤

**【仲景方论】**《伤寒论·辨太阳病脉证并治》："火逆下之，因烧针烦躁者，桂枝甘草龙骨牡蛎汤主之。"

**【注家方论】** 1. 尤在泾《伤寒贯珠集》："火逆复下，已误复误，又加烧针，火气内迫，心阳内伤，则生烦躁。桂枝、甘草，以复心阳之气，牡蛎、龙骨，以安烦乱之神。"

2. 成无已《注解伤寒论》："先而为火热所烦，故生烦躁，与桂枝甘草龙骨牡蛎汤以散火邪。辛甘发散，桂枝、甘草之辛甘，以发散经中之火邪；涩可去脱，龙骨、牡蛎之涩，以收敛浮越之正气。"

3. 方有执《伤寒论条辨》："火逆，承上条而言也，然虽逆而又逆，而证则未变重，故方物反差少而大意不殊。"

4. 张卿子《张卿子伤寒论》："辛甘发散，桂枝、甘草之辛甘，以发散经中之火邪。涩可去脱，龙骨、牡蛎之涩，以收敛浮越之正气。"

5. 喻嘉言《尚论篇》："此证误而又误，虽无惊狂等变，然烦躁则外邪未尽之候，亦真阳欲亡之机，故但用桂枝以解其外，龙骨、牡蛎以安其内。不用蜀漆者，以元神未致飞越，无取急追以滋扰也。"

6. 李中梓《伤寒括要》："辛甘发散，桂枝、甘草之辛甘，以发散经中之火邪。涩可固脱，龙骨、牡蛎之威涩，以收敛正气之浮越。"

7. 柯韵伯《伤寒来苏集》："三番误治，阴阳俱虚竭矣。烦躁者，惊狂之渐，起卧不安之象也，急用此方，以安神救逆。"

8. 黄元御《伤寒悬解》："火劫发汗，是为火逆。火逆之证，下之亡其里阳，又复烧针发汗，亡其表阳，神气离根，因而烦躁不安。桂枝甘草龙骨牡蛎汤，桂枝、甘草，疏乙木而培中土，龙骨、牡蛎，敛神气而除烦躁也。"

9. 徐灵胎《伤寒论类方》："钲其阴气，散其火邪，上下同治，前方惊狂，治重在心，故用蜀漆。此无惊狂象，故蜀漆不用。其症药大段相同。"

【经典配方】桂枝一两，甘草二两，牡蛎二两，龙骨二两。上四味，以水五升，煮取二升半，去滓，温服八合，日三服。

【经典方证】烦躁。

【推荐处方】桂枝5 g，炙甘草10 g，生牡蛎10 g，生龙骨10 g。以水800 mL，煮沸后调至文火再煎煮30分钟，取汤液350 mL，分2～3次温服。

【方证提要】烦躁，心悸，胸闷，短气，神疲，乏力，自汗，失眠。

【适用人群】面色不华，不喜嘈杂，稍热或活动即大汗出，心情易烦乱，思绪繁多，易担惊受怕，神情不安，常感疲惫，不耐劳动，易劳累，休息后减轻，四肢常冷，平素怕冷，喜热饮食，大便易溏，小便清长，睡眠差，纳差。

【适用病证】

以下病证符合上述人群特征者，可以考虑使用本方。

（1）以心悸为表现的疾病，如心律失常、病态窦房结综合征、病毒性心肌炎、室性期前收缩、甲状腺功能亢进症、心脏神经官能症等。

（2）以精神异常为表现的疾病，如精神分裂症、神经衰弱、癔症、神经症等。

（3）以眩晕为表现的疾病，如慢性脑缺血发作、更年期综合征等。

（4）以睡眠障碍为表现的疾病，如失眠等。

（5）以小便异常为表现的疾病，如遗尿症、前列腺炎等。

（6）以肢体活动异常为表现的疾病，如震颤、雷诺综合征等。

（7）以胃痛为表现的疾病，如胃及十二指肠溃疡等。

（8）儿科常见病，如汗证、心悸、夜啼、尿频、过敏性鼻炎等。

【加减与合方】

（1）乏力失眠者，加酸枣仁15 g，白术6 g。

（2）痴呆、幻听幻想者，加紫石英60 g，生白芍10 g。

（3）乏力、神疲、气短者，加黄芪12 g，太子参12 g。

（4）畏寒、神疲、便溏者，加制附子9 g。

（5）心悸甚，期前收缩者，加红参 10 g，炙甘草 10 g。

（6）胸闷痛者，加全瓜蒌 10 g，薤白 10 g。

（7）咳痰色白量多者，加炙远志 9 g，法半夏 9 g。

（8）潮热、盗汗、口干舌燥者，减桂枝，加生地黄 12 g，玄参 12 g。

（9）头晕、神疲、爪甲色淡者，加熟地黄 12 g，当归 12 g。

**【注意事项】**

（1）心阴虚烦躁证禁用。

（2）病重者，用量当酌情增 3~5 倍。

（3）还当注意用量的调配，切不可盲目改变方中药物用量调配。

（4）注意禁食生冷、酒、发霉变质、黏滑、坚硬难消化之物，服药后病情去大半后停用，不可过用。

**【医案分析】**

*治自汗案*

岳美中医案：李某，男，40 岁，1972 年 6 月 11 日就诊。患项部自汗，近日淋漓不止，频频作拭，颇感苦恼，要求中药治疗。诊其脉浮缓无力，汗自出。分析病情：项部是太阳经脉所过，长期汗出，系经气向上冲逆，持久不愈，必致虚弱。因投以仲景之桂枝甘草龙骨牡蛎汤，和阳降逆，协调营卫，收敛浮越之气。先服 4 剂，自汗止。再服 4 剂，以巩固疗效。

按：《素问·阴阳应象大论》曰："阴在内，阳之守也；阳在外，阴之使也。"本案项汗淋漓，心阳虚弱，阳不外固，故以桂枝甘草汤温补心阳治本，加龙骨、牡蛎固涩止汗以治标。

# （十五）桂枝去芍药加蜀漆牡蛎龙骨救逆汤

**【仲景方论】**《伤寒论·辨太阳病脉证并治》："伤寒脉浮，医以火迫劫之，亡阳必惊狂，卧起不安者，桂枝去芍药加蜀漆牡蛎龙骨救逆汤主之。"

**【注家方论】**1. 尤在泾《伤寒贯珠集》："阳者，心之阳，即神明也。亡阳者，火气通于心，神被火迫而不守。此与发汗亡阳者不同，发汗者，摇其精则厥逆，筋惕肉瞤，故当用四逆；被火者，动其神则惊狂，起卧不安，故当用龙蛎。其去芍药者，盖欲以甘草急复心阳，而不须酸味更益营气也，与发汗后，其人叉手自冒心，心下悸，欲得按者，用桂枝甘草汤同意。蜀漆，即常山苗，味辛，能去胸中邪结气。此证火气内迫心包，故须之以逐邪而安正耳。"

2. 成无己《注解伤寒论》："伤寒脉浮，责邪在表，医以火劫发汗，汗大出者，亡其阳。汗者，心之液。亡阳则心气虚，心恶热，火邪内迫，则心神浮越，故惊狂，起卧不安，与桂枝汤，解未尽表邪；去芍药，以芍药益阴，非亡阳所宜也；火邪错逆，加蜀漆之辛以散之；阳气亡脱，加龙骨、牡蛎之涩以固之。《本草》云：涩可去脱。龙骨、牡蛎之属是也。"

3. 方有执《伤寒论条辨》："亡阳者，阳以气言。火能助气，甚则反耗气也。惊狂起卧不安者，神者，阳之灵，阳亡则神散乱所以动皆不安，阳主动也。桂枝、甘草，和伤寒之脉浮；蜀漆辛平，散火邪之错逆；龙骨、牡蛎，固涩以收阳神之散乱；大枣、生姜，醒脾以缓起卧之不安。去芍药者，嫌其主阴，则反得以胜阳也。"

4. 张卿子《张卿子伤寒论》："与桂枝汤，解未尽表邪；去芍药，以芍药益阴，非亡阳所宜也；火邪错逆，加蜀漆之辛以散之；阳气亡脱，加龙骨、牡蛎之涩以固之。《本草》云：涩可去脱，龙骨、牡蛎之属是也。"

5. 喻嘉言《尚论篇》："桂枝汤中除去芍药，人皆不知其故，或谓恶其酸收，非也。夫神散正欲其收，何为见恶耶？设不宜于芍药之酸，又何宜于龙骨、牡蛎之涩耶？学者于此等处当猛下一参，透此一关，胜读方书千卷。盖阳神散乱，当求之于阳。桂枝汤，阳药也。然必去芍药之阴重，始得疾趋以达于阳位。既达阳位矣，其神之惊狂者，漫难安定，更加蜀漆为之主流，则神可赖之以攸宁矣。缘蜀漆之性最急，丹溪谓其能飞补是也。更加龙骨、牡蛎有形之骨属为之舟楫，以载神而反其宅，亦于重以镇怯、涩以固脱之外，行其妙用。如是而后，天君复辟，聿追晋重耳、越勾践返国之良图矣。仲景制方，岂易识哉！"

6. 李中梓《伤寒括要》："伤寒脉浮，责邪在表，以火劫汗，汗多亡阳，则心神浮越，故惊狂不安。与桂枝以救其阳，去芍药者，以其酸寒益阴，非亡阳所宜也。火邪错逆，加蜀漆之辛以散之。阳气亡脱，加龙骨、牡蛎之涩以固之，所谓涩可去脱也。"

7. 陈修园《伤寒真方歌括》："此与少阴汗出之亡阳迥别，盖少阴之亡阳，亡其肾中之阳，故以真武、四逆辈以回之，今仍以火逼汗，亡其心中之阳，故用安神之品以镇之。又与阳盛误服桂枝汤之亡阳大异，阳明火盛，一乘桂枝之热，迅奔于外，大汗不止，是亡其胃中之阳，故用石膏以滋之。"

8. 祝味菊《伤寒方解》："本方乃桂枝汤去芍药，加入蜀漆、龙骨、牡蛎三味。其适用标准，因伤寒为火邪迫劫，表仍然不解，扰乱神经，亡阳惊狂，起卧不安者，故加蜀漆之胜热降逆，龙、牡安神镇脑，桂、甘、姜、枣益阳和中，去芍药者，以其卫气闭塞，无用之以弛缓蒸发功能之必要也。"

【经典配方】桂枝三两，甘草二两，生姜三两，大枣十二枚，牡蛎五两，蜀漆三两，龙骨四两。上七味，以水一斗二升，先煮蜀漆，减二升，内诸药，煮取三升，去滓，温服一升。

【经典方证】脉浮，惊狂，卧起不安。

【推荐处方】桂枝 15 g，炙甘草 10 g，生姜 15 g，大枣 12 g，生牡蛎 25 g，蜀漆 15 g，生龙骨 20 g。以水 1800 mL，先煮蜀漆，煮沸后调至文火煮 20 分钟，再入余药，煮沸后调至文火再煎煮 70 分钟，取汤液 450 mL，分 2~3 次温服。

【方证提要】惊恐，狂乱，烦躁，心悸，卧起不安，心慌，失眠，短气，神疲。

【适用人群】面色白，缺乏光泽，毛发易落，形体微胖或正常，易头痛，思路易混乱不清晰，四肢常冷，神情倦怠，时沉静，时急躁，言语缺乏逻辑，行为举止怪异，记忆力差，背腹常冷，恶寒怕冷，喜热饮食，大便易溏，小便清长。

【适用病证】

以下病证符合上述人群特征者，可以考虑使用本方。

（1）以精神异常为表现的疾病，如精神分裂症、神经症、神经衰弱、癔症、自主神经功能紊乱、抽动-秽语综合征等。

（2）以心悸、胸闷、眩晕为表现的疾病，如风湿性心脏病、冠心病、高血压、更年期综合征等。

（3）以肢体、语言、精神功能障碍为表现的疾病，如中风等。

（4）以腹痛为表现的疾病，如胃及十二指肠溃疡、痢疾等。

（5）以皮疹为表现的疾病，如荨麻疹等。

（6）以发热、恶寒为表现的疾病，如流行性感冒、疟疾、气管炎等。

【加减与合方】

（1）肢体困重、纳呆、口黏腻、痰多黏稠者，加竹茹 9 g，胆南星 6 g，石菖蒲 6 g，郁金 9 g。

（2）乏力、神疲、气短、畏寒、肢冷、便溏者，加制附子 12 g，炙黄芪 12 g，太子参 12 g。

（3）烦躁、失眠者，加远志 9 g，茯神 12 g，酸枣仁 12 g。

（4）惊恐、心悸者，加茯苓 12 g，法半夏 9 g，陈皮 9 g。

【注意事项】

（1）痰火扰心发狂证者禁用。

（2）蜀漆即常山苗，常佐藿香，以解其引起呕吐的不良反应。

**【医案分析】**

1. 治神经症案

王某，女，53岁，2018年6月14日初诊。主诉：胸痛、心悸6年。患者6年前因汗蒸、大汗后出现胸痛、心悸时作，情绪激动后明显，月经紊乱，自觉心中烦躁难安，或胆怯害怕，或悲伤欲哭，睡眠差，常梦涉水，时有幻听。曾至医院住院治疗，发作时心电图示广泛前壁T波倒置。冠状动脉造影未见明显异常。曾于外院精神科诊断为神经症，给予口服舍曲林治疗，心中烦躁、胆怯、悲伤有所缓解。但受刺激后胸痛、心悸仍作。刻诊：时处6月，仍裹衣缩被，轮椅推入诊室。诉胸痛、心悸时作，心中惕惕、烦闷不适，难以自控，自觉悲伤，眩晕，饮食喜热厌凉，眠差，噩梦连连、常涉大水，二便不调，月经紊乱，舌淡、苔白腻，脉弦滑寸浮。西医诊断：X综合征，神经症；中医诊断：胸痹心痛。辨证为心阳虚损、寒痰留扰胸膈。治宜温心阳，化痰饮，安心神。方拟桂枝去芍药加蜀漆牡蛎龙骨救逆汤之意加减。处方：桂枝15 g，生龙骨（先煎）30 g，生牡蛎（先煎）30 g，清半夏9 g，茯苓15 g，茯神15 g，石菖蒲10 g，炙甘草6 g，生姜3片，大枣4枚。3剂。每日1剂。早晚分服。

6月18日二诊：服药后诉胸痛、心悸缓解，精神抑郁状况有所缓解，小便利而大便下，心胸通畅。遂予前方，继服7剂，心胸诸症皆解。嘱患者节制饮食，保持心情舒畅，适度运动，培养兴趣爱好。半年后随访，时值寒冬，患者诉胸痛、心悸少作，已不畏寒，夜间手脚皆暖。

按：此患者素体羸弱，大汗后阳随汗脱，心阳大损，心神浮越，正所谓"主明则下安，主不明则十二官危，使道闭塞而不通"，五脏六腑失其温煦，寒痰不化，留扰心神。心阳大损，神气浮越，故自觉心中烦躁难安，或胆怯害怕，或悲伤欲哭，此时切不可见烦躁而误用苦寒之剂，否则变证迭起；君火不得主明，温煦失司，寒痰不化，留饮上冲，郁遏胸阳，故有心中惕惕，胸痛，眩晕，梦中常涉大水；饮食喜热厌凉，正为阳气虚损，同气相求，引热自救；二便不调是为寒痰留饮郁遏胸阳，肺胃失降，宣降失司。故以桂枝去芍药加蜀漆牡蛎龙骨救逆汤加减。经曰："伤寒脉浮，医以火迫劫之，亡阳，必惊狂，起卧不安者，桂枝去芍药加蜀漆牡蛎龙骨救逆汤主之。"方中桂枝温通心阳，合甘草、大枣辛甘化阳，佐生姜振奋中焦营卫生化之源；龙骨、牡蛎水族而固重者，敛浮散之阳，引逆上之火、泛滥之水归其宅；以半夏配石菖蒲，共奏涤痰之功；茯苓、茯神同用，一则健脾补心以安神，二则助龙牡下潜桂甘温补之阳气，以复坎离既济之生理常态。另有要点在于本案迫汗亡阳，虽有虚寒之征象，切不可用附子、四逆之辈，因附子辛散，凡亡阴中之阳，必用附子以救之，然亡阳中之阳，熏蒸迫汗，实非附子之所宜。

2. 治惊狂案

胡希恕医案：王某，女，26岁。旁观修理电线而受惊吓，出现惊悸，心慌，失眠，头痛，纳差恶心，时有喉中痰鸣，每有声响则心惊变色，躁烦而骂人不能自控，逐渐消瘦，由两人扶持来诊。苔白腻，脉弦滑寸浮。此寒饮郁久上犯，治以温化降逆。桂枝10 g，生姜10 g，炙甘草6 g，大枣4枚，半夏12 g，茯苓12 g，生牡蛎15 g，生龙骨15 g。服3剂，心慌，喉中痰鸣减轻。服6剂，纳增，睡眠好转。再服10剂，诸症皆消。

按：阳虚而痰浊蒙蔽，心神被扰，故见上症，切中救逆汤之病机，投之即效。

# （十六）桂枝加芍药生姜各一两人参三两新加汤

**【仲景方论】**《伤寒论·辨太阳病脉证并治》："发汗后，身疼痛，脉沉迟者，桂枝加芍药生姜各一两人参三两新加汤主之。"

**【注家方论】** 1. 尤在泾《伤寒贯珠集》："发汗后，邪痹于外而营虚于内，故身痛不除而脉转沉迟，经曰：其脉沉者，营气微也。又曰：迟者，营气不足，血少故也。故以桂枝加芍药、生姜、人参以益不足之血，而散未尽之邪。东垣云：仲景于患者汗后身热、亡血、脉沉迟者，下利身凉、脉微、血虚者，并加人参。古人血脱者，必益气也。然人参味甘气温，温固养气，甘亦实能生血，汗下之后，血气虚衰者，非此不为功矣。"

2. 成无己《注解伤寒论》："汗后，身疼痛，邪气未尽也。脉沉迟，荣血不足也。经曰：其脉沉者，荣气微也。又曰：迟者，荣气不足，血少故也。与桂枝汤以解未尽之邪，加芍药、生姜、人参，以益不足之血。"

3. 方有执《伤寒论条辨》："发汗后身疼痛、脉沉迟者，邪气骤去，血气暴虚也。用桂枝者，和其营卫，不令暴虚易得重伤也。加人参、芍药者，收复其阴阳以益其虚也。加生姜者，健其乍回之胃以安其谷也。曰新加者，得非足一百一十三而成之之谓邪。微火皆当仿效首方，此盖后人之赘耳。"

4. 喻嘉言《尚论篇》："桂枝新加汤中倍芍药者，以误汗而阳虚邪凑，恐阳孤无偶，用芍药以和之，俾不至散乱也。故用法必识立法之意，斯用之各当矣。"

5. 李中梓《伤寒括要》："汗后身痛，邪未尽也。脉来沉迟，血不足也。经曰：脉沉者，营气微也，与桂枝汤以解未尽之邪，加芍药参姜，以补不足之血。"

6. 张璐《伤寒缵论》："此因发汗后津液骤伤，非真阳数亏之比，故宜和营药中，加人参以助津气也。"

7. 汪昂《医方集解》："沉迟，汗后血虚也。正气虚矣，外邪岂能出乎？与桂枝汤以解未尽之邪，加芍药、人参敛阴以益营血。"

8. 张志聪《伤寒论宗印》："此论发汗而虚其荣气也。发汗后身疼痛者，正气虚而余邪未尽也。经曰：其脉沉者，荣气微也。迟者，荣气不足，血少故也。夫荣出中焦，蒸津液，化其精微，独行于经隧，命曰荣气，血则由荣气之所生也。是以加人参滋补胃腑荣血之根原，加生姜助荣气之宣发，加芍药以养其经血，合桂枝清解其余邪。"

9. 王子接《绛雪园古方选注》："桂枝汤，调和营卫，一丝不乱，桂枝、生姜和卫，芍药、大枣和营。今祖桂枝人参汤法，则偏于卫矣。妙在生姜加一两，佐桂枝以大通卫气，不使人参有实邪之患。尤妙芍药亦加一两，仍是和营卫法。名曰新加者，申明新得其分两之理而加之也。"

10. 吴谦《医宗金鉴》："汗后身疼痛，是荣卫虚而不和也，故以桂枝汤调和其荣卫。倍生姜者，以脉沉迟荣中寒也；倍芍药者，以荣不足血少故也；加人参者，补诸虚也。桂枝得人参，大气周流，气血足而百骸理；人参得桂枝，通内联外，补荣阴而益卫阳，表虚身疼未有不愈者也。"

11. 黄元御《伤寒悬解》："汗泄血中温气，阳虚肝陷，故脉沉迟，经脉凝涩，风木郁遏，故身疼痛。新加汤，甘草补脾精，桂枝达其肝气，芍药清风木之燥，生姜行经络之瘀，人参补肝脾之阳，以温营血而充经脉也。"

12. 徐灵胎《伤寒约编》："汗后身疼，是营气不足，血少故也。专任甘枣以佐桂枝，则桂枝当入心养血之任。复加人参，以通血脉，则营气调和而身疼自瘳矣。此温养和平之剂，为营气虚寒之专方。"

13. 曹颖甫《伤寒发微》："新加汤方，惟桂枝、甘草、大枣，剂量同桂枝汤。盖桂枝汤原方，本为宣发脾阳而设，今加人参以增胃液，胃主肌肉，脾亦生肌肉，但使胃液内生，脾阳外散。更倍通瘀之芍药，散寒之生姜，引在内之津液，贯输孙络而略无阻碍，则肌肉之疼痛可愈矣（痛疽疼痛重用赤芍者，意与此同，盖必孙络通而疼痛方止也）。"

14. 祝味菊《伤寒方解》："本方就桂枝汤中加重芍药、生姜。其适用标准在汗后伤阳，循环障碍，筋骨失养，故加重芍药、生姜和血温中，更益以人参之益气固脱也。"

【经典配方】桂枝三两，芍药四两，甘草二两，人参三两，生姜四两，大枣十二枚。上六味，以水一斗二升，煮取三升，去滓，温服一升。

【经典方证】身疼痛，脉沉迟。

【推荐处方】桂枝 15 g，白芍 20 g，炙甘草 10 g，人参 15 g，生姜 20 g，大枣 12 g。以水 1800 mL，

煮沸后调至文火再煎煮90分钟，取汤液450 mL，分2~3次温服。

【方证提要】恶寒，发热，汗出，身痛，头痛，气短，神疲。

【适用人群】面色苍白或萎黄，皮肤干燥，毛发不荣或干枯脆弱，素体羸瘦，或体重容易下降，平日精神不振，极易疲劳，自汗，恶寒明显，劳则气喘，少气懒言，遗精滑精，心悸失眠，眩晕，肢麻。

【适用病证】

以下病证符合上述人群特征者，可以考虑使用本方。

（1）以乏力为表现的疾病，如失血性贫血、阳虚感冒、产后身痛等。

（2）以恶心、呕吐、腹痛为表现的疾病，如妊娠恶阻、消化性溃疡、老年便秘、慢性结肠炎等。

（3）以发热为表现的疾病，如产后高热、麻疹、感冒等。

（4）以肢体疼痛、麻木为表现的疾病，如风湿性关节炎、肩关节周围炎、糖尿病周围神经病变、不安腿综合征等。

（5）以心律异常为表现的疾病，如窦性心动过缓等。

【加减与合方】

（1）气短、神疲、乏力者，加黄芪12 g，党参12 g，炒白术12 g，茯苓12 g。

（2）潮热盗汗、手足心热者，加制何首乌12 g，枸杞子9 g，女贞子12 g，旱莲草12 g。

（3）胸胁胀闷、太息嗳气者，加枳壳9 g，香橼9 g。

（4）手脚冰冷、关节疼痛者，加羌活9 g，姜黄9 g。

（5）头痛头晕、面白唇淡者，加川芎9 g，当归12 g，生地黄12 g，熟地黄12 g。

【注意事项】

（1）热邪所致身疼痛者禁用。

（2）症状缓解后，可减半服用1~2个月。

【医案分析】

*治便秘案*

吉益南涯医案：一老年人大便不通数日，上逆头眩，医与以备急丸而自苦，因倍加分量而投之，得利，于是身体麻痹，上逆益甚，而大便复结。更医诊之，与以大承气汤，一服，不得下利，服三帖，下利如倾盆，身体冷痛，不得卧，大便复结。又转医作地黄剂始服之，上逆尤剧，面色如醉，大便益不通，于是请治于先生。先生诊之，心下痞硬，少腹无力，即与桂枝加芍药生姜人参汤服之。三帖，冲气即降，大便通快。经过二三日，冷痛止，得卧，大便续通快。二旬之后，诸证去而复常。

按：年高气血虚衰，患大便秘结，本应补而通之，而误用泻下之法，且一误再误，大便虽通快一时，但阴津损伤，肠无津润，尔后复结。况令筋脉失养，身体疼痛，其病机正合桂枝新加汤证，径投之，病果已。

# （十七）桂枝附子汤

【仲景方论】《伤寒论·辨太阳病脉证并治》："伤寒八九日，风湿相搏，身体疼烦，不能自转侧，不呕，不渴，脉浮虚而涩者，桂枝附子汤主之。若其人大便硬，小便自利者，去桂加白术汤主之。"

【注家方论】1. 尤在泾《伤寒贯珠集》："伤寒至八九日之久，而身痛不除，至不能转侧，知不独寒淫为患，乃风与湿相合而成疾也。不呕不渴，里无热也。脉浮虚而涩，风湿外持，而卫阳不振。故于桂枝汤，去芍之酸寒，加附子之辛温，以振阳气而敌阴邪。"

2. 成无己《注解伤寒论》："《脉经》曰，脉来涩者，为病寒湿也。不呕不渴，里无邪也；脉得浮虚而涩，身有疼烦，知风湿但在经也，与桂枝附子汤，以散表中风湿。"

3. 方有执《伤寒论条辩》："桂枝附子汤者，即上编之甘草附子汤，以姜枣易术之变制也。去术者，以寒本无汗，不似风之自汗而湿多也。用姜枣者，以寒属阴，不如风阳之能食也。然去彼取此虽少殊，而其所以为散风除湿则均耳。"

4. 张卿子《张卿子伤寒论》："风在表者，散以桂枝、甘草之辛甘；湿在经者，逐以附子之辛热；姜、枣辛甘，行荣卫，通津液，以和表也。"

5. 李中梓《伤寒括要》："脉浮虚而涩，身有烦疼，则知风湿但在经也。与桂枝附子汤，以散表中风湿，风在表者，散以桂枝之辛甘；湿在经者，逐以附子之辛热；姜枣同甘草，行营卫而通津液，以和其表也。"

6. 柯韵伯《伤寒来苏集》："脉浮为在表，虚为风，涩为湿，身体烦疼，表证表脉也。不呕不渴，是里无热，故于桂枝汤加桂以治风寒，去芍药之酸寒，易附子之辛热以除寒湿。若其人大便硬、小便自利者，表证未除，病仍在表，不是因于胃家实，而因于脾气虚矣。盖脾家实，腐秽当自去，脾家虚，湿土失职不能制水，湿气留于皮肤，故大便反见燥化。不呕不渴，是上焦之化源清，故小便自利。濡湿之地，风气常在，故风湿相搏不解也。病本在脾，法当君以白术，代桂枝以治脾，培土以胜湿，土旺则风自平矣。前条风胜湿轻，故脉阴阳俱浮，有内热，故汗自出，宜桂枝汤。此湿胜风微，故脉浮虚而涩，内无热而不呕不渴，故可加附子、桂枝理上焦。大便硬，小便利，是中焦不治，故去桂。大便不硬，小便不利，是下焦不治，故仍须桂枝。"

7. 张志聪《伤寒论集注》："伤寒八九日，当阳明、少阳主气之期；若更加风湿相搏，则三邪合而成痹，痹证必身体疼烦不能自转侧，然在伤寒而身体疼烦者，乃太阳不能合神气而游行于节交也；不能自转侧者，少阳枢转不利也；不呕、不渴，则阳明中土自和；脉浮虚而涩为少阳经脉血气之不足。故用桂枝、附子壮火气调经脉，甘草、姜、枣和荣卫而资气血。若其人大便硬，乃阳明土气之不和；小便自利者，小肠三焦之气通也，故去解肌腠之桂枝，加和中土之白术汤主之。"

8. 钱潢《伤寒溯源集》："风邪非桂枝不能汗解，寒邪非附子不足以温经，非生姜亦不能宣散。甘草、大枣，缓姜、附之性，助桂枝而行津液也。此方乃太阳上篇误下之后，脉促、胸满、微恶寒之桂枝去芍药汤而加附子，非汗后遂漏不止之桂枝加附子汤也。桂枝附子汤乃去芍药者，故另立一名而无加字。桂枝加附子汤乃不去芍药者，于桂枝全汤中加入，故多一加字，若不去芍药之酸收，即为伤寒无寒之禁剂矣。"

9. 王子接《绛雪园古方选注》："桂枝附子汤，两见篇中，一治亡阳，一治风湿。治风湿者，以风为天之阳邪，桂枝、甘草辛甘，可以化风，湿为地之阴邪，熟附可以温经去湿。治亡阳者，心阳虚而汗脱，桂枝能固心经漏泄之汗，太阳虚而津液不藏，熟附能固亡阳之汗。佐以姜、枣者，凡表里有邪，皆用之。此风胜于湿之主方。"

10. 徐灵胎《伤寒论类方》："此即桂枝去芍药加附子汤，但彼桂枝用三两，附子用一枚，以治下后脉促胸满之证。此桂枝加一两，附子加二枚，以治风湿身疼脉浮涩之证，一方而治病迥殊，方名亦异。彼编入桂枝汤类，此编入理中汤类，细思之各当其理，分两之不可忽如此，义亦精矣。后人何得以古方，轻于加减也。"

11. 曹颖甫《伤寒发微》："病情至此，非重用透发肌理之桂枝，不足以疏外风；非重用善走之附子，不足以行里湿（或谓桂枝四两、每两当今二钱六分，不过一两零四分。然附子三枚，至少每枚八钱，亦得二两四钱，此证里湿固重，外风亦复不轻，似当以经方原定为正）。外加生姜、甘草、大枣以扶脾而畅中，使之由里达表，而风湿解矣。"

【经典配方】桂枝四两，附子三枚，生姜三两，大枣十二枚，甘草二两。上五味，以水六升，煮取二升，去滓，分三次温服。

【经典方证】身体疼烦，不能自转侧，不呕，不渴，脉浮虚而涩。

【推荐处方】桂枝20 g，制附子18 g，生姜15 g，大枣12 g，炙甘草10 g。以水900 mL，煮沸后调至文火再煎煮40分钟，取汤液300 mL，分3次温服。

【方证提要】肌肉关节疼痛、肢体沉重、活动不利，恶寒，发热，汗出。

【适用人群】面色不华，皮肤白，四肢厥冷，腰痛酸软，恶寒怕冷，形体肥胖，易头晕昏蒙，头重，肢体重滞，困倦眠多，脘腹痞闷，口黏腻，喜热饮食，大便易溏。

【适用病证】

以下病证符合上述人群特征者，可以考虑使用本方。

（1）以肢体沉重、疼痛为表现的疾病，如风湿性关节炎、坐骨神经痛、膝关节炎、产后身痛、雷诺综合征等。

（2）生殖系统疾病，如寒疝、阳痿、早泄等。

【加减与合方】

（1）关节肿胀、僵硬、沉重者，加苍术9 g，薏苡仁12 g。

（2）关节疼痛剧烈者，加威灵仙10 g。

（3）肢体麻木、关节不利者，加鸡血藤12 g，桑枝12 g，寻骨风12 g。

【注意事项】

（1）阴虚火旺证，慎用本方。

（2）《外台秘要》：忌生葱、猪肉、海藻、菘菜。

【医案分析】

*治痹证案*

秦伯未医案：黄某，女，24岁。下肢关节疼痛数年余，曾经中西医治疗，效果不显。现病情仍重，尤以右膝关节疼痛为甚，伸屈痛剧，行走困难，遇阴雨天则疼痛难忍，胃纳尚好，大便时结时烂，面色㿠白，苔白润滑，脉弦紧、重按无力，诊为寒湿痹证，处方：桂枝尖30 g，炮附子24 g，生姜18 g，炙草12 g，大枣4枚，3剂。

复诊：服药后痛减半，精神食欲转佳，处方：桂枝尖30 g，炮附子30 g，生姜24 g，大枣6枚。连服10剂，疼痛完全消失。

按：寒湿痹证而阳气不足，故关节疼痛遇阴雨天加重，且面色㿠白，苔白润滑，脉虽弦紧，但重按无力。桂枝附子汤温阳散寒，祛风胜湿，正与本案相合也。


# （十八）桂枝附子去桂加白术汤


【仲景方论】《伤寒论·辨太阳病脉证并治》："伤寒八九日，风湿相搏，身体疼烦，不能自转侧，不呕，不渴，脉浮虚而涩者，桂枝附子汤主之。若其人大便硬，小便自利者，去桂加白术汤主之。"

【注家方论】1. 尤在泾《伤寒贯珠集》："伤寒至八九日之久，而身痛不除，至不能转侧，知不独寒淫为患，乃风与湿相合而成疾也。不呕不渴，里无热也。脉浮虚而涩，风湿外持，而卫阳不振也。故于桂枝汤去芍之酸寒，加附子之辛温，以振阳气而敌阴邪。若大便坚，小便自利，知其人在表之阳虽弱，而在里之气自治，则皮中之湿，所当驱之于里，使从水道而出，不必更出之表，以危久弱之阳矣。故于前方去桂枝之辛散，加白术之苦燥，合附子之大力健行者，于以并走皮中，而逐水气，此避虚就实之法也。"

2. 成无己《注解伤寒论》："桂，发汗走津液。此小便利，大便硬为津液不足，去桂加术。"

3. 方有执《伤寒论条辨》："大便硬，里实矣，故去桂枝，恶其主表而不知里也。小便自利，湿胜也，故加术，以其益土而能燥湿也。此加减旧缺，今补。"

4. 李中梓《伤寒括要》："仲景云：初服之，其人身如痹，半日许，复服之，三服尽。其人如冒状，勿怪，此以术附并走皮内逐水气，未得除敌耳，当加桂四两。此本一方二法，以大便硬，小便利，故去桂也；以大便不硬，小便不利，当加桂附。"

5. 王子接《绛雪园古方选注》："湿胜于风者，用术附汤。以湿之中人也，太阴受之。白术健脾去湿，熟附温经去湿，佐以姜、枣和表里，不必治风，但使湿去，则风无所恋而自解矣。"

6. 黄元御《长沙药解》："治风湿相抟，身体疼烦，大便坚，小便自利者。以汗出遇风，表闭汗回，流溢经络关节，营卫郁阻，是以疼烦。若小便不利，此应桂枝加附子，暖水达木，以通水道。今大便坚，小便自利，则湿兼在表而不在里。而水道过通，恐亡津液，故去桂枝之疏泄，加白术以补津液也。"

7. 祝味菊《伤寒方解》："本方即桂枝附子汤去桂，加入白术一味。其适用标准在桂枝附子汤证而见大便硬，小便自利者，因小便自利，故去桂枝之辛通，加白术以理脾布津，使水液不致有偏渗之弊端也。"

8. 彭子益《圆运动的古中医学·伤寒论方解篇》："桂枝附子汤证，而小便利大便硬。此津液大伤，湿气不去，宜于桂枝附子汤去桂枝之疏泄小便，加白术以培土气之津液。因津液即是湿气，湿气即是津液，去湿必须养津，而后湿去。湿气之去，全要气行，津伤则气不行，湿气故不能去也。"

9. 冉雪峰《冉注伤寒论》："湿痹之候多大便溏，小便不利，今反硬，反自利，溏为湿侵袭，硬为湿凝泣。不利为湿潴渍，自利为湿破坏，病机均进一层，脉虚而涩，针锋相对，疗法大气一转，其结乃散，去桂所以转不外之外，加术所以转不内之内，而脉之所以浮，所以虚，所以涩，大便之所以硬，小便之所以自利，附子之所以三枚，桂之所以去，术之所以加，精义跃跃纸上，一切支离，可以一扫而空。"

【经典配方】附子三枚，白术四两，生姜三两，甘草二两，大枣十二枚。上五味，以水六升，煮取二升，去滓，分三次温服。初一服，其人身如痹，半日许复服之，三服都尽，其人如冒状，勿怪，此以附子、术，并走皮内，逐水气未得除，故使之耳，法当加桂四两。此本一方二法，以大便硬，小便自利，去桂也；以大便不硬，小便不利，当加桂，附子三枚恐多也，虚弱及产妇宜减之。

【经典方证】身体疼烦，不能自转侧，大便硬，小便自利。

【推荐处方】炮附子18 g，白术20 g，生姜15 g，甘草10 g，大枣12 g。以水900 mL，煮沸后调至文火再煎煮40分钟，取汤液300 mL，分3次温服。

【方证提要】肌肉关节疼痛，肢体沉重、活动不利，大便硬。

【适用人群】面色无华，精神疲惫，皮肤白，四肢乏力，腰痛酸软，形体肥胖，劳动力差，易头晕昏蒙，头重，肢体重滞，困倦眠多，脘腹痞胀，食欲差，口黏腻，喜热饮食，大便干硬，小便清长。

【适用病证】

以下病证符合上述人群特征者，可以考虑使用本方。

（1）以肢体沉重、疼痛为表现的疾病，如风湿性关节炎、坐骨神经痛、膝关节炎等。

（2）生殖系统疾病，如寒疝、阳痿、早泄等。

【加减与合方】

（1）关节疼痛，遇暖减轻者，加羌活9 g，独活9 g，香附9 g。

（2）关节僵硬、肿胀者，加炒薏苡仁15 g，木瓜9 g。

（3）疼痛剧烈，夜间加重者，加牛膝12 g，红花9 g。

（4）臀腿疼痛沉重，阴雨天气加重者，加香附9 g，牛膝12 g，丝瓜络12 g。

【注意事项】

（1）阴虚火旺者，慎用本方。

（2）《外台秘要》：忌生葱、猪肉、菘菜、海藻、桃李、雀肉等。

**【医案分析】**

*治痹证案*

刘渡舟医案：韩某，男，37 岁。自诉患关节炎有数年之久，右手腕关节囊肿起如蚕豆大，周身酸楚疼痛，尤以两膝关节为甚，已不能蹲立，走路很困难，每遇天气变化，则身痛转剧。视其舌淡嫩而胖、苔白滑，脉弦而迟，问其大便则称干燥难解。辨为寒湿着外而脾虚不运之证，处方：附子 15 g，白术 15 g，生姜 10 g，炙甘草 6 g，大枣 12 枚。

服药后，周身如虫行皮中状，两腿膝关节出黏凉之汗甚多，而大便由难变易。转方用：干姜 10 g，白术 15 g，茯苓 12 g，炙甘草 6 g。服至 3 剂而下肢不痛，行路便利。又用上方 3 剂而身痛亦止。后以丸药调理，逐渐平安。

按：风去湿存，内困脾气，脾不健运，津液不能还于胃中而大便反硬，用去桂加白术汤以健脾气、行津液、逐水气。仲景用药精妙之处，于本案中可见。服药后周身如虫行皮中状而痒，即大论所谓"其人身如痹"，此正气得药力资助，与邪奋争，乃湿气欲出之象。服药完毕见两膝汗出黏冷，反映了寒湿邪气由皮内而出，邪退正复，其病向愈。

# （十九）小建中汤

**【仲景方论】**《伤寒论·辨太阳病脉证并治》："伤寒，阳脉涩，阴脉弦，法当腹中急痛，先与小建中汤，不差者，小柴胡汤主之。"

《伤寒论·辨太阳病脉证并治》："伤寒二三日，心中悸而烦者，小建中汤主之。"

**【注家方论】**1. 成无己《伤寒明理论》："脾者土也，应中央，处心脏之中，主中州，治中焦，生育营卫，通行津液，一有不调，则营卫失所育，津液失所行，必以此汤温建中脏，是以建中名焉。胶饴味甘温，甘草味甘平，脾欲缓，急食甘以缓之，健脾者，必以甘为主，故以胶饴为君，甘草为臣。桂辛热，辛，散也，润也，营卫不足，润而散之；芍药味酸微寒，酸，收也，泄也，津液不逮，收而行之，是以桂、芍为佐。生姜味辛温，大枣味甘温。胃者卫之源，脾者营之本，《黄帝内经》曰：营出中焦，卫出上焦是矣。卫为阳，不足者益之必以辛；营为阴，不足者补之必以甘，辛甘相合，脾胃健而营卫通，是以姜枣为使。或谓桂枝汤解表，而芍药数少，建中汤温里而芍药数多，殊不知二者远近之制。皮肤之邪为近，则制小其服也，桂枝汤芍药佐桂枝同用以散邪，非与建中同体尔。心腹之邪为远，则制大其服也。建中汤芍药佐胶饴以健脾，非与桂枝同用尔。《内经》曰：近而奇偶，制小其服；远而奇偶，制大其服，此之谓也。"

2. 方有执《伤寒论条辨》："小建中者，桂枝汤倍芍药而加胶饴也。桂枝汤扶阳而固卫，卫固则荣和。倍芍药者，酸以收阴，阴收则阳归附也。加胶饴者，甘以润土，土润则万物生也。建，定法也，定法惟中，不偏不中，王道荡荡，其斯之谓乎。"

3. 王子接《绛雪园古方选注》："建中者，建中气也。名之曰小者，酸甘缓中，仅能建中焦营气也。前桂枝汤是芍药佐桂枝，今建中汤是桂枝佐芍药，义偏重于酸甘，专和血脉之阴。芍药、甘草有戊已相须之妙，胶饴为稼穑之甘，桂枝为阳木，有甲已化土之义，使以姜、枣助脾与胃行津液者，血脉中之柔阳，皆出于胃也。"

4. 张璐《伤寒缵论》："桂枝汤，方中芍药、桂枝等分，用芍药佐桂枝以治卫气；小建中方中加倍芍药，用桂枝佐芍药以治荣气，更加胶饴以缓其脾，故名之曰建中，则其功用大有不同耳。"

5. 李中梓《伤寒括要》："脾居四藏之中，生育营卫，通行津液，一有不调，则营卫失育，津液失行。此汤甘温，善为中州培养，有建立之气，故曰建中。脾欲缓，急食甘以缓之，故以胶饴甘温为君，甘草甘平为臣。脉弦木旺，土之仇也，以桂与芍药制之为佐，益卫宜辛，补营宜甘，故以姜枣为使。"

6. 梅国强《伤寒论讲义》："本方即桂枝汤倍用芍药加饴糖而成，因组合法度不同，则变解表之方，而为建中之剂。桂枝汤中桂枝、芍药等量以解肌祛风，调和营卫；本方则以饴糖为君，芍药倍于桂枝，以甘守酸敛之性，使通行营卫之品而补益中州，以昌盛气血生化之源。况且芍药药量独重，更显其缓急止痛之功。故能温中健脾，补虚缓急，平补阴阳，调和气血。"

7. 尤在泾《伤寒贯珠集》："伤寒里虚则悸，邪扰则烦，二三日悸而烦者，正虚不足，而邪欲入内也。是不可攻其邪，但与小建中汤，温养中气，中气立则邪自解。即不解，而攻取之法，亦可因而施矣。"

8. 吴谦《医宗金鉴》："名曰小建中者，谓小小建立中气也。盖中气虽虚，表尚未和，不敢大补，故仍以桂枝和荣卫，倍芍药加胶饴，调建中州，而不啜稀粥温覆令汗者，其意重在心悸中虚，而不在伤寒之表也。中州创建，荣卫自和，津液可生，汗出乃解，悸烦可除矣。呕家不可用，谓凡病呕者不可用，恐甜助呕也。"

9. 徐灵胎《伤寒约编》："中气虚馁，表受寒邪，则遏郁不解，木挟相火为患，故烦而且悸，为建中汤证，即桂枝汤加饴倍芍。取酸苦以平厥阴之火，辛甘以缓脾家之急，有安内攘外、泻中寓补之功，故名曰建。外证未除，尚资姜、桂以解表，不全主中，故名曰小耳。"

10. 唐宗海《血证论》："虚劳里急诸不足者，五脏阴精阳气俱不足也。故用姜、桂辛温以生阳，用芍、饴酸甘以生阴，大枣、甘草纯甘以补中。使中宫建立，则阳气化而上行，阴气化而下降。细按此方，乃建胃滋脾，以阳生阴之法。归脾汤从此方重浊处套出，补中汤从此方轻清处套出。"

11. 祝味菊《伤寒方解》："本方于桂枝汤方中加重芍药，更加入饴糖一味。其适用标准在中气不足，血行障碍，腹痛心悸而烦者，故用芍药和血，饴糖温培中气，桂、姜、草、枣以通阳益胃也。本方于虚人有表证者颇相宜，但痰湿素盛者不适用。煮服法中所云'呕家不用建中汤，以甜故也'，非指普通一般而言，盖谓因有饮证而常呕之人，则不宜于甜，以甘能除湿故也。太阳病中一百零七条为小建中汤所主之证。一百零四条为与小建中汤之证。"

【经典配方】桂枝三两，甘草二两，大枣十二枚，芍药六两，生姜三两，胶饴一升。上六味，以水七升，煮取三升，去滓，放入饴糖，再放火上使之融化，温服一升，日三服。呕家不可用建中汤，以甜故也。注：《金匮要略》载本方中甘草为三两。

【经典方证】腹中急痛；心中悸而烦者；虚劳里急，悸，衄，腹中痛，梦失精，四肢酸痛，手足烦热，咽干口燥；男子黄，小便自利；妇人腹中痛。

【推荐处方】白芍30 g，桂枝15 g，生姜15 g，大枣12 g，炙甘草10 g，饴糖30 g。以水1100 mL，煮沸后调至文火再煎煮40分钟，取汤液450 mL，去掉药渣，将饴糖溶入药液，分3次温服。

【方证提要】神疲，乏力，消瘦，面色少华，腹痛，心悸，发热，恶寒，烦躁，或鼻出血，或手足烦热，或遗精，或口燥咽干，纳差，眠差，易腹泻。

【适用人群】形体瘦弱，皮肤萎黄，头发稀少、泛黄而细软，心率慢、易疲劳、心悸、出汗，易饥饿，饥饿时易烦躁、易激惹，食量小，食则腹胀、腹痛，进食慢，好甜食，大便干结甚至如栗状，性格相对开朗，肢体容易酸痛。

【适用病证】

以下病证符合上述人群特征者，可以考虑使用本方。

（1）以慢性腹痛为表现的疾病，如胃及十二指肠溃疡、慢性胃炎、胃下垂、慢性肠炎、肠系膜淋巴结核、肠易激综合征、胃肠神经官能症、血管神经性腹痛、慢性腹膜炎、胃癌等。

（2）以便秘为表现的疾病，如习惯性便秘、不完全性肠梗阻、婴幼儿便秘、慢性非特异性溃疡性结肠炎、巨结肠病、结肠冗长等。

（3）以消瘦、食欲不振、面色黄为表现的疾病，如慢性乙型肝炎、肝硬化、黄疸等。

（4）以腹痛、紫癜、斑疹为表现的疾病，如过敏性紫癜、血小板减少性紫癜、荨麻疹等。

（5）以乏力、消瘦为表现的疾病，如低血压、低血糖、贫血、失眠症、神经衰弱、抑郁症、病毒性心肌炎、男性不育、崩漏、产后癫狂、恶露不尽、先兆流产等。

（6）以疼痛为表现的疾病，如乳腺小叶增生疼痛、痛经、产后或术后腹痛、小儿腹痛等。

（7）以消瘦、面色苍白为表现的疾病，如小儿营养不良、食欲不振、低体重、贫血、头痛、神经性尿频、遗精等。

【加减与合方】

（1）自汗、盗汗者，加黄芪 12 g，党参 12 g，浮小麦 15 g，煅牡蛎 15 g。

（2）腹痛拘急、喜温喜按者，加香附 9 g，制附子 12 g。

（3）痛经、产后调理者，加当归 15 g。

（4）体虚咳嗽者，加五味子 5 g，百部 10 g。

（5）黄疸者，加茵陈蒿 12 g，大黄 9 g，栀子 9 g。

（6）便溏者，加茯苓 12 g，炒白术 12 g。

（7）食则腹胀、恶心欲呕者，加鸡内金 9 g，神曲 12 g，山楂 12 g。

【注意事项】

（1）肥胖者，或发热、恶寒、无汗者，或发热、烦躁、口渴引饮、舌红苔干或黄腻者，或恶心欲呕者，当忌用或慎用。

（2）高血糖者，可适当减少饴糖用量或不用。

（3）部分患者服用本方时，可出现肠鸣、腹泻等症，应减少白芍的用量。

（4）症状缓解后，可减半服用 1~2 个月。

【医案分析】

1. 治腹痛案

患儿，女，12 岁，形体瘦弱，身高 155 cm，体重 27 kg，2012 年 4 月 19 日初诊。患儿有先天性结肠黑斑息肉 6 年，期间因肠道套叠开刀 6 次。发病时腹痛、阵发性绞痛，睡眠差，大便每日数次伴有出血。舌淡红、苔厚腻、舌尖红，嘴唇有黑斑。对于屡发的腹痛，西医已经无奈，建议中医调理。黄师处方：桂枝 15 g，白芍 30 g，干姜 5 g，生甘草 10 g，红枣 20 g，枳壳 15 g，7 剂。每日 1 剂，水煎服。

2012 年 4 月 26 日二诊：大便每日 1 次，酱色臭秽，苔白厚好转，腹痛减轻，睡眠好转。黄师处方：桂枝 15 g，白芍 30 g，生甘草 10 g，干姜 5 g，红枣 20 g，生麦芽 20 g。服药后，没有再发腹痛。

按：本病案体现了辨体质用药的重要性。笔者详细记录了患儿就诊时的情形：形体偏瘦，皮肤白皙，口唇上布满了黑色的斑点，舌苔厚。先用桂枝加芍药汤加枳壳，药后得便，为酱色，腹痛未作。疾病发作时肚脐周围腹痛明显。其体形、皮肤、好发症状、行为特征、精神特征都符合小建中汤体质，故用小建中汤治之可取效。这位患儿的病，黄师是第一次遇到，但是，对这种体质的调理，黄师却非常有经验，只要是体形消瘦、舌苔薄白、大便干结或喜食甜食者，黄师经常用小建中汤。小建中汤的口味甘甜，适用于常服久服，服用本方后的效果，是体质改善、体重增加、疼痛缓解或消失。所以，小建中汤很受孩子们的欢迎。黄师用小建中汤，不是针对孩子局部的病变，而是调理孩子的综合体质，服用本方后，孩子胖了，肚子不痛了，食欲增加了，睡眠改善了，那些所谓的"疾病"往往也销声匿迹了。

2. 治内伤发热案

李某，女，51 岁，工人，2001 年 7 月 18 日初诊。患者半年前因家务事过度劳累，后感全身发热，以手足心发热尤甚，自服西药无效。后到本市某医院做各种检查，未查出病因。现症：面色淡黄，低热（体温时在 38 ℃上下，时而正常），遇劳加重，纳食减退，倦怠乏力，自汗，畏寒，口干，大便稍干燥。舌淡、苔薄白，脉弦而虚。诊为内伤发热，证属脾胃虚弱，肝木偏盛，阴阳失调。治以健脾抑肝，调和阴阳。用小建中汤，处方：桂枝 9 g，生白芍 18 g，炙甘草 6 g，生姜 10 g，大枣 6 枚，胶饴 200 mL。水煎，去滓后，纳入胶饴，温服。6 剂。

二诊：发热、自汗、畏寒、口干等症状均明显缓解，继用上药，又服 10 剂，病愈。

按：此例为内伤发热，病机为过劳伤脾，脾胃虚弱，肝木之气偏盛，阴阳失于协调。小建中汤有健脾抑肝、协调阴阳的作用，故适用于本病的治疗。方中炙甘草、生姜、大枣健脾，白芍抑制肝木，桂枝、甘草、饴糖辛甘化阳，芍药、甘草、饴糖酸甘化阴。

# （二十）当归四逆汤

【仲景方论】《伤寒论·辨厥阴病脉证并治》："手足厥寒，脉细欲绝者，当归四逆汤主之。"

【注家方论】1. 尤在泾《伤寒贯珠集》："手足厥寒，脉微欲绝者，阳之虚也，宜四逆辈；脉细欲绝者，血虚不能温于四末，并不能荣于脉中也。夫脉为血之府，而阳为阴之先，故欲续其脉，必益其血，欲益其血，必温其经。方用当归、芍药之润以滋之，甘草、大枣之甘以养之，桂枝、细辛之温以行之，而尤藉通草之入经通脉，以续其绝而止其厥。"

2. 成无己《注解伤寒论》："手足厥寒者，阳气外虚，不温四末；脉细欲绝者，阴血内弱，脉行不利。与当归四逆汤，助阳生阴也。《内经》曰：脉者，血之府也。诸血者，皆属心。通脉者，必先补心益血。苦先入心，当归之苦，以助心血；心苦缓，急食酸以收之，芍药之酸，以收心气；肝苦急，急食甘以缓之，大枣、甘草、通草之甘，以缓阴血。"

3. 方有执《伤寒论条辨》："寒，与逆同，本阳气内陷也。细则为虚，阴血不足也。当归、芍药，养血而收阴。通草、细辛，行脉而通闭。桂枝辛甘，助阳而固表。甘草、大枣，健脾以补胃。夫心主血，当归补其心，而芍药以收之。肝纳血，甘草缓其肝，而细辛以润之。脾统血，大枣益其脾，而甘草以和之。然血随气行，桂枝卫阳，气固则血和也。"

4. 张卿子《张卿子伤寒论》："《内经》曰，脉者，血之府也，诸血者，皆属心，通脉者，必先补心益血。若先入心，当归之苦，以助心血；心苦缓，急食酸以收之，芍药之酸，以收心气；肝苦急，急食甘以缓之，大枣、甘草、通草之甘，以缓阴血。"

5. 李中梓《伤寒括要》："手足厥寒者，阳气外虚，不能温于四末；脉细欲绝者，阴血内弱，不能充于经队。桂枝、细辛，调卫外之阳气；当归、芍药，和营内之阴精；通草宣利，甘、枣缓中，则阴阳均受剂矣。厥寒有不愈者乎？"

6. 柯韵伯《伤寒来苏集》："此条证为在里，当是四逆本方加当归，如茯苓四逆之例。若反用桂枝汤攻表，误矣。既名四逆汤，岂得无姜、附？"

7. 张志聪《伤寒论集注》："此言脉细欲绝，主阴阳血气皆虚而不同于上文之促滑也。手足厥寒者，阴阳气血皆虚也；脉细欲绝者，阳气虚而阴血并竭也，故主当归四逆汤。桂枝、细辛助君火之神气以养阳，当归、芍药资中焦之血气以养阴，大枣、甘草益莫中土，通草通其络脉，阴阳血气通调而脉体自和，寒厥可愈。若其人内有久寒而脉细欲绝者，更加吴茱萸、生姜，茱萸温厥阴之内寒。生姜助中土之阳热。"

8. 张璐《本经逢原》："仲景治阳邪陷阴，手足厥寒，脉细欲绝，用当归四逆汤，于桂枝汤加当归、细辛、通草，以通其血脉。即下利脉大，气不归附，亦用此汤以归附之。"

9. 王子接《绛雪园古方选注》："当归四逆不用姜、附者，阴血虚微，恐重劫其阴也。且四逆虽寒，前不至于冷，亦惟有调和厥阴，温经复营而已。故用酸甘以缓中，则营气得至太阴而脉生，辛甘以温表，则卫气得行而四末温，不失辛甘发散之理，仍寓治肝四法。如桂枝之辛以温肝阳，细辛之辛以通肝阴，当归之辛以补肝，甘、枣之甘以缓肝，白芍之酸以泻肝，复以通草利阴阳之气，开厥阴之络。"

10. 黄元御《伤寒说意》："伤寒脉促，手足厥逆者，血寒经郁，宜灸之，以通经而暖血也。若手足厥冷而脉细欲绝者，营血寒涩而经络凝滞也。宜当归四逆汤，甘草、大枣，补其脾精，当归、芍药，滋其营血，桂、辛、通草，行其经络也。"

11. 徐灵胎《伤寒论类方》："此四逆乃太阳传经之邪，而表症犹未罢，因阳气已虚，故用桂枝汤加当归和血，细辛温散，以和表里之阳也。"

【经典配方】当归三两，桂枝三两，芍药三两，细辛三两，甘草二两，通草二两，大枣二十五枚。上七味，以水八升，煮取三升，去滓，温服一升，日三服。

【经典方证】手足厥寒，脉细欲绝。

【推荐处方】当归15 g，桂枝15 g，白芍15 g，细辛9 g，炙甘草10 g，通草10 g，大枣25 g。以水1200 mL，煮沸后调至文火再煎煮50分钟，取汤液450 mL，分3次温服。

【方证提要】四肢不温，肢体疼痛、麻木、青紫，眩晕，面色苍白，爪甲青紫，头晕心悸，唇色淡白。

【适用人群】面白华，皮肤干燥，肤色暗或泛青色，遇冷加重，肢体寒冷，伴有麻木、疼痛，常有头痛、胸痛、关节冷痛、痛经，常为刺痛、绞痛，夜间加重，遇寒加重。

【适用病证】

以下病证符合上述人群特征者，可以考虑使用本方。

（1）以肢体疼痛为表现的疾病，如肢体损伤后期疼痛、肢端发绀、肢端感觉异常症、血栓闭塞性脉管炎、旋前圆肌综合征、肩关节周围炎、颈椎病、头痛、坐骨神经痛、风湿性关节炎、痛风性关节炎、膝关节骨性关节炎、骨质增生症、下肢静脉曲张、腰椎间盘突出症、老年下肢动脉粥样硬化等。

（2）以月经紊乱为表现的疾病，如月经不调、痛经、闭经等。

（3）以肢体麻木为表现的疾病，如雷诺综合征、末梢神经炎、血管神经性水肿、小儿麻痹症、糖尿病周围神经病变等。

（4）以胃痛为表现的疾病，如消化性溃疡、胃痉挛等。

（5）以胸痛、心律失常为表现的疾病，如冠心病、风湿性心脏病、心肌梗死、病态窦房结综合征、缓慢型心律失常等。

（6）以头痛为表现的疾病，如偏头痛、急性脑梗死、经期头痛等。

（7）以小便异常为表现的疾病，如前列腺肥大、尿路结石等。

（8）以皮肤异常为表现的疾病，如冻疮、多形性红斑、皮肤皲裂、硬皮病、荨麻疹、银屑病、过敏性紫癜、带状疱疹等。

【加减与合方】

（1）血栓闭塞性脉管炎者，加丹参12 g，黄芪12 g，牛膝12 g，制附子12 g，鹿角胶6 g，王不留行9 g。

（2）偏头痛者，加川芎9 g，蔓荆子9 g，龙骨15 g，牡蛎15 g。

（3）坐骨神经痛者，加木瓜9 g，牛膝12 g，伸筋草9 g。

（4）经期感寒腹痛者，加鸡血藤12 g，红糖9 g。

（5）血虚寒痹者，加制附子12 g，苍术9 g，白术9 g。

（6）冠心病或心绞痛者，加石菖蒲6 g，远志9 g，五灵脂9 g，蒲黄9 g。

【注意事项】

（1）注意细辛用量，不能为散冲服。

（2）通草去掉不影响本方功效。

（3）肝气郁结、亡阳、阳极似阴或热深厥深之手足厥冷者忌服。

**【医案分析】**

治痿证（小儿麻痹后遗症）案

李克绍医案：杜某，男，20岁。患者幼年曾患小儿麻痹症，成年后两下肢较细，并软弱无力，行动吃力，走路要拄双拐。每至冬季，即四肢发凉，尤其两下肢极不耐冷，最易受冻伤。此乃气血虚弱，抵抗力太差，在冬季阳衰阴盛之际，气血更不能畅行于四末所致。今又值冬令，前证加重。仍宜益血通阳为治，方用当归四逆汤原方。连服数剂，即觉两下肢转为温暖，耐寒力亦有所增强。

按：世人多谓痿多属热，然在临证时，万不可武断也。《景岳全书·痿》认为痿"又非尽为火证""元气败伤则精虚不能灌溉，血虚不能营养者，亦不少矣。若概从火论，则恐真阳衰败，及土衰水涸者，有不能堪"。本案患痿日久，兼四肢发凉，乃血虚有寒也，以当归四逆汤养血散寒，待下肢阳至血充，则痿自起。

# （二十一）当归四逆加吴茱萸生姜汤

**【仲景方论】**《伤寒论·辨厥阴病脉证并治》："若其人内有久寒者，宜当归四逆加吴茱萸生姜汤。"

**【注家方论】** 1. 尤在泾《伤寒贯珠集》："手足厥寒，脉微欲绝者，阳之虚也，宜四逆辈；脉细欲绝者，血虚不能温于四末，并不能荣于脉中也。夫脉为血之府，而阳为阴之先，故欲续其脉，必益其血，欲益其血，必温其经。方用当归、芍药之润以滋之，甘草、大枣之甘以养之，桂枝、细辛之温以行之，而尤藉通草之入经通脉，以续其绝而止其厥。若其人内有久寒者，必加吴茱萸、生姜之辛以散之，而尤藉清酒之濡经浃脉，以散其久伏之寒也。"

2. 吴昆《医方考》："若其人内有久寒者，当归四逆加吴茱萸生姜汤主之。此承上文言，虽有手足厥寒，脉细欲绝证候，若其人内有久寒，则加吴茱萸、生姜以散久寒而行阳气。曰久寒者，陈久之寒，非时下直中之寒也明矣。"

3. 喻嘉言《尚论篇》："虚细总为无血，不但不可用下，并不可用温。盖脉之虚细，本是阳气衰微，然阴血更为不足，故药中宜用归芍以济其阴，不宜用姜、附以劫其阴也。即其人素有久寒者，但增吴茱萸、生姜观之，是则干姜、附子，宁不在所禁乎？此而推之，妙义天开矣。"

4. 李中梓《伤寒括要》："症虽同上，但久寒之人，阳气益弱，非生姜、茱萸不能充温于四末。然不用四逆汤，何也？为手足厥寒，邪犹浅也。按仲景凡言四逆者，乃四肢逆冷之省文也。四肢者，自指至肘，自足至膝之谓也，其邪为深。凡言手足者，乃自指至腕，自足至踝之谓也，其邪为浅。仲景下字不苟，须合而玩之，则轻重浅深，一览了然矣。"

5. 方有执《伤寒论条辨》："久寒，谓宿昔素常脏腑有沉寒也。吴茱萸温脏以散寒也。生姜者，佐枣以和阴阳也。"

6. 张卿子《张卿子伤寒论》："吴萸辛温以散久寒，生姜辛温，以行阳气。"

7. 柯韵伯《伤寒来苏集》："此本是四逆与吴茱萸相合而为偶方也。吴萸配附子，生姜佐干姜，久寒始去。"

8. 张志聪《伤寒论集注》："若其人内有久寒而脉细欲绝者，更加吴茱萸、生姜，茱萸温厥阴之内寒，生姜助中土之阳热。"

9. 王子接《绛雪园古方选注》："厥阴四逆，证有属络虚不能贯于四末而为厥者，当用归、芍以和营血。若久有内寒者，无阳化阴，不用姜、附者，恐燥劫阴气，变出涸津亡液之证，只加吴茱萸从上达下，生姜从内发表，再以清酒和之，何患阴阳不和，四逆不温也耶？"

10. 徐灵胎《伤寒论类方》："若其人内有久寒者，宜当归四逆加吴茱萸生姜汤主之。内有久寒，指平素言。必从问而得之，或另有现症，乃为可据。吴茱萸温中散寒，其性更烈。前四逆诸法，皆主于温，此二方则温中兼通阳和阴之法。"

【经典配方】当归三两，芍药三两，甘草二两，通草二两，桂枝三两，细辛三两，生姜半斤，吴茱萸二升，大枣二十五枚。上九味，以水六升，清酒六升，混合在一起，煮取五升，去滓，分五次温服。注：另一方，水、酒各四升。

【经典方证】内有久寒。手足厥寒，脉细欲绝（兼当归四逆汤方证）。

【推荐处方】当归15 g，白芍15 g，炙甘草10 g，通草10 g，桂枝15 g，细辛15 g，生姜24 g，吴茱萸55 g，大枣25 g。以水900 mL，清酒900 mL，混合在一起，煮沸后调至文火再煎煮70分钟，取汤液750 mL，分5次温服。

【方证提要】手足厥冷，肢体疼痛、麻木、青紫，眩晕，面色苍白，腹痛，便溏，纳呆。

【适用人群】肤色晦暗，口唇紫黯，肌肤甲错，面色黑，四肢冰冷，爪甲青紫，多伴有麻木、冷痛，遇寒加重，唇色、耳郭较苍白或乌紫，头昏头痛，耳鸣耳聋，腹中冷，亦呕清水，大便易溏，阴囊冷痛，痛经，经色紫黑夹杂血块。

【适用病证】

以下病证符合上述人群特征者，可以考虑使用本方。

（1）以胃痛为表现的疾病，如慢性胃炎、胃及十二指肠溃疡、产后腹痛等。

（2）以肢体疼痛、麻木、震颤为表现的疾病，如腰椎管狭窄、坐骨神经痛、风湿性关节炎、类风湿关节炎、早期雷诺综合征、血栓闭塞性脉管炎、肢端动脉痉挛症、帕金森病等。

（3）以月经紊乱为表现的疾病，如痛经、闭经、月经后期等。

（4）以胸闷胸痛为表现的疾病，如心功能不全、高脂血症等。

（5）以皮肤异常为表现的疾病，如硬皮病、冻疮等。

（6）生殖系统疾病，如阳痿、阴缩等。

（7）以体表肿块为表现的疾病，如疝气等。

【加减与合方】

（1）肢体麻木者，加鸡血藤12 g，豨莶草12 g，乌梢蛇9 g。

（2）阴缩者，加香附9 g，乌药9 g。

（3）冻疮者，加川芎9 g，生地黄12 g，红花9 g。

（4）早期雷诺综合征者，加姜黄9 g，桑枝12 g。

（5）精索静脉曲张者，加小茴香6 g，延胡索9 g，橘核6 g。

【注意事项】

（1）严格把握细辛适应证和禁忌证，凡心律不齐、心动过速者慎用。

（2）本方与酒同煎，对酒过敏者应去酒煎服。

（3）服用抗生素、降压药、降糖药、镇静药者禁用酒煎服。

【医案分析】

治闭经案

俞长荣医案：陈某，40岁。月经一向后至、量少、色暗红，近停经已4个月。初疑为受孕，但历时许久未见腹中动静，且常觉少腹疼痛，知为经闭而非妊娠，故来就医。近十余日少腹疼痛逐渐频剧，初只在夜间痛，现昼夜均痛。其痛绵绵，每日有三至五次加剧。常感胃脘痞闷，口涎增多，时时欲呕，肢末常冷，面色苍白，唇及眼睑下呈暗紫色。舌苔白滑，脉象虚涩。诊为寒阻中焦，气血凝滞。治拟温运中阳，通调气血。处方：当归9 g，酒杭芍6 g，桂枝9 g，木通9 g，半夏9 g，生姜9 g，吴茱萸6 g，炙甘草6 g，细辛2 g，大枣3枚。3剂，隔日服1剂。只服此3剂，月经即潮。

按：经闭、腹痛、唇暗、肢冷，为血虚寒凝经闭之象。夫气血来源于中焦，而胃脘痞闷，口涎增多，则知中焦有寒，因不能鼓舞气血化生，故诸证缠绵不休，日且益进。用当归四逆加吴茱萸生姜汤以温胃散寒，活血通经。待土暖气转，寒去血行，脉道畅通，则经自行矣。

## 参 考 文 献

[1] 欧阳卫权．伤寒论六经辨证与方证新探［M］．北京：中国中医药出版社，2013．

[2] 王琦．经方应用·桂枝汤［M］．银川：宁夏人民出版社，1981．

[3] 高德．伤寒论方医案选编［M］．长沙：湖南科学技术出版社，1980：11．

[4] 周海虹．桂枝麻黄各半汤新用［J］．光明中医，2008，146（1）：12－13．

[5] 吴建华，吴英旭．桂枝麻黄各半汤加味治疗皮肤病验案举隅［J］．国医论坛，2015，30（1）：9－10．

[6] 李晶，骆芳，黄刚．桂枝麻黄各半汤临证举隅［J］．中国中医基础医学杂志，2016，22（7）：977－978，981．

[7] 何清湖．伤寒论与临床案例［M］．太原：山西科学技术出版社，2019．

[8] 高德．伤寒论医案选编［M］．长沙：湖南科学技术出版社，1980：12．

[9] 陈传蓉．张仲景姜草枣用法用量研究［D］．北京：北京中医药大学，2016．

[10] 张翕宇．傅元谋运用桂枝加芍药汤经验［J］．中医药导报，2014，20（12）：99－100．

[11] 徐忠良，徐志鹏．桂枝加芍药汤治疗结核性腹膜炎验案2则［J］．江苏中医药，2010，42（1）：47．

[12] 戴德源．桂枝加芍药汤治右上肢震颤［J］．四川中医，1985（11）：44．

[13] 刘渡舟．伤寒论诠解［M］．天津：天津科学技术出版社，1983：76．

[14] 曹颖甫．经方实验录［M］．福州：福建科学技术出版社，2004：124－125．

[15] 周春祥．《伤寒论》求是：精修案例版［M］．北京：中国中医药出版社，2016：105．

[16] 顾文忠．桂枝加大黄汤治案二则［J］．实用中医药杂志，2006（3）：169．

[17] 熊曼琪．伤寒学［M］．北京：中国中医药出版社，2003．

[18] 唐静雯，许保华．国医大师唐祖宣［M］．北京：中国医药科技出版社，2019：230．

[19] 陈明，张印生．伤寒名医验案精选［M］．北京：学苑出版社，1998：30，101，102，105，34－35，261，261－262，137－138，503，510．

[20] 覃堃，高雅，丁宇坤，等．何庆勇运用桂枝甘草汤的经验［J］．世界中西医结合杂志，2018，13（6）：779－781，823．

[21] 徐贺，顾宁．基于"坎离交济"运用桂枝汤类方治疗心脏X综合征临证心得［J］．江苏中医药，2020，52（3）：32－34．

[22] 刘含堂．经方治病经验录［M］．北京：学苑出版社，2008．

# 三、姜附汤类方

## （一）干姜附子汤

**【仲景方论】**《伤寒论·辨太阳病脉证并治》："下之后，复发汗，昼日烦躁，不得眠，夜而安静，不呕不渴，无表证，脉沉微，身无大热者，干姜附子汤主之。"

**【注家方论】** 1. 成无己《注解伤寒论》："干姜附子汤，退阴复阳。《内经》曰：寒淫所胜，平以辛热。虚寒大甚，是以辛热剂胜之也。"

2. 方有执《伤寒论条辨》："阴用事于夜，安静者，无阳事也。不呕不渴，无表证，脉沉微，身无大热，则阳大虚不足以胜阴为谛矣。故用干姜、附子偏于辛热以为汤者，恢复重虚之阳，而求以协和于偏胜之阴也。"

3. 王子接《绛雪园古方选注》："干姜附子汤，救太阳坏病转属少阴者，由于下后复汗，一误再误，而亡其阳，致阴燥而见于昼日，是阳亡在顷刻矣。当急用生干姜助生附子，纯用辛热走窜，透入阴经，比四逆之势力尤峻，方能驱散阴霾，复唤散之真阳，若犹豫未决，必致阳亡而后已。"

4. 张璐《医通祖方》："而少阴病昼日烦躁，用干姜附子汤，即四逆汤中除去甘草，专用二味以迅扫阴霾，与白通立法无异。"

5. 李中梓《伤寒括要》："下后复汗，阳气大损。昼则行阳，阳虚故烦躁也；夜则行阴，阴胜故安静也。不呕则无里邪，不渴则无里热。外无表症，脉见沉微，则虚寒显著矣。身无大热者，但微热也，此无根虚火，游行于外，非姜附之辛温，何以复其阳乎？"

6. 刘渡舟《伤寒论十四讲》："此证是'脉沉微，身无大热'而见微热，反映了阳虚阴盛，格阳于外。证情危重，当急救回阳，用干姜附子汤。干姜附子汤用干姜、附子大辛大热之剂，以复脾肾之阳。附子生用，取其力更猛。与四逆汤比较，本方不用甘草之恋缓，有利于使姜、附迅速发挥消阴回阳的作用。此方安求煎汤一次顿服，使药力集中，收效更快。"

**【经典配方】** 干姜一两，附子一枚（生用，去皮，切八片），上二味，以水三升，煮取一升，去滓，顿服。

**【经典方证】** 昼日烦躁不得眠，夜而安静，脉沉微。

**【推荐处方】** 干姜 3 g，附子 15 g，以水 600 mL，附子先用大火煎煮 30 分钟，再加干姜，调至文火，再煮 30 分钟，取汤液 200 mL，顿服。

干姜 5 g，附子 25 g，以水 450 mL，附子先用大火煎煮 30 分钟，再加干姜，调至文火，再煮 30 分钟，取汤液 100 mL，顿服。

**【方证提要】** 烦躁，手足冷，下利，心腹冷痛，霍乱转筋。

**【适用人群】** 畏寒肢冷，舌淡苔白或有齿痕，胃痛腹痛，恶食寒凉。

**【适用病证】**

以下病证符合上述人群特征者，可以考虑使用本方。

（1）以睡眠障碍为表现的疾病，如不寐。

（2）以发热为表现的疾病，如产后恶露不尽。

（3）以腹泻为表现的疾病，如细菌性肠炎、痢疾等。

（4）以胃脘部不适为表现的疾病，如慢性胃炎、胃溃疡。

**【加减与合方】**

（1）产后恶露，瘀血阻滞，可加桃红四物汤。

（2）脾肾阳虚，泄泻，可加四神丸。

（3）有糖尿病，属虚寒者，可加黄芪40 g，山药15 g，枸杞子10 g。

（4）有慢性胃炎，属虚寒者，可加肉桂10 g，党参15 g，白术10 g。

**【注意事项】**

（1）热厥或真寒假热者禁用。

（2）孕期、哺乳期女性禁服。

（3）本方剂不可与含有半夏、瓜蒌、贝母、白蔹、白及的方药同时服用。

**【医案分析】**

*治烦躁案*

陈某，女，32岁，1983年12月12日初诊。患者烦躁不安规律性发作已半年，发作时起卧不安，悲伤欲哭。上午约8时开始烦躁，至傍晚逐渐安静，兼有头昏心慌，纳谷不馨，乏力倦怠，两下肢轻度水肿。脉细结代，唇舌淡，苔薄白。体温36 ℃，心率94次/分，律不整，心尖部可闻及Ⅱ度舒张期杂音，二尖瓣区Ⅱ度收缩期杂音。血红蛋白85 g/L。追溯病史：1973年患风湿热累及心脏。多次心电图示房性期前收缩，右心室肥厚，低电压趋势，部分ST段轻度变化。前医曾用过逍遥散、越鞠丸、甘麦大枣汤、养心汤、归脾汤、百合汤等化裁治疗；西药服过普萘洛尔、氢氯噻嗪、地西泮、维磷补汁、维生素B等，效果均不佳。今来求治，颇感棘手。想起《伤寒论》第61条："……昼日烦躁不得眠，夜而安静，不呕不渴，无表证……干姜附子汤主之。"其为阴盛阳衰而设，故仿其意而用之。干姜、茯苓各15 g，制附片、龙骨、牡蛎各30 g。3剂。每日1剂，煎沸100分钟后服。

1983年12月15日二诊：自诉药后烦躁减轻，效不更方。续近9剂，烦躁解除，头昏心慌、水肿诸症亦基本缓解。后改服刺五加片2个月。随访半年余，病情稳定，能胜任一般家务。

1984年7月15日复查心电图示偶见房性期前收缩。

按：烦躁一症，可见于很多疾病，因此只有详加辨证，遣方用药，才能丝丝入扣。本例患者无脉弦、胁肋胀满、太息之证，越鞠、逍遥丸不切病情；归脾、养心、甘麦大枣汤也与病不合；舌质淡、面色不华，更谈不上心肺阴虚的百合病。此人乃阳虚阴盛，盛阴搏击弱阳则烦躁不宁。方中附子与干姜大辛大热，急复其阳；茯苓利尿消肿；龙牡潜敛神气，药合病机，故取效。

## （二）四逆汤

**【仲景方论】**《伤寒论·辨太阳病脉证并治》："伤寒脉浮，自汗出，小便数，心烦，微恶寒，脚挛急。反与桂枝，欲攻其表，此误也。得之便厥，咽中干，烦躁，吐逆者，作甘草干姜汤与之，以复其阳；若厥愈，足温者，更作芍药甘草汤与之，其脚即伸；若胃气不和，谵语者，少与调胃承气汤；若重发汗，复加烧针者，四逆汤主之。"

"伤寒，医下之，续得下利，清谷不止。身疼痛者，急当救里，后身疼痛，清便自调者，急当救表。救里，宜四逆汤；救表，宜桂枝汤。"

"病发热，头痛，脉反沉。若不差，身体疼痛，当救其里。四逆汤方。"

《伤寒论·辨阳明病脉证并治》："脉浮而迟，表热里寒，下利清谷者，四逆汤主之。"

《伤寒论·辨少阴病脉证并治》："少阴病，脉沉者，急温之，宜四逆汤。"

"少阴病，饮食入口则吐，心中温温欲吐，复不能吐。始得之，手足寒，脉弦迟者，此胸中实，不可下也，当吐之；若膈上有寒饮，干呕者，不可吐也，当温之。宜四逆汤。"

《伤寒论·辨厥阴病脉证并治》："大汗出，热不去，内拘急，四肢疼，又下利厥逆而恶寒者，四逆汤主之。"

"大汗，若大下利而厥冷者，四逆汤主之。"

"下利腹胀满，身体疼痛者，先温其里，乃攻其表，温里，宜四逆汤；攻表，宜桂枝汤。"

"呕而脉弱，小便复利，身有微热，见厥者难治，四逆汤主之。"

"吐利汗出，发热恶寒，四肢拘急，手足厥冷者，四逆汤主之。"

"既吐且利，小便复利而大汗出，下利清谷，内寒外热，脉微欲绝者，四逆汤主之。"

《金匮要略·呕哕吐下利病脉证治》："呕而脉弱，小便复利，身有微热，见厥者难治，四逆汤主之。"

"下利，腹胀满，身体疼痛者，先温其里，乃攻其表。温里宜四逆汤，攻表宜桂枝汤。"

**【注家方论】** 1. 成无己《注解伤寒论》："《内经》曰，寒淫于内，治以甘热。又曰：寒淫所胜，平以辛热。甘草姜附相合，为甘辛大热之剂，乃可发散阴阳之气。"

2. 方有执《伤寒论条辨》："反，不顺也。厥，谓四肢冷也。咽中干、烦躁吐逆者，误汗损阳，阳虚阴独盛也。甘草益气，干姜助阳，复其阳者，充其气之谓也。厥愈足温，阳气复也。芍药用白，酸能敛阴而主血也。甘草用炙，甘能补中而益脾也。脚即伸，阴血行也。盖以一误治而表里俱伤，故必求阴阳如此次第而俱复。胃不和而谵语者，亡津液而胃实也。承气而曰调胃者，以胃属阳而主里，故用甘草和阴阳而缓中也。"

3. 王子接《绛雪园古方选注》："四逆者，四肢逆冷，因证以名方也。凡三阴一阳证中，有厥者皆用之。故少阴用以救元海之阳，太阴用以温脏中之寒。厥，阴薄；厥，阳欲立亡，非此不救。至于太阳误汗亡阳亦用之者，以太、少为水火之主，非交通中土之气，不能内复真阳，故以生附子、生干姜彻上彻下，开辟群阴，迎阳归舍，交接于十二经。反复以炙草监之者，亡阳不至于大汗，则阳未必尽亡，故可缓制留中，而为外召阳气之良法。"

4. 张璐《千金方衍义》："四肢为诸阳之本，故能运动不息。今因阳气乖离，所以四肢厥冷，用黑附子温补下焦之真阳，干姜温散中焦之寒逆，甘草温养三焦之元气，为直中阴寒之专药。即太阳证之脉浮，自汗出，小便数，心烦微恶寒，脚挛急亦不出此。若其人发热躁扰，面赤如醉，乃于四逆汤中倍用干姜，以敛外散之虚阳，交葱白以通内外之阳气，其在霍乱方中，专取以通清浊相干混乱之逆气也。"

5. 李中梓《伤寒括要》："四肢者，诸阳之本，阳气不能充布，故四肢逆冷。是方专主是症，故名四逆也。脾主四肢，而甘为土味，是以甘草为君；寒淫所胜，平以辛热，是以干姜为臣；温经回阳，非纯阳而健悍者，无此大作用，是以附子为使。太阴与少阴俱受阳和之煦，而真气充周于肢节矣。若发热云云，下后云云，皆阴症，故并主之。"

6. 刘渡舟《伤寒论十四讲》："四逆汤由生附子、干姜、炙甘草组成。方中的生附子温少阴以回阳，干姜温中以散寒，炙甘草和中补虚，三药配伍，共奏回阳救逆之功。因其可治四肢厥逆，故名之以四逆汤。四肢厥逆，乃因真阳衰微，阴邪势盛，阳气不充于四肢，阴阳不相顺接而致。"

**【经典配方】** 炙甘草二两，干姜一两半，附子一枚（生用，去皮，破八片）。上三味，以水三升，煮取一升二合，去滓，分温再服。强人可大附子一枚，干姜三两。

**【经典方证】**

（1）少阴阳虚阴寒证。手足厥逆、恶寒蜷卧，腹痛，下利清谷，呕吐而渴，面色苍白，舌淡、苔薄白，脉微欲绝。

（2）亡阳证。手足厥逆，面色苍白，大汗淋漓，神志昏厥，脉微欲绝。

【推荐处方】炙甘草 6 g，干姜 4.5 g，附子 5 g。以水 600 mL，附子先用大火煎煮 30 分钟，再加干姜、炙甘草，调至文火，再煮 30 分钟，取汤液 200 mL，分 2 次服用。

炙甘草 10 g，干姜 7.5 g，附子 9 g。以水 450 mL，附子先用大火煎煮 30 分钟，再加干姜、炙甘草，调至文火，再煮 30 分钟，取汤液 120 mL，日 2 次。

【方证提要】手足逆冷，呕吐，腹痛，泄泻。

【适用人群】平素畏寒肢冷，小便清长，大便溏泄，身静而重，语言无声者，腹痛喜温喜揉喜按者。

【适用病证】

以下病证符合上述人群特征者，可以考虑使用本方。

（1）以胸闷胸痛为表现的疾病，如心肌梗死、风湿性心脏病等。

（2）以腹痛为表现的疾病，如胃炎、胃下垂等。

（3）以下利为表现的疾病，如细菌性肠炎、痢疾等。

【加减与合方】

（1）口疮反复发作，加桔梗 9 g。

（2）脾肾阳虚，下利不止，加赤石脂 50 g。

（3）胸闷气短，怯寒肢冷，加桂枝 15 g。

【注意事项】

（1）热厥或真寒假热者禁用。

（2）孕期、哺乳期女性禁服。

（3）本方剂不可与含有半夏、瓜蒌、贝母、白蔹、白及的方药同时服用。

（4）本方剂不可与含有大戟、芫花、甘遂、海藻的方药同时服用。

【医案分析】

*治慢性腹泻案*

王某，男，41 岁，2017 年 1 月 25 日初诊。主诉：腹泻 1 年。症见：腹泻 3~4 次/日，水样便，多梦，睡眠一般，食凉后腹胀，口干不欲饮，口苦，怕冷，冷过肘膝，夜尿 1 次，偶腹痛。诊断：久泄。辨证：脾阳虚。处以四逆汤：炮附片 9 g，干姜 6 g，炙甘草 6 g。水冲服，10 剂，日 1 剂。并嘱患者：忌食寒凉。10 日后患者复诊，患者自诉服药后自觉胃部、四肢暖适，大便渐渐成形，且次数明显不像以前频繁，怕冷改善。故仍处以原方 10 剂，2 日 1 剂。之后以理中汤进服，如此调理月余，患者大便恢复正常停药。

按：慢性腹泻属于中医"久泄"范畴，病机为素体阳虚或寒湿外邪侵犯损伤阳气而致脾肾阳气受损，而见有下利症状。现代也多见饮食不节、情志致病者。《伤寒杂病论》"自利不渴者，属太阴，以其藏有寒故也，当温之，宜服四逆辈"提示，当"脏有寒"时，即可使用四逆辈治疗。门九章教授认为四逆汤对人体的作用首先是附子振奋元阳、兴肾阳，而后干姜、炙甘草可直接针对胃中之寒邪，是健脾之要药。虽然现代人生活条件好了，但年轻人不注重脾胃，饮食不节且过食寒凉，长期不良的生活习惯及饮食习惯都会损伤胃气。此例患者恶寒、肢冷、怕冷等诸寒证都提示患者本身脾阳不振，胃不和则卧不安，故患者睡眠一般且多梦；气化失司，则津不上承而见口干口苦却不欲饮。在遵医嘱的前提下，10 余剂四逆汤后患者阳气得复，后以理中汤继续进服而告愈。

# （三）四逆加人参汤

【仲景方论】《伤寒论·辨厥阴病脉证并治》："恶寒，脉微而复利，利止，亡血也，四逆加人参汤主之。"

【注家方论】1. 李中梓《伤寒括要》："恶寒，脉微而利，是阳虚阴胜也。利止而津液内竭，故曰亡血。《金匮玉函》曰：水竭则无血。与四逆以温经助阳，加人参以生津益血。"

2. 尤在泾《伤寒贯珠集》："恶寒脉紧者，寒邪在外也，恶寒脉微者，阳虚而阴胜也，则其利为阴寒而非阳热，其止亦非邪尽而为亡血矣。故当与四逆以温里，加人参以补虚益血也。"

3. 陈恭溥《伤寒论章句》："四逆加人参汤，生血脉回生阳之方也。凡生阳将绝，精血亏亡者，皆可用之。本论霍乱篇曰：恶寒脉微而复利，利止亡血也，此方主之。夫曰复利者，霍乱吐利，止后而复利也。恶寒脉微，复利之时之见证也。利止者，利无可利而自止也，故曰亡血也，言血液因利而亡也。血液内亡，非人参不能生之，恶寒脉微，非四逆不能回之。"

4. 曹颖甫《伤寒发微》："故方剂但用四逆加人参，而绝无当归、生地黄、阿胶之属。为其立方本旨，原为增长血中温度而设，非谓亡有形之血也。"

5. 彭子益《圆运动的古中医学·伤寒论方解篇》："利止恶寒脉微。虽微无有病象，此为下利伤血。四逆汤以治恶寒，加人参补气生血，以治脉微也。"

6. 任应秋《伤寒论语译》："魏荔彤云，'于温中之中，佐以补虚生津之品，凡病后亡血津枯者，皆可用也，不止霍乱也，不止伤寒吐下后也。'所以张景岳以本方为四味回阳饮，治元气虚脱，危在顷刻者。"

【经典配方】炙甘草二两，附子一枚（生，去皮，破八片），干姜一两半，人参一两。上四味，以水三升，煮取一升二合，去滓，分温再服。

【经典方证】恶寒，下利，亡血。

【推荐处方】炙甘草6 g，附子5 g，干姜4.5 g，人参3 g。以水600 mL，附子先用大火煎煮30分钟，内诸药，调文火，再煮30分钟，取汤液200 mL，分2次服。

炙甘草10 g，附子9 g，干姜7.5 g，人参5 g。以水450 mL，附子先用大火煎煮30分钟，内诸药，调文火，再煮30分钟，取汤液200 mL，分2次服。

【方证提要】心悸，怔忡，心烦，虚躁，手足逆冷，下利清谷，舌淡苔白，脉微欲绝。

【适用人群】形寒肢冷，呕吐下利，四肢厥逆，呼吸浅表，舌淡苔白，脉沉迟，休克者。

【适用病证】

以下病证符合上述人群特征者，可以考虑使用本方。

（1）以心悸、心痛为表现的疾病，如心肌梗死、休克、低血压、冠心病、心力衰竭等。

（2）以腹泻为表现的疾病，如儿童秋季腹泻、黄疸型肝炎等。

（3）其他疾病见上述证候，如麻疹、心源性动脉栓塞、脱疽等。

【加减与合方】

（1）水肿甚者，加真武汤。

（2）咳喘者，加苏子降气汤。

（3）汗出亡阳，加龙骨30 g，牡蛎30 g。

（4）舌质紫黯，加丹参9 g，红花6 g。

【注意事项】

（1）热厥或真寒假热者禁用。

（2）孕期、哺乳期女性禁服。

（3）本方剂不可与含有半夏、瓜蒌、贝母、白蔹、白及的方药同时服用。

（4）本方剂不可与含有大戟、芫花、甘遂、海藻的方药同时服用。

（5）本方剂不可与含有藜芦的方药同时服用。

（6）本方忌与萝卜同服。

**【医案分析】**

*治脑出血案*

洪某，男，53 岁，1988 年 2 月 1 日入院。患者系一采购员，由西安乘火车返乡途中觉头微痛，未在意。当晚又饮酒若干，翌晨车抵厦门后，其子方发现患者神志蒙眬，右侧肢瘫，口角流涎。急由专车送入院。入院时神志昏聩，舌强语謇，右侧肢瘫，遍体汗出，时时躁动，二便失禁，脉微欲绝。血压 180/120 mmHg（1 mmHg≈0.133 kPa），双侧瞳孔等圆等大约 2 mm，对光反射迟钝，右侧鼻唇沟变浅，颈部抵抗，双肺闻及痰鸣音，心率 88 次/分，右上、下肢肌力均为 0 级，双侧膝反射亢进，巴宾斯基征（＋）。脑脊液为血性。西医诊断：脑出血。中医诊断：中风 - 中脏腑 - 脱证。急投四逆加人参汤加味以回阳救脱。

处方：高丽参（另煎）12 g，制附子（先煎）15 g，干姜 10 g，吴茱萸 10 g，山茱萸 15 g，炙甘草 6 g。浓煎后频频灌服，日尽 2 剂后四肢转温，大汗已止，烦躁渐安。再结合辨证论治及西药"抗生素""脱水剂"等措施，调治 2 月余，临床治愈出院。

按：现代医学所谓的"脑出血""脑梗死"，可隶属于中医的"中风"范畴。一般而论，"脑出血"多有神志不清，多属中脏腑之危候；而"脑梗死"则多无神志改变，辨证分型多为中经络。本例患者年过半百，肝肾内虚，复因劳倦过度、饮酒饱食等因素诱发而骤然发病，致使出现元气衰微至极、阴阳互不维系之中风脱证险候。故投以四逆加人参汤以益气回阳，扶正固脱。方中高丽参大补元气，附子、干姜回阳救逆，吴茱萸温胃降逆，山茱萸补肾益精、滋阴敛液，炙甘草益心气而和诸药。药后得延命而续治。大剂浓煎频频内服及配合西药抢救措施是本案获效的关键。

# （四）茯苓四逆汤

**【仲景方论】**《伤寒论·辨太阳病脉证并治》："发汗，若下之，病仍不解，烦躁者，茯苓四逆汤主之。"

**【注家方论】** 1. 成无己《注解伤寒论》："发汗若下，病宜解也，若病仍不解，则发汗外虚阳气，下之内虚阴气，阴阳俱虚，邪独不解，故生烦躁。与茯苓四逆汤，以复阴阳之气。四逆汤以补阳，加茯苓、人参以益阴。"

2. 李中梓《伤寒括要》："发汗则阳气外虚，下之则阴气内虚，阴阳俱虚，则生烦躁。既曰阴阳俱虚，独用气药者，盖为气药有生血之功也。"

3. 程应旄《伤寒论后条辨》："不知得之汗下后，则阳虚为阴所凌，故外亡而作烦躁，必须温补兼施，茯苓四逆汤主之为得法，盖虚不回，则阳不复，故加人参于四逆汤中，而只以茯苓一味，泄热除烦，此证温而不补，且恐无济于事，尚敢从未解之外证起见哉。"

4. 张志聪《伤寒论集注》："盖心主之血气不足则烦，少阴之神机不转则躁，宜茯苓、人参资在上之心气，以解阳烦；四逆汤启水中之生阳，以消阴躁。陆氏曰：启水中之生阳，故用生附。"

5. 徐灵胎《伤寒论类方》："发汗，若下之，病仍不解，烦躁者，此阳气不摄而烦，所谓阴烦也。然亦必参以他症，方不误认为栀子汤症。茯苓四逆汤主之。《本草》：茯苓治逆气烦满。"

6. 刘渡舟《伤寒论十四讲》："茯苓四逆汤由茯苓、人参、生附子、炙甘草、干姜组成。方中用四逆汤以扶足少阴之阳；用人参、茯苓以扶手少阴之阴，阴阳双补，则水火既济，阴阳相交，而病可愈矣。"

**【经典配方】**茯苓四两，人参一两，附子一枚（生用，去皮，破八片），炙甘草二两，干姜一两半。上五味，以水五升，煮取三升，去滓，温服七合，日二服。

**【经典方证】**烦躁。

**【推荐处方】** 茯苓 12 g，人参 3 g，附子一枚（生用，去皮，破八片）5 g，炙甘草 6 g，干姜 4.5 g。以水 1000 mL，附子先用大火煎煮 30 分钟，内诸药，再煮 30 分钟，取汤液 600 mL，分两次服用。

茯苓 20 g，人参 5 g，附子一枚（生用，去皮，破八片）9 g，炙甘草 10 g，干姜 7.5 g。以水 750 mL，附子先用大火煎煮 30 分钟，内诸药，再煮 30 分钟，取汤液 300 mL，分 2 次服用。

**【方证提要】** 霍乱，脐上筑，干呕不能食，腹痛便溏。

**【适用人群】** 晕眩，烦躁，呕恶，腰腿疼痛，低血压者。

**【适用病证】**

以下病证符合上述人群特征者，可以考虑使用本方。

（1）以晕眩为表现的疾病，如内耳晕眩症等。

（2）以心悸表现的疾病，如冠心病、心衰等。

（3）以关节疼为表现的疾病，如类风湿关节炎。

（4）以睡眠障碍为表现的疾病，如不寐症。

**【加减与合方】**

（1）类风湿关节炎患者，加芍药甘草附子汤。

（2）头晕伴恶心呕吐患者，加半夏 12 g。

**【注意事项】**

（1）热厥或真寒假热者禁用。

（2）孕期、哺乳期女性禁服。

（3）本方剂不可与含有半夏、瓜蒌、贝母、白蔹、白及的方药同时服用。

（4）本方剂不可与含有大戟、芫花、甘遂、海藻的方药同时服用。

（5）本方剂不可与含有藜芦的方药同时服用。

（6）本方忌与萝卜同服。

**【医案分析】**

*治烦躁欲死案*

段某，素体衰弱，形体消瘦，患病一年余，久治不愈。症见两目欲脱，烦躁欲死，以头冲墙，高声呼烦。家属诉初起微烦头痛，屡经诊治，因其烦躁，均用寒凉清热之剂，多剂无效，病反增剧。面色青黑，精神极惫，气喘不足以息，急汗如油而凉，四肢厥逆，脉沉细欲绝。拟方：茯苓一两，高丽参一两，炮附子一两，炮干姜一两，甘草一两。急煎服之。服后烦躁自止，后减其量，继服十余剂而愈。

**按：** 本案以烦躁欲死为突出表现而来就诊，伴见形体消瘦、面色青黑、气喘不足以息等，结合病史，患病年余，素体衰弱，初起见微烦头痛，知为阴寒内盛、虚阳上越所为，医因烦躁辨为热证而屡用寒凉，以寒治寒，阳气更伤，故服后不但无效，而反增剧。致阳虚阴寒内盛，虚阳上越，则烦躁日剧。肾阳虚衰，无以纳气，故见气喘不足以息。阳虚不固，急汗如油而凉。一则阳虚久久不复，无以化生阴液，再则汗多致阴液损伤，皆可致阴液不继，阳无所依，从而使诸症加剧，形成恶性循环，此病机均与茯苓四逆汤证合拍，故进药一剂，烦躁即止，减量续服而收全功。

## （五）通脉四逆汤

**【仲景方论】**《伤寒论·辨少阴病脉证并治》："少阴病，下利清谷，里寒外热，手足厥逆，脉微欲绝，身反不恶寒，其人面色赤。或腹痛，或干呕，或咽痛，或利止脉不出者，通脉四逆汤主之。"

《伤寒论·辨厥阴病脉证并治》："下利清谷，里寒外热，汗出而厥者，通脉四逆汤主之。"

《金匮要略·呕哕吐下利病脉证治》："下利清谷，里寒外热，汗出而厥者，通脉四逆汤主之。"

【注家方论】1. 方有执《伤寒论条辨》："夫脉者，血气之道路。血，阴也，非阳不行。姜、附辛热，助阳也。甘草甘平，益气也。汤本四逆而分两殊，通脉则加姜之谓。"

2. 柯韵伯《伤寒来苏集》："此寒热相半证。下利清谷，阴盛于里也；手足厥逆，寒盛于外也。身不恶寒面赤，阳郁在表也；咽痛利止，阳回于内也。腹痛干呕，寒热交争也。温里通脉，乃扶阳之法。脉为司命，脉出则从阳而生，厥逆则从阴而死。"

3. 张志聪《金匮要略集注》："宜甘草、干姜，温补里气；附子以复生阳，加葱白四茎，通表阳而与里阴相接。凡用葱头者，取其下而通上也；用葱茎者，取其外通内，上通下也。"

4. 尤在泾《伤寒贯珠集》："通脉四逆，即四逆加干姜一倍，为阴内阳外，脉绝不通，故增辛热以逐寒邪，寒去则阳复反，而脉复出耳，故曰其脉即出者愈。"

5. 陈修园《伤寒真方歌括》："名通脉者，以此时生气已离，亡在顷刻，若以柔缓之甘草为君，岂能疾呼外阳而使返耶，故易以干姜，而仍不减甘草者恐散涣之余，不能当干姜之猛，还藉甘草以收全功也。后方加猪胆汁者，速阳药下行。"

6. 陆渊雷《伤寒论今释》："方氏、王氏、钱氏，皆谓本方当有葱白，如白通之义，惟子炳之言，出于实验，故从之。本方用葱白，不过引通阳气，其续脉之效，当在干姜，干姜温里而收缩肠管，则腹腔之血液，被压以于浅层动脉，故其脉即出歟。"

【经典配方】炙甘草二两，附子大者一枚（生用，去皮，破八片），干姜三两，强人可四两。上三味，以水三升，煮取一升二合，去滓，分温再服。

【经典方证】下利清谷，脉微欲绝，手足厥逆，腹痛，咽痛。

【推荐处方】炙甘草 6 g，附子 8 g，干姜 9 g。以水 600 mL，附子先用大火煎煮 30 分钟，内诸药，调至文火，再煮 30 分钟，取汤液 240 mL，分 2 次服用。

炙甘草 10 g，附子 12 g，干姜 15 g。以水 450 mL，附子先用大火煎煮 30 分钟，内诸药，调至文火，再煮 30 分钟，取汤液 120 mL，分 2 次服用。

【方证提要】四肢厥逆，脉微欲绝，下利转筋，干呕腹痛，精神衰弱。

【适用人群】形寒肢冷，手足厥逆，腹部冷痛，下利，干呕，脉微者。

【适用病证】

以下病证符合上述人群特征者，可以考虑使用本方。

（1）以发热为表现的疾病，如重度感冒。

（2）以吐利为表现的疾病，如细菌性痢疾、急慢性肠胃炎等。

（3）以痹痛为表现的疾病，如风湿性关节炎。

（4）以下肢水肿为表现的疾病，如尿毒症。

（5）其他疾病见上述证候者，如病态窦房结综合征。

【加减与合方】

（1）少阴格阳发热、嗜睡、四肢厥逆者，加芍药 15 g，麦冬 9 g。

（2）呕者，加生姜 9 g。

（3）咽痛者，加桔梗 9 g。

（4）阳气欲脱者，加高丽参 20 g。

【注意事项】

（1）热厥或真寒假热者禁用。

（2）孕期、哺乳期女性禁服。

（3）本方剂不可与含有半夏、瓜蒌、贝母、白蔹、白及的方药同时服用。

（4）本方剂不可与含有大戟、芫花、甘遂、海藻的方药同时服用。

【医案分析】

*治发热案*

王某，男，×岁。患者数月前无明显诱因即感发热，体温波动于 37.2～37.7 ℃，并以午后为著，伴有头晕头痛、身倦乏力。曾多次查血尿常规、红细胞沉降率、胸部 X 线、超声等均无异常发现。曾用抗生素等西药治疗，均未收效。后又经中医诊治，服用清热寒凉中药多剂，亦未收效。近来反添四肢发凉，且日渐加重，手足频出凉汗。诊查患者为青年男性，一般情况尚可，面红，舌质淡、苔白滑，脉沉细。体温 37.2～37.7 ℃。证属阳虚寒厥，拟温脾暖肾回阳为治法，方用通脉四逆汤，水煎凉服，日 1 剂。服 2 剂后，患者四肢渐渐转温，手足仍有汗出，但已不发凉，体温渐复正常。效不更方，上方继服 3 剂后，四肢变温，手足汗出止，体温正常，后改服补中益气丸以巩固其疗效。1 个月后随访观察，低热未再复发。

按：患者始为气虚发热，但气虚之体，反又加寒凉之剂，而致阳气渐衰，阴寒已盛，阳虚不达四末，故出现四肢发凉，阳不摄汗则手足出凉汗，虚阳上浮则面红，外越则有低热之象。此《伤寒论》所言："少阴病……里寒外热，手足厥逆，脉微欲绝，身反不恶寒，其人面色赤……通脉四逆汤主之。"服用本方以凉服为宜，以免出现格拒不纳之象。

# （六）通脉四逆加猪胆汁汤

【仲景方论】《伤寒论·辨厥阴病脉证并治》："吐已，下断，汗出而厥，四肢拘急不解，脉微欲绝者，通脉四逆加猪胆汁汤主之。"

【注家方论】1. 张卿子《张卿子伤寒论》："与通脉四逆汤，加猪胆汁，胆苦入心而通脉，胆寒补肝而和阴，引置汤药，不被格拒。《内经》曰：微者汗之，甚者从之，此之谓也。"

2. 柯韵伯《伤寒来苏集》："此必有阴盛格阳之证，故加胆汁为反佐，阅白通证可知。吐利止而脉平，小烦者，以新虚不胜谷气故也。"

3. 尤在泾《伤寒贯珠集》："吐下已止，阳气当复，阴邪当解，乃汗出而厥，四肢拘急，而又脉微欲绝，则阴无退散之期，阳有散亡之象，于法为较危矣。故于四逆加干姜一倍，以救欲绝之阳。而又虑温热之过，反为阴气所拒而不入，故加猪胆汁之苦寒，以为向导之用，《内经》盛者从之之意也。"

4. 王子接《绛雪园古方选注》："四逆加胆汁，为阳虚阴甚从治之方，津液内竭，脉微欲绝，是亡阴亡阳。由于吐已下后，用四逆必当通脉，固中焦胃阳，启下焦元阳，但阴甚格拒，恐阳药入中，强梁不伏，故以猪胆汁苦寒从阴之性，引领阳药从心通脉，先和阴而后复阳。"

5. 吕震名《伤寒寻源》："汗出而厥，四肢拘急，脉微欲绝，皆四逆及通脉四逆固有之证。何取乎胆汁之加，要其着眼全在吐已下断四字。盖吐已下断，津液内竭，投通脉四逆纯阳之剂。正恐格不相入，故藉胆汁导引之力，以和阴而复阳也。"

6. 刘渡舟《伤寒挈要》："本方以通脉四逆汤回阳、消阴、通脉；加猪胆汁，取其有情之品，直滋吐下伤亡之阴，诚非草木之品所能及。"

【经典配方】炙甘草二两，附子大者一枚（生，去皮，破八片），干姜三两，强人可四两，猪胆汁半合。上四味，以水三升，煮取一升二合，去滓，内猪胆汁，分温再服，其脉即来。无猪胆，以羊胆代之。

【经典方证】厥逆，四肢拘急不解，脉微欲绝。

【推荐处方】炙甘草 6 g，附子 8 g，干姜 9 g，猪胆汁 3 mL。以水 600 mL，附子先用大火煎煮 30 分钟，内诸药，调至文火，再煮 30 分钟，取汤液 260 mL，纳入猪胆汁搅匀。分 2 次服用。

炙甘草 10 g，附子 12 g，干姜 15 g，猪胆汁 5 mL。以水 450 mL，附子先用大火煎煮 30 分钟，内诸药，调至文火，再煮 30 分钟，取汤液 120 mL，纳入猪胆汁搅匀。分 2 次服用。

【方证提要】 吐泻转筋，四肢拘急，干呕频频，汗出如油，脉微欲绝。

【适用人群】 肌肉削弱，眼眶凹陷，面色如土，阴阳格拒者。

【适用病证】

以下病证符合上述人群特征者，可以考虑使用本方。

（1）以昏迷为表现的疾病，如心肌梗死、重度休克。

（2）以泄泻为表现的疾病，如急性肠炎、细菌性痢疾。

【加减与合方】

本方为急救方，临床几乎无加减。

【注意事项】

（1）热厥或真寒假热者禁用。

（2）孕期、哺乳期女性禁服。

（3）本方剂不可与含有半夏、瓜蒌、贝母、白蔹、白及的方药同时服用。

（4）本方剂不可与含有大戟、芫花、甘遂、海藻的方药同时服用。

【医案分析】

*治吐泻案*

周某，年届弱冠，大吐大泻之后，汗出如珠，厥冷转筋，干呕频频，面如土色，肌肉削弱，眼眶凹陷，气息奄奄，脉象将绝，此败象毕露，许不为治矣！而病家苦苦哀求，姑尽最后手段，着其即觅大猪胆两个，处方用炮附子三两，干姜五两，炙甘草九钱。一边煎药一边灌猪胆汁，幸胆汁纳入不久干呕渐止，药水频投，徐徐入胃。是晚再诊，手足略温，汗止，惟险证尚在。再处方：炮附子二两，川干姜一两五钱，炙甘草六钱，高丽参三钱，即煎继续投服。

翌日已时过后，其家人来说："昨晚服药后呻吟辗转，渴饮，请先生为之清热。"观其意嫌昨日姜附太多也。至则见患者虽有烦躁，但能诉出所苦，神志渐佳，诊其脉亦渐暴露。凡此皆阳气复振机转，其人口渴、心烦不耐、腓肌硬痛等证出现，原系大吐大泻之后，阴液耗伤太甚，无以濡养脏腑肌肉所致。阴病见阳证者生，且云今早有小便一次，俱佳兆也。照上方加茯苓五钱，并以好酒用力擦其硬痛处，如是两剂而烦躁去，诸证悉减，再二剂而神清气爽，能起床矣。后用健运脾胃、阴阳两补法，佐以食物调养数日复原。

按：此方回阳救阴，双管齐下，乃治霍乱吐下将止，阴阳气并竭，故为此两两斡旋之方也。一方面仍用通脉扶阳；另一方面重加胆汁益阴。胆汁气血有情，味苦健胃，能刺激神经，鼓舞细胞，奋起一身体工机能，此方将通脉之辛温，融纳于胆汁润沃之中。就阳方面解说，为激发阴气，以为藏起亟之本；就阴方面解说，为维护残阳，以为摄阳奠定之根。方注曰分温再服，其脉即出，履险如夷，煞具旋乾转坤，拨乱反正手段，此中分际，此项疗法，岂但从治、岂但正治，学者所当深深体认也。

# （七）白通汤

【仲景方论】《伤寒论·辨少阴病脉证并治》："少阴病，下利，白通汤主之。"

"少阴病，下利脉微者，与白通汤。利不止，厥逆无脉，干呕烦者，白通加猪胆汁汤主之。服汤，脉暴出者死，微续者生。"

【注家方论】 1. 成无己《注解伤寒论》："少阴主水。少阴客寒，不能制水，故自利也。白通温里散寒。《内经》曰：肾苦燥，急食辛以润之。葱白之辛，以通阳气；姜附之辛，以散阴寒。"

2. 吴昆《医方考》："少阴下利者，此方主之。少阴属肾，水脏也，得天地闭藏之令，主禁固二便，寒邪居之，则病而失其体矣，故下利。葱白，所以通阳气也；姜、附，所以散阴寒也。是方也，能散阴而通阳，故即葱白而名曰白通。"

3. 方有执《伤寒论条辨》："少阴病而加下利者，不独在经，而亦在脏，寒甚而阴胜也。治之以干姜附子者，胜其阴则寒自散也。用葱白而曰白通者，通其阳，则阴自消也。"

4. 柯韵伯《伤寒来苏集》："葱辛温而茎白，通肺以行营卫阴阳，故能散邪而通阳气。率领姜、附入阳明而止利，入少阴而生脉也。附子生用，亦取其勇气耳。"

5. 钱潢《伤寒溯源集》："盖白通汤，即四逆汤而以葱易甘草。甘草所以缓阴气之逆，和姜、附而调护中州。葱则辛滑行气，可以通行阳气而解散寒邪。二者相较，一缓一速，故其治亦颇有缓急之殊也。"

6. 曹颖甫《伤寒发微》："血寒则水不化气，真阳不能上达。白通汤用葱白以升阳，干姜、附子以温中下，但使血分渐温，寒水化气上达，则下利当止。"

**【经典配方】**葱白四茎，干姜一两，附子一枚（生，去皮，破八片），上三味，以水三升，煮取一升，去滓，分温再服。

**【经典方证】**下利，脉微。

**【推荐处方】**葱白4茎，干姜3 g，附子1枚（生，去皮，破8片）5 g。以水600 mL，附子先用大火煎煮30分钟，内诸药，调至文火，再煮30分钟，取汤液200 mL。分2次服用。

葱白4茎，干姜5 g，附子1枚（生，去皮，破8片）9 g。以水450 mL，附子先用大火煎煮30分钟，内诸药，调至文火，再煮30分钟，取汤液100 mL，分2次服用。

**【方证提要】**下利清谷，全身微厥，面色浮赤，舌淡苔黑滑，脉微细。

**【适用人群】**形寒肢冷，时时下利，虚烦，头痛者。

**【适用病证】**

以下病证符合上述人群特征者，可以考虑使用本方。

（1）以腹泻为表现的疾病，如慢性肠炎。

（2）以面色潮红、头晕为表现的疾病，如轻度休克。

（3）以头痛为表现的疾病，如偏头痛、神经性头痛等。

**【加减与合方】**

（1）用于腹泻者，加茯苓9 g。

（2）心胸寒冷者，加吴茱萸15 g。

（3）阳虚头痛、心烦气短、四肢厥冷者，合理中汤。

**【注意事项】**

（1）热厥或真寒假热者禁用。

（2）孕期、哺乳期女性禁服。

（3）本方剂不可与含有半夏、瓜蒌、贝母、白蔹、白及的方药同时服用。

**【医案分析】**

*治停积误下导致戴阳证案*

杜某，男，41岁，商人，1990年5月16日初诊。患者平素畏寒怕冷，2日前因经商自外返回，中午到家后又饥又渴，遂恣饮冰镇啤酒2瓶，饱餐一顿，至晚上9点左右出现脘腹胀痛，疼痛呈现阵发性，临近诊所某医给予阿托品肌内注射，并让口服解痉止痛西药。第2天病情如故，又求某中医治疗，医者误认为实热证而予以大承气汤，1剂未服完，即出现下利不止，下利10余次后又出现四肢厥冷、气短、神愦，急来我院门诊查其面赤如妆，口唇色淡，欲寐，不思饮食，小便清长。舌淡，六脉沉弱。辨证为少阴阳虚阴盛，格阳于上（戴阳证）。治宜回阳破阴，宣通上下阳气。拟白通汤加味，处方：炮附片（先煎）15 g，干姜10 g，葱白4茎，党参15 g。水煎服。服5剂，肢体转温，下利止，能食，其他症状亦消失。

按：患者平素畏寒怕冷，表明其为阳虚体质，因饱餐和恣食冷饮，致冷积停滞胃肠，有碍脾之健运，出现脘腹胀痛，前医误以为实热证予以大承气汤攻下，大泻之后阳气大虚，出现真寒假热的戴阳证。投白通汤加味，以姜、附回阳破阴为主药，葱白通达上下之阳气；因患者有气虚表现，故加党参益气。

# （八）白通加猪胆汁汤

【仲景方论】《伤寒论·辨少阴病脉证并治》："少阴病，下利脉微者，与白通汤。利不止，厥逆无脉，干呕烦者，白通加猪胆汁汤主之。服汤，脉暴出者死，微续者生。"

【注家方论】1. 成无己《注解伤寒论》："《内经》曰，若调寒热之逆，冷热必行，则热物冷服，下嗌之后，冷体既消，热性便发，由是病气随愈，呕哕皆除，情且不违，而致大益。此和人尿、猪胆汁咸苦寒物于白通汤热剂中，要其气相从，则可以去格拒之寒也。"

2. 方有执《伤寒论条辨》："尿，与溺同，奴吊切。此承上条复以其甚者言。脉微，阳虚也。厥逆无脉干呕烦者，热药治寒，寒者甚，格拒而不入，汤不为用，反争而逆乱也。人尿性寒，胆汁微寒，以之为向导者，经曰，逆者从之，此之谓也。暴出，烛欲烬而焱烈也。微续，真阳回而渐复也。然属加减耳，成方疑后人所增。"

3. 张卿子《张卿子伤寒论》："《内经》曰，若调寒热之逆，冷热必行，则热物冷服，下嗌之后，冷体既消，热性便发，由是病气随愈。呕哕皆除，情且不达，而致大益，此和人尿、猪胆汁咸苦寒物于白通汤热剂中，要其气相从，则可以去格拒之寒也。"

4. 喻嘉言《尚论篇》："与白通汤反至厥逆、无脉、干呕而烦，此非药之不胜病也，以无向导之力，宜其不入耳。故复加人尿、猪胆汁之阴，以引阳药深入。然脉暴出者死，微续者生，亦危矣哉！故上条才见下利，早用白通，图功于未著，真良法也。"

5. 李中梓《伤寒括要》："白通汤以姜附散寒，葱白通气。若呕而烦者，恐但投姜、附，必且拒而不纳，加人尿、猪胆之寒，待冷而服，令内而不拒。既已入腹，冷体既消，热性便发。"

6. 曹颖甫《伤寒发微》："若服汤后利仍不止，水之盛者益盛，血之寒者益寒，而见厥逆无脉。甚至浮阳冒于膈上，而见干呕心烦。热药入口，正恐格而不受，故于白通汤中加咸寒之人尿、苦寒之猪胆汁，引之下行。迨服药竟，热药之性内发，阳气当行，脉即当出。但脉暴出为阳脱，譬之油灯垂灭，忽然大明；微续者为阳回，譬之灶炭将燃，起于星火。此为生死之大机，诊病者不可不知也。"

【经典配方】葱白四茎，干姜一两，附子一枚（生，去皮，破八片），人尿五合，猪胆汁一合。上五味以，水三升，煮取一升，去滓，内胆汁、人尿，和令相得，分温再服。若无胆，亦可用。

【经典方证】下利，脉微，干呕，心烦。

【推荐处方】葱白4茎，干姜3g，附子1枚（生，去皮，破8片）5g。以水600mL，附子先用大火煎煮30分钟，内诸药，调至文火，再煮30分钟，取汤液200mL，加入猪胆汁6mL，童尿30mL，混合均匀，分2次服用。

葱白4茎，干姜5g，附子1枚（生，去皮，破8片）9g。以水450mL，附子先用大火煎煮30分钟，内诸药，调至文火，再煮30分钟，取汤液100mL，加入猪胆汁6mL，童尿30mL，混合均匀分2次服用。

【方证提要】干呕，心烦，厥逆，腰痛，咽痛，吐泻转筋，腹痛。

【适用人群】形寒肢冷，咽痛，腰腿疼痛，时时下利，口渴不欲饮，饮亦喜热，腰腹痛，喜温喜按者。

【适用病证】

以下病证符合上述人群特征者，可以考虑使用本方。

（1）以腰痛为表现的疾病，如腰椎间盘突出症。

（2）以关节疼痛为表现的疾病，如风湿痹痛。

（3）以咽痛为表现的疾病，如咽喉炎。

（4）以震颤为表现的疾病，如帕金森病。

（5）以打嗝为表现的疾病，如顽固性呃逆等。

**【加减与合方】**

（1）双手震颤者，加细辛 3 g，当归 15 g。

（2）呃逆者，加柿蒂 9 g。

（3）咽痛者，加半夏 9 g。

**【注意事项】**

（1）热厥或真寒假热者禁用。

（2）孕期、哺乳期女性禁服。

（3）本方剂不可与含有半夏、瓜蒌、贝母、白蔹、白及的方药同时服用。

**【医案分析】**

治戴阳案

施某，女，17 岁。证见高热，全身冷汗不止，声低息短，四肢逆冷，面赤如朱，身重难以转侧，二便如常，右脉沉细，左脉浮大无根，舌青滑，不思饮。辨证为阴寒过盛、虚阳上越之戴阳证，予以白通汤交通阴阳，收纳元气。服 1 剂后病如故，此阴寒格拒过盛，药不能直达病所，应从阴引阳。继于原方加猪胆汁数滴，童便 1 杯。服后面赤身热大为减轻，但四肢尚冷。继以干姜附子汤扶元阳，交通上下，诸症痊愈。

按：该病系肾阳亏虚、阴寒内盛、虚阳上浮所致的"真寒假热"之戴阳证。《难经》云"气主煦之"，肾阳不足失于温煦则四肢逆冷，阴寒格阳于上则面赤如朱，实则真寒假热之证，法当以回阳祛阴、收纳真气为要。白通汤中干姜温脾助阳，附子回阳救逆，2 味为阳中之阳，乃为祛除下焦阴寒之要药，破阴回阳。因是阴寒所逼而上越之阳，故佐以葱白通阳交阴，使虚浮上焦之元阳归纳于下焦，水火既济，则诸症悉愈。然因患者下焦阴寒过盛，格拒上焦之虚阳，初效不显。本着《素问·至真要大论》中"热因寒用"的原则加入猪胆汁、童便数滴反佐，则使虚浮上焦之元阳归纳于下焦，水火既济，则诸症悉愈。

# （九）附子汤

**【仲景方论】**《伤寒论·辨少阴病脉证并治》："少阴病，得之一二日，口中和，其背恶寒者，当灸之，附子汤主之。"

"少阴病，身体痛，手足寒，骨节痛，脉沉者，附子汤主之。"

《金匮要略·妇人病脉证并治》："妇人怀娠六七月，脉弦发热，其胎愈胀，腹痛恶寒者，少腹如扇，所以然者，子脏开故也，当以附子汤温其脏。"

**【注家方论】** 1. 成无己《注解伤寒论》："少阴客热，则口燥舌干而渴。口中和者，不苦不燥，是无热也。背为阳，背恶寒者，阳气弱，阴气胜也。经曰：无热恶寒者，发于阴也。灸之，助阳消阴；与附子汤，温经散寒。辛以散之，附子之辛以散寒；甘以缓之，茯苓、人参、白术之甘以补阳；酸以收之，芍药之酸以扶阴。所以然者，偏阴偏阳则为病，火欲实，水当平，不欲偏胜也。"

2. 钱潢《伤寒溯源集》："故用补气之人参，以裨附子之温补，佐之以术、芍，所以扶中土而敛阴气。盖五行无土不成，水脏之邪，非土莫制也。茯苓淡渗，导入水源，而成入肾补阳之剂。"

3. 秦之桢《伤寒大白》："此方即真武汤加人参，仲景治少阴背恶寒，口中和者。因此悟得仲景用八味肾气丸，补水中之火，补天一生水。用真武汤，补土中之火，补地二成之也。"

4. 姚球《伤寒经解》："附子散寒，白茯利水。然而气不旺，则寒不去，用人参以补气。土不健，则湿不行，用白术以燥脾。但脾乃统血之藏，血不濡则脾不健，用白芍以养血也。"

5. 尤在泾《伤寒贯珠集》："气虚者，补之必以甘，气寒者，温之必以辛，甘辛合用，足以助正气而散阴邪，人参、白术、茯苓、附子是也。而病属阴经，故又须芍药以和阴气，且引附子入阴散寒，所谓向导之兵也。"

6. 孙纯一《伤寒论注释要编》："本方以附子辛热为君，壮元阳而去寒，白术、茯苓补中而利湿，芍药、人参补气益阴，为大温大补之方，温经散寒镇痛之剂，与真武汤似同而实异，此方倍术附，去姜而用参，是温补元阳。真武汤用姜而不用参，是温散以逐水气，补之分歧只在一味之出入。"

【经典配方】附子二枚（炮，去皮，破八片），茯苓三两，人参二两，白术四两，芍药三两。上五味，以水八升，煮取三升，去滓，温服一升，日三服。

【经典方证】背恶寒，手足逆冷，身体疼痛，脉沉。

【推荐处方】附子10 g，茯苓9 g，人参6 g，白术12 g，芍药9 g。以水1600 mL，附子先用大火煎煮30分钟，内诸药，调至文火，再煮30分钟，取汤液600 mL，分3次服用。

附子18 g，茯苓15 g，人参10 g，白术20 g，芍药15 g。以水1200 mL，附子先用大火煎煮30分钟，内诸药，调至文火，再煮30分钟，取汤液300 mL，分3次服用。

【方证提要】水肿，心下痞硬，小便不利，身体疼痛，关节疼痛，恶寒，腹冷痛。

【适用人群】形寒肢冷，身体羸瘦，小便清长或频数，腰腿痹痛，心悸，胃痛，舌淡苔白，脉沉者。

【适用病证】

以下病证符合上述人群特征者，可以考虑使用本方。

（1）以腰腿疼痛为表现的疾病，如风湿性关节炎、类风湿关节炎等。

（2）以胸闷、心悸为表现的疾病，如冠心病、心绞痛、心肌梗死等。

（3）以少腹冷痛为表现的疾病，如盆腔炎、子宫内膜炎、先兆性流产等。

（4）以腹痛、紫癜为表现的疾病，如过敏性紫癜。

（5）以胃疼为表现的疾病，如慢性胃炎、胃下垂等。

（6）五官科疾病，如过敏性鼻炎。

【加减与合方】

（1）白带多者，加黄芪、白术各30 g，茯苓30 g，苍术20 g。

（2）习惯性流产者，加煅龙骨20 g，煅牡蛎20 g。

（3）过敏性鼻炎者，加麻黄5 g，葱白3茎。

（4）胃炎伴瘀血者，加红花10 g，丹参15 g。

【注意事项】

（1）热厥或真寒假热者禁用。

（2）孕期、哺乳期女性禁服。

（3）本方剂不可与含有半夏、瓜蒌、贝母、白蔹、白及的方药同时服用。

（4）本方剂不可与含有藜芦的方药同时服用。

（5）本方忌与萝卜同服。

【医案分析】

*治身痛案*

崔某，男，48岁，农民，2002年9月16日初诊。患者平素体弱，常有畏寒怕冷、气短等症状。1个月来因阴雨连绵，居住房屋低下，水湿浸绕房壁四周，致屋中墙壁、床上被褥均有潮湿感，在此潮湿环境中生活，渐渐出现腰背冷痛，曾在本村诊所和乡级医院诊疗，服西药、中药 10 余日，未见疗效。查其面色㿠白，身体沉重，倦怠欲卧，畏寒肢冷，不思饮食。舌淡、苔白腻，脉沉细。辨证为肾阳虚兼脾气虚，寒湿凝滞于太阳经。治宜温肾健脾益气，散寒逐湿。拟附子汤加味，处方：炮附片（先煎）15 g，党参 10 g，茯苓 15 g，酒白芍 10 g，白术 10 g，藿香 10 g，炒薏苡仁 30 g，当归 12 g，羌独活各 10 g，生姜 10 g。水煎服。服 5 剂，腰背冷痛大减，继服 6 剂，告愈。

　　按：本例身痛，病因病机为素体肾阳虚兼脾气虚，外界寒湿之邪伤于太阳经，卫阳被遏，营阴郁闭。如面色㿠白，畏寒肢冷，为肾阳不足；不思饮食、气短属脾胃气虚，腰背冷痛乃寒湿伤于太阳经；身体沉重、倦怠欲卧、苔白腻等亦为湿邪所致。取附子汤加味，以附子汤温肾阳、健脾益气，加羌独活直入太阳经以散寒逐湿，藿香、炒薏苡仁有助化湿利湿，当归助白芍以活血而止痛。本方用于运动系统疾病，现代主要用于风湿性和类风湿关节炎、全身痛、腰痛等。辨证要点为肾阳虚衰或兼脾胃气虚，风寒湿邪痹阻经脉筋骨，症见关节肌肉疼痛、背痛腰痛、身重、恶寒、苔白、脉沉细。

# （十）真武汤

**【仲景方论】**《伤寒论·辨太阳病脉证并治》："太阳病发汗，汗出不解，其人仍发热，心下悸，头眩，身𥆧动，振振欲擗（一作僻）地者，真武汤主之。"

《伤寒论·辨少阴病脉证并治》："少阴病，二三日不已，至四五日，腹痛，小便不利，四肢沉重疼痛，自下利者，此为有水气，其人或咳，或小便利，或下利，或呕者，真武汤主之。"

**【注家方论】** 1. 成无己《注解伤寒论》："《内经》曰，湿胜则濡泄。与真武汤，益阳气散寒湿。脾恶湿，甘先入脾。茯苓、白术之甘，以益脾逐水。寒淫所胜，平以辛热，湿淫所胜，佐以酸平。附子、芍药、生姜之酸辛，以温经散湿。"

2. 汪石山《医学原理》："夫少阴属肾，肾司水寒，肾不能司其水寒，是以腹与肢体沉重疼痛，小便不利，大便自利，皆寒湿之为害。治宜胜湿散寒可也。故用白术、茯苓以胜湿，芍药以收阴湿，附子、生姜以散寒湿。"

3. 吴昆《医方考》："伤寒发汗过多，其人心下悸，头眩身𥆧，振振欲擗地者，此方主之。汗多而心下悸，此心亡津液，肾气欲上而凌心也；头眩身𥆧，振振欲擗地者，此汗多亡阳，虚邪内动也。真武，北方之神，司水火者也。今肾气凌心，虚邪内动，有水火奔腾之象，故名此汤以主之。茯苓、白术，补土利水之物也，可以伐肾而疗心悸；生姜、附子，益卫回阳之物也，可以壮火而祛虚邪；芍药之酸，收阴气也，可以和荣而生津液。"

4. 方有执《伤寒论条辨》："是故茯苓行水，术性导湿，湿导水行，祖龙归海也。芍药收阴，附子回阳，阳回阴收，铁甲当关也。生姜以醒其昏，为救厥逆之剧。……然阴寒甚而水泛滥，由阳困弱而土不能制伏也。是故术与茯苓燥土胜湿，芍药、附子利气助阳，生姜健脾以燠土，则水有制而阴寒退，药与病宜，理至必愈。"

5. 张卿子《张卿子伤寒论》："脾恶湿，甘先入脾，茯苓、白术之甘，以益脾逐水。寒淫所胜，平以辛热；湿淫所胜，佐以酸平，附子、芍药、生姜之酸辛，以温经散湿。"

6. 徐大桂《伤寒论类要注疏》："按：此方为汗后邪羁，卫阳外泄，水气内凝，而为温发脾肾之补剂。苓、术、姜、附，温阳化水，肾阳既振，卫气外充，发热身之𥆧之外证亦解。而方中芍药合姜、附，尤能维阴以恋阳，协成汗越阳虚之治。苓桂术甘证温脾之中，但借桂枝以宣阳，此方苓、术之外，并用姜、附，是健脾进以温肾，又于温气化水之中，兼寓回阳之意也。"

**【经典配方】** 茯苓、芍药、生姜各三两（切），白术二两，附子一枚（炮，去皮，破八片）。上五味，以水八升，煮取三升，去滓，温服七合，日三服。若咳者，加五味子半升，细辛一两，干姜一两；若小便利者，去茯苓；若下利者，去芍药，加干姜二两；若呕者，去附子，加生姜，足前为半斤。

【经典方证】发热，头晕，心悸，身𥆧动，四肢沉重疼痛，小便不利，腹痛，咳，下利，呕。

【推荐处方】茯苓9 g，芍药9 g，生姜（切）9 g，白术6 g，附子5 g。以水1600 mL，附子先用大火煎煮30分钟，内诸药，调至文火，再煮30分钟，取汤液600 mL，分3次服用。

茯苓15 g，芍药15 g，生姜（切）15 g，白术10 g，附子9 g。以水1200 mL，附子先用大火煎煮30分钟，内诸药，调至文火，再煮30分钟，取汤液300 mL，分3次服用。

【方证提要】惊悸，咳痰咳喘，晕眩，大便溏泄，腹痛，水肿，舌淡苔白，脉沉迟无力。

【适用人群】形寒肢冷，头晕目眩，肌肉𥆧动，心悸气短，腹满腹痛，腰背恶寒，足膝怕冷，腰以下水肿，疝气者。

【适用病证】

以下病证符合上述人群特征者，可以考虑使用本方。

（1）以慢性腹痛为表现的疾病，如慢性胃炎、胃及十二指肠溃疡、胃癌、胃下垂、慢性肠炎、肠易激综合征、胃肠神经官能症、慢性腹膜炎等。

（2）以便秘为表现的疾病，如习惯性便秘、婴幼儿便秘、不完全性肠梗阻、结肠冗长、巨结肠病等。

（3）以消瘦、面色黄、食欲不振为表现的疾病，如慢性肝炎、肝硬化、黄疸等。

（4）以腹痛、紫癜为表现的疾病，如过敏性紫癜。

（5）以消瘦、乏力为表现的疾病，如低血压、低体重、低血糖、贫血、失眠、神经衰弱等。

（6）以疼痛为表现的疾病，如消瘦女性的乳腺小叶增生疼痛、痛经等。

（7）以消瘦、面色苍白为表现的疾病，如小儿低体重、营养不良、食欲不振、贫血、神经性尿频、头痛等。

【加减与合方】

（1）喘者，加麻黄3 g。

（2）心悸者，加黄芪20 g。

（3）阴虚者，加麦冬9 g。

（4）瘀血者，加丹参9 g。

（5）失眠者，加龙骨30 g，牡蛎30 g。

（6）慢性肾炎者，加防己6 g。

（7）尿毒症者，加肉桂3 g。

【注意事项】

（1）忌醋、猪肉、桃李、雀肉。

（2）孕期、哺乳期女性禁服。

（3）本方剂不可与含有半夏、瓜蒌、贝母、白蔹、白及的方药同时服用。

【医案分析】

治头晕案

于某，男，13岁，2021年5月8日以"头晕，步态不稳，自觉有漂浮感1月余"为主诉就诊。患儿自述1个月前因感冒出现咽痛、发热、头晕，经服用西药治疗后，热退，但头晕如醉，步态不稳，有漂浮感，经北京多家医院辅助检查，血常规：红细胞分布宽度标准值37.70 fL、降钙素原0.26%，尿常规：红细胞29.0/μL、红细胞（高倍）5.2个/HPF，生化：尿酸478 μmol/L，脑电图未见明显异常，心电图示窦性心律不齐，颈椎片示颈椎生理曲度变直，心脏彩超见轻度三尖瓣反流，听力检测无异常。经西医治疗，效果不佳，转李登岭老师诊治。李老师认为，此证正合《伤寒论》第82条太阳病发汗、汗出不解、过汗伤阳、少阴阳虚而致"其人仍发热，心下悸，头眩，身𥆧动，振振欲擗地"之真武汤证，并以真武汤化裁治疗。处方：并以真武汤化裁治疗。处方：茯苓 40 g，肉桂 20 g，白术 10 g，炙甘草 6 g，生姜 10 g，熟地黄 10 g，生地黄 10 g，白芍 10 g，制附子（先煎 40 分钟）10 g，七叶莲 30 g。7 剂，每日 1 剂，水煎取汁 400 mL，分早晚 2 次温服。7 剂服讫，患者诸症消失获愈。

按：本案患儿外感后，多次应用抗病毒、抗感染、发汗药物等，过用寒凉及过汗伤阳，致使少阴阳虚，不能化气行水，上干清阳而出现头晕，步态不稳，自觉有漂浮感，此即"发汗不解仍发热，邪气未解也。心下悸，头眩，身𥆧动，振振欲擗地者，汗出亡阳也。里虚为悸，上虚为眩，经虚为身𥆧振振摇，与真武汤主之，温经复阳"。患儿初有外感，病证随治疗而变化，具有少阴病的系列症状，即病在少阴，证属少阴阳虚，治宜温阳通经、化气行水、祛邪解毒。药机契合，故有良效。

## 参 考 文 献

[1] 冯崇环.干姜附子汤加味治疗烦躁一例 [J].安徽中医学院报，1985（3）：59.
[2] 赵鑫，崔鹏飞，禹江琳，等.门九章教授功能五态学术思想活用四逆汤验案 4 例 [J].光明中医，2021，36（24）：4241－4243.
[3] 洪泉生，刘德桓.四逆加人参汤临床应用举隅 [J].福建中医药，1993（6）：30－31，38.
[4] 何清湖.伤寒论与临床案例 [M].太原：山西科学技术出版社，2019.
[5] 倪凯远.通脉四逆汤治发热 [J].山东中医杂志，1994（1）：46.
[6] 刘含堂.经方治病经验录 [M].北京：学苑出版社，2008.
[7] 李翔宇，周青，夏丽，等.戴丽三运用白通汤及白通加猪胆汁汤经验 [J].吉林中医药，2020，40（1）：52－55.
[8] 袁恒勇，孙玉霞，房义辉，等.真武汤临证应用验案举隅 [J].国医论坛，2022，37（4）：13－15.

# 四、泻心汤类方

## （一）大黄黄连泻心汤

**【仲景方论】**《伤寒论·辨太阳病脉证并治》："伤寒大下后，复发汗，心下痞，恶寒者，表未解也，不可攻痞，当先解表，表解乃攻痞。解表宜桂枝汤；攻痞宜大黄黄连泻心汤。"

"心下痞，按之濡，其脉关上浮者，大黄黄连泻心汤主之。"

**【注家方论】** 1. 成无己《注解伤寒论》："心下硬，按之痛，关脉沉者，实热也；心下痞，按之濡，其脉关上浮者，虚热也，大黄黄连汤，以导其虚热。《内经》曰：火热受邪，心病生焉。苦入心，寒除热。大黄、黄连之苦寒，以导泻心下之虚热。但以麻沸汤渍服者，取其气薄而泄虚热。"

2. 许宏《金镜内台方议》："故以黄连之苦寒为君，而通其心气。以大黄之苦寒为臣使，以共泻其心之虚邪，主热痞结于中者也。"

3. 汪石山《医学原理》："治心下痞，按之满，其脉关上浮，乃虚热也。治宜导其热可也。经云：火热受邪，心病生焉。苦入心，寒除热。故用大黄、黄连，苦寒泻心下之虚热。"

4. 李中梓《伤寒括要》："结言胸，痞言心下；结言按之硬，痞言按之濡；结言子脉浮，关脉沉，痞不言寸，而但曰关上浮，可以明三病之分矣。经曰：火热受邪，心病生焉。味苦入心，性寒除热，大黄、黄连之苦寒，以泻心下之虚热。但以麻沸汤渍服者，取其清薄而泻虚热也。"

5. 程应旄《伤寒论后条辨》："主之以大黄黄连泻心汤，以邪气既不能外出，欲下则阴邪阻留，用从阳引至阴之法，使上焦之热，降入下焦，而下焦阴邪，随阳而并泻矣。虽曰泻心，而逐寒之功，即寓于泻热之内，故以大黄黄连名汤耳。"

6. 柯韵伯《伤寒来苏集》："濡当作硬。按之濡下，当有大便硬不恶寒反恶热，故立此汤。观泻心汤治痞，是攻补兼施、寒热并驰之剂。此则尽去温补，独任苦寒下泄之品，且用麻沸汤渍绞浓汁而生用之，利于急下如此，而不言及热结当攻诸症，改矣。夫按之濡为气痞，是无形也，则不当下。且结胸证，其脉浮大者，不可下，则心下痞而关上浮者，反可下乎？小结胸按之痛者，尚不用大黄，何此比陷胸汤更峻？是必有当急下症，比结胸更甚者，故制此峻攻之剂也。学人用古方治今病，如据此条脉证而用此方，下咽即死耳。勿以断简残文尊为圣经，而曲护其说，以遗祸后人也。"

7. 曹颖甫《伤寒发微》："至于痞成于大下之后，表寒不与标阳俱陷，原属大黄黄连泻心汤证。加以发汗，胃中津液益涸，而大便不行，胃中燥气上逆，则肺与心并受灼烁。故用黄芩、黄连以清心肺，大黄以除胃实，痞乃随胃实而俱消矣（心下痞按之濡条下方治无黄芩，传写脱误）。"

**【经典配方】** 大黄二两，黄连一两，上二味，以麻沸汤二升渍之，须臾绞去滓。分温再服。

**【经典方证】** 心下痞满。心下痞，按之软，气痞，其脉关上浮。

**【推荐处方】** 大黄 6 g，黄连 3 g，生甘草 10 g，以麻沸汤 400 mL 渍，分 2 ~ 3 次温服。

**【方证提要】** 胃脘满痛，以满为主，火热邪气痞，出血，阳明火盛。

**【适用人群】** 头皮异味，易瘙痒，发脆易脱；头晕目眩，耳鸣，心烦意乱，精神失常；睡眠差，易怒，口苦，易口臭，口中异味感，易生口腔溃疡，头面烘热，鼻出血，经期咳血，脉滑而数，舌红绛、苔黄薄而干；小便短赤，平素感觉上冲，易恶心呕吐；易腹痛、腹胀，便秘或大便偏干，易疲劳，肥胖，高血脂。

**【适用病证】**

以下病证符合上述人群特征者，可以考虑使用本方。

（1）以头皮瘙痒、头皮异味为表现的疾病，如脂溢性脱发、白发、头皮痒等。

（2）以腹痛、腹胀、便秘为表现的疾病，如慢性浅表性胃炎、肠易激综合征、胃下垂、肠梗阻等。

（3）以头面烘热、口臭为表现的疾病，如痤疮、面部黄褐斑、面部火疖子、口疮、牙龈肿痛等。

（4）以头痛反复发作为表现的疾病，如血管性头痛、三叉神经痛、高血压、中风等。

（5）以烦躁、失眠为表现的疾病，如自主神经功能紊乱、精神分裂症等。

（6）以出血为表现的疾病，如经行咳血、鼻出血、消化道出血、功能性子宫出血、血小板减少性紫癜等。

（7）以乏力、易疲劳、肥胖为表现的疾病，如代谢综合征、肥胖症、高脂血症、脂肪肝、2 型糖尿病等。

**【加减与合方】**

（1）出血者，加茜草 10 g，棕榈 10 g，以收敛止血。

（2）咳嗽者，加麻黄 6 g，石膏 6 g，以清宣肺热。

（3）大便干结者，加芒硝 7 g，以泄热通下。

（4）胃胀者，加枳实 10 g，厚朴 6 g，以行气消胀等。

**【注意事项】**

（1）脾胃虚寒型腹痛、腹泻当忌用或慎用。

（2）阳虚出血证减少用量。

（3）瘀血出血证慎用本方。

（4）长期使用可导致肠易激综合征，表现为腹痛、腹泻、肠鸣音亢进。

（5）X 线钡剂灌肠见肠管激惹现象。

**【医案分析】**

*治痞证案*

患者，女，60 岁。患者数日来自觉心烦闷乱，心下痞塞，不思饮食，小便色黄，大便 3 日未解，口干而渴，舌红少苔，寸关脉浮数，证属心胃火盛、内结心下、气机痞塞、胃气有余、气热相搏而致痞。首选大黄黄连泻心汤治之，嘱其以滚开水沏泡片刻而服，2 剂而愈。

按：无形热邪壅滞心下，胃气痞塞不利，痞硬按之不痛，非实性凝结，舌为心之苗，其热扰于心，必见心烦闷乱、舌红；关上脉浮而数，热邪在心胃；小便黄，乃心火移于小肠，故选用此方，药只三味，入心、胃、大肠、小肠四经，遵循古法泡服以去其味，取其气，药少力专，味薄气重，药至病所，立竿见影。

# （二）附子泻心汤

**【仲景方论】**《伤寒论·辨太阳病脉证并治》："心下痞，而复恶寒汗出者，附子泻心汤主之。"

**【注家方论】**1. 方有执《伤寒论条辨》："痞，本阴邪内伏，而虚热上凝，复恶寒汗出，则表虚而阳不为卫护可知矣。泻心汤，固所以为清热倾痞之用，加附子盖所以为敛其汗而固其阳也。黄芩为附子而更加，表里两解具见矣。"

2. 吴昆《医方考》："心下痞，故用三黄以泻痞，恶寒汗出，故用附子以回阳，无三黄，则不能以去痞热，无附子，恐三黄益损其阳，热有附子，寒有三黄，寒热并用，斯为有制之兵矣。张机氏谓医家之善将将者也。俗医用寒则不用热，用热则不用寒，何以异于胶柱而鼓瑟乎。"

3. 程应旄《伤寒论后条辨》："若心下痞，复恶寒汗出者，则关上之浮虽同，是表邪弥漫于心之上，而表阳因陷而已，虚阳气无依，将为阴并，此际不可用苦寒，而心下邪热结住，又不得不用苦寒，主之以附子泻心汤，仍用从阳引至阴之法。另煎附子汁，和服托住其阳，使阴邪不敢恋苦寒，而更生留滞，虽曰泻心而泻热之中，即具回阳之力，故以附子名汤耳。"

4. 张锡驹《伤寒直解》："此病少阴之本热而复呈太阳之本寒而为痞也。心下痞者，少阴君火内结也。复恶寒者，复得太阳本寒之气也。汗出者，太阳本寒甚而标阳外虚也。故用熟附之纯汁，以温太阳之标阳，三黄之清气，以解少阴之本热。本热清而标阳复，痞结解矣。"

5. 王子接《绛雪园古方选注》："附子非泻心之药，见不得已而用寒凉泻心，故以附子名其汤。盖气痞恶寒，阳气外撤，此际似难用苦寒矣。然其痞未解，又不得不用苦寒以泻其热。顾仲景以大黄、黄连犹为未足，再复黄芩，盖因上焦之气亦怫郁矣。故三焦皆热，苦寒之药在所必用，又恐其虚寒骤脱，故用三黄彻三焦而泻热，即用附子彻上下以温经。三黄用麻沸汤渍，附子别煮汁，是取三黄之气轻，附子之力重，其义仍在乎救亡阳也。"

6. 喜多村直宽《伤寒论疏义·卷三》："夫心下痞者，舍三黄别无荡热之法，因邪热非此不祛。而恶寒汗出有阳虚欲亡之渐，非附子则不固，盖病表里异情，救治亦寒温互用，攻补并施，使痞开而汗自收，里热消而外寒去。"

【经典配方】大黄二两，黄连一两，黄芩一两，附子一枚（炮，去皮，破），别煮取汁。上四味，切三味，以麻沸汤二升渍之，须臾，绞去滓，内附子汁，分温再服。

【经典方证】心下痞，复恶寒、汗出。

【推荐处方】大黄6 g，黄连3 g，黄芩3 g，附子4 g（炮，去皮，破），别煮取汁。上四味，切三味，以麻沸汤400 mL渍之，须臾，绞去滓，内附子汁，分2~3次温服。

【方证提要】心下痞满而按之濡软，胃脘灼热，纳差，伴有口渴，口干，恶寒，汗出，或腰酸，四肢不温，舌红苔黄，脉弱或沉细，大便干结等。

【适用人群】体格比较壮实，平素神疲、形寒怕冷、四肢欠温、自汗、腹痛、腰痛、纳差、食不下或进食后腹胀，同时有口苦、口干，小便短赤，大便秘结，易上火，月经量少而黑，舌质淡红、舌苔黄腻，脉细数无力，牙龈肿痛，血压下降，神情淡漠或嗜睡，或烦躁、不安，言语不多或吐词不清，怕冷畏寒，腹泻，或心悸心慌，或便血、鼻衄、皮下出血，或口舌生疮，或盗汗自汗等，多用于中老年患者。

【适用病证】
以下病证符合上述人群特征者，可以考虑使用本方。
（1）伴有发绀、胃部闷胀、畏寒等的肺源性心脏病。
（2）以面容憔悴、形寒怕冷、便秘便干、口臭等为表现的肠易激综合征、老年习惯性便秘、饮食积滞、慢性荨麻疹等。
（3）以面部丘疹、结节色红或暗红、微瘙痒疼痛为表现的痤疮。
（4）以上热下寒为表现的其他疾病，如急慢性胃炎、十二指肠溃疡、胆囊炎、复发性口腔溃疡、上消化道出血、高血压、精神分裂症、抑郁、更年期焦虑、血管神经性头痛等。

【加减与合方】
（1）阳虚明显者，加干姜、骨碎补，温阳散寒。
（2）有口臭者，加藿香、白芷，芳香化浊避秽。
（3）牙宣出血者，加生地黄、丹皮，清热止血。

（4）牙痛者，加升麻、细辛，通阳止痛等。

【注意事项】

（1）脾胃虚寒者减少大黄、黄连用量。

（2）附子有毒，严格把控好其用量。

【医案分析】

1. 治慢性胃炎案

许某，女，58岁。自诉患"慢性胃炎"多年。近期连续服用西药及中药约2个月，未能取得治疗效果。刻诊：胃脘疼痛，饮食不佳，口干口苦，欲饮热水，不喜冷水，恶寒汗出，腰酸，四肢无力，大便干、2~3天1次，舌质红、苔薄黄，脉浮。诊为胃热肾虚证，其治当清热温阳，以附子泻心汤加味：大黄4g，黄连9g，黄芩9g，附子10g，清半夏12g，白术15g，党参16g，炙甘草6g。6剂，每日1剂，水煮2次，分2次服用。

二诊：胃痛明显好转，恶寒汗出解除，又以前方6剂。

三诊：诸症消除，为了巩固疗效，复以前方6剂。之后，累计服用前方有30余剂，经纤维胃镜检查：慢性浅表性胃炎基本恢复正常。

按：慢性胃炎从中医治疗，必须审明病变证机所在，根据患者病证表现既有胃热即口干口苦等，又有肾虚即恶寒汗出，以此诊为肾虚胃热证，用附子泻心汤，以清胃热、温肾阳，加半夏以降逆和胃，白术、党参、炙甘草以健脾和胃，益气助阳。方中诸药相互为用，以建其功。

2. 治白塞综合征案

林某，女，35岁，2015年9月21日初诊。患者反复性口腔溃疡5年，每月发作20天以上，痛苦不堪。2015年3月经北京某医院诊为白塞综合征，治疗后效果不明显。刻诊：口腔多个部位（上颚、舌尖、口腔两侧等）出现白色或黄色溃疡，且溃疡面较深，疼痛不已，影响进食。伴两眼干涩，头汗较多，时感咽疼。平素饮食稍有辛辣则上症加重，稍偏寒凉则胃脘不适或隐痛不已。自觉胃脘部及下肢发凉，尤以脚凉明显，大便溏。舌质暗红、舌尖红赤、苔白微腻，脉弦滑微数。证属上热下寒。予附子泻心汤，药用：大黄、黄连、黄芩（此三味药开水渍浸15分钟）、熟附子（单味煎煮40分钟）各10g。然后将二汁混合，分2次服用。5剂，每日1剂。

9月28日二诊：患者服药2剂后，口疮已不觉疼痛，5剂之后口腔溃疡基本愈合，眼干及胃脘、下肢发凉明显减轻，大便细软且成形。继用上方6剂，间隔1天服用。

10月12日三诊：口疮及口腔糜烂未作，仍有轻微咽干、头汗及下肢发凉。继用原方6剂，隔日1剂。

10月26日四诊：无明显自觉症状，嘱其仍用原方6剂，隔2日1剂。3个月后随访，未见复发。

按：本案用附子泻心汤，三黄生用，沸水浸渍，在于薄其味而取其轻清之气，以清泄上部邪热；附子熟用另煎，文火久煎，则取其醇厚之味，以发挥温经扶阳的作用，诸药合之，则"寒热异其气，生熟异其性"，药虽同行，而功则各奏。

## （三）半夏泻心汤

【仲景方论】《伤寒论·辨太阳病脉证并治》："伤寒五六日，呕而发热者，柴胡汤证具，而以他药下之，柴胡证仍在者，复与柴胡汤，此虽已下之，不为逆，必蒸蒸而振，却发热汗出而解；若心下满而硬痛者，此为结胸也，大陷胸汤主之；但满而不痛者，此为痞，柴胡不中与之，宜半夏泻心汤。"

《金匮要略·呕吐哕下利病脉证治》："呕而肠鸣，心下痞者，半夏泻心汤主之。"

【注家方论】1. 庞安时《伤寒总病论》："设下后津液入里，胃虚上逆，寒结在心下，故宜辛甘发散。

半夏下气，苦能去湿，兼通心气；又甘草力大，故干姜、黄连不能相恶也。"

2. 成无己《伤寒明理药方论》："黄连味苦寒，黄芩味苦寒。《内经》曰：苦先入心，以苦泻之。泻心者，必以苦为主，是以黄连为君，黄芩为臣，以降阳而升阴也。半夏味辛温，干姜味辛热。《内经》曰：辛走气，辛以散之。散痞者，必以辛为助，故以半夏干姜为佐，以分阴而行阳也。甘草味甘平，大枣味甘温，人参味甘温。阴阳不交曰痞，上下不通为满，欲通上下，交阴阳，必和其中。所谓中者，脾胃是也，脾不足者，以甘补之，故用人参、甘草、大枣为使，以补脾而和中，中气得和，上下得通，阴阳得位，水升火降，则痞消热已，而大汗解矣。"

3. 方有执《伤寒论条辨》："半夏、干姜，辛以散虚满之痞。黄芩、黄连，苦以泄心膈之热。人参、甘草，甘以益下后之虚。大枣甘温，润以滋脾胃于健。曰泻心者，言满在心膈而不在胃也。"

4. 喻嘉言《尚论篇》："方用半夏泻心汤者，即生姜泻心汤去生姜而君半夏也。去生姜者，恶其辛散，引津液上奔也。君半夏者，泻心诸方原用以涤饮，此因证起于呕，故推之为主君耳。"

5. 程应旄《伤寒论后条辨》："泻心虽同，而证中具呕，则功专涤饮，故以半夏名汤耳。曰泻心者，言满在心下清阳之位，气即夹饮，未成实秽，故清热涤饮，使心气得通于下焦，则下焦之阴邪自无阻留，阴阳交互，枢机全在于胃，故复补胃家之虚，以为之斡旋，与实热入胃而泻其蓄满者，大相径庭。"

6. 魏荔彤《金匮要略方论本义》："呕而肠鸣，心下痞者，邪又不在胸上，而在心下也。心下阳分，有容寒之气宅焉则痞。然半夏泻心主之，必间用芩连之苦寒者，苦以开痞，且有寒热杂合之治也。故半夏倍用，辛以散寒，干姜之温，人参、大枣、甘草之甘，以济芩连之苦寒，苦非真苦，而寒非真寒矣。此辨方者，所宜深悉者也。"

7. 刘渡舟《伤寒挈要》："此证来自误下，脾胃之气先伤，故以人参、甘草、大枣以补之，半夏蠲痰治呕更有散痞气之专长；干姜温脾以腾中气，黄芩、黄连苦寒而降胃气之逆，七药合和，共奏辛开、苦降、甘补，以和脾胃之气为目的。"

【经典配方】半夏（洗）半升，黄芩、干姜、人参、炙甘草各三两，黄连一两，大枣（擘）十二枚。

【经典方证】呕而肠鸣，心下痞满，但满不痛。

【推荐处方】半夏10 g，黄芩、干姜、人参、炙甘草各9 g，黄连3 g，大枣（擘）3枚，以水2000 mL，煮取1200 mL，去滓，再煎，取600 mL，温服200 mL，日3服。

【方证提要】胃脘部胀闷疼痛，以胀满为主，恶心，呕吐，肠鸣，下利，微渴，肢体困重，舌淡、苔白腻，脉弱或脉数。

【适用人群】慢性腹胀、恶心、呕吐、泛酸、口苦、肠鸣下利，舌苔腻而微黄，脉弦数等。

【适用病证】

以下病证符合上述人群特征者，可以考虑使用本方。

（1）以腹部胀满为表现的疾病，如胆汁反流性胃炎、慢性浅表性胃炎、慢性萎缩性胃炎、胃窦炎、消化道溃疡、胃下垂、贲门痉挛、胃节律紊乱综合征、食管癌术后、十二指肠溃疡、慢性胆囊炎、前列腺增生等。

（2）以下利为表现的疾病，如十二指肠炎、急性肠炎、慢性结肠炎、痢疾、结肠癌术后泄泻、艾滋病腹泻等。

（3）以恶心、呕吐为表现的疾病，如上消化道出血、妊娠恶阻、功能性消化不良、胃贲门腺癌、贲门失弛缓症、幽门梗阻、脑梗死后呃逆、麻痹性肠梗阻等。

（4）以胸闷、心慌为表现的疾病，如低血压、室性期前收缩性心律失常、心肌炎、冠心病。

（5）以水肿为表现的疾病，如慢性肾盂肾炎、肾萎缩重度积水、慢性肾衰竭、糖尿病肾病等。

（6）以月经紊乱为表现的疾病，如月经后期、月经量少、经闭等。

（7）以咳嗽、喷嚏、咽痛为表现的疾病，如慢性支气管炎、慢性咽炎、过敏性鼻炎等。

（8）以皮肤病变为表现的疾病，如荨麻疹、系统性硬化病等。

**【加减与合方】**

（1）胃热明显者，加栀子、蒲公英，以清热泻火。

（2）食少者，加神曲、香附，以行气消食。

（3）湿邪阻滞者，加苍术、川芎，以燥湿行气。

（4）脘腹疼痛者，加延胡索、川楝子，以行气活血止痛。

**【注意事项】**

（1）诱发肺炎、支气管炎，表现为呼吸困难。

（2）纯虚无实，体质偏热者慎用。

（3）要求去滓再煎，使寒热药性和合，利于调中和胃。

（4）大便秘结、饮食积滞者慎用。

**【医案分析】**

*治胃黏膜脱垂症案*

韩某，男，46岁，因胃脘部非节律性疼痛，伴烧灼感、嗳气、恶心呕吐反复发作1年，服"胃仙-U、胃必治"等药效不显，于1991年9月12日初诊。面色无华，舌尖赤、舌苔薄黄，脉弦数。X线钡餐检查：胃蠕动增加，胃窦部黏膜粗乱，增粗的胃黏膜皱襞通过幽门进入十二指肠，十二指肠球呈"香蕈状"变形。西医诊断：胃窦炎，胃黏膜脱垂。中医诊断：胃脘痛，辨证为寒热错杂型。以寒热并调，辛开苦降为法。半夏泻心汤加味：姜半夏12 g，黄连9 g，黄芩12 g，干姜6 g，党参18 g，炙甘草6 g，大枣3枚，苏叶6 g，佛手9 g，厚朴12 g，煅瓦楞15 g，服药6剂，胃脘痛减轻，上腹部灼热感、嗳气、恶心呕吐缓解。守方继服12剂，上述症状消除，共服药34剂。

1991年10月16日二诊：面色红润，舌淡赤、舌苔薄白，脉沉弦。复查X线钡餐：胃张力、蠕动正常，胃窦部黏膜增粗，无黏膜皱襞进入十二指肠，球部形态正常。停药后随访半年，未复发。

按：半夏泻心汤具有寒温并用、辛开苦降、调节脾胃升降的功效，主治脾胃不和、寒热错杂之呕逆痞。本案患者胃黏膜脱垂较为严重，辨证分析为寒热错杂之证，故用半夏泻心汤苦寒泄热、辛温通阳，加苏叶之芳香开胃，佛手、厚朴、瓦楞之行气制酸，使寒热并调，升降复常，脾胃之气健旺，脱垂之胃黏膜复常，诸症得除。

# （四）生姜泻心汤

**【仲景方论】**《伤寒论·辨太阳病脉证并治》第157条："伤寒，汗出解之后，胃中不和，心下痞硬，干噫食臭，胁下有水气，腹中雷鸣，下利者，生姜泻心汤主之。"

**【注家方论】** 1. 庞安时《伤寒总病论》："胃中不和，为少阳木气所制，故用二姜之辛味。"

2. 许宏《金镜内台方议》："故令干噫食臭者，胃虚而不能化谷也。土虚不能制水，故胁下有水气，腹中雷鸣下利，与泻心汤以攻痞，加生姜以益胃也。"

3. 方有执《伤寒论条辨》："生姜、大枣，益胃而健脾。黄芩、黄连，清上而坚下。半夏、干姜，蠲饮以散痞。人参、甘草，益气而和中。然则泻心者，健其脾而脾输，益其胃而胃化，斯所以泻去其心下痞硬之谓也。"

4. 尤在泾《金匮要略心典》："生姜泻心汤、甘草泻心汤二方，虽同为治痞之剂，而生姜泻心，意在胃中不和，故主生姜以和胃，甘草泻心，意在下利不止，与客气上逆，故不用人参之增气，而须甘草之安中也。"

5. 王子接《绛雪园古方选注》："泻心汤有五，总不离乎开结、导热、益胃，然其或虚或实，有邪无邪，处方之变，则各有微妙。先就是方胃阳虚不能行津液而致痞者，惟生姜辛而气薄，能升胃之津液，故以名汤。干姜、半夏破阴以导阳，黄芩、黄连泻阳以交阴，人参、甘草益胃安中，培植水谷化生之主宰，仍以大枣佐生姜，发生津液，不使其再化阴邪，通方破滞宣阳，是亦泻心之义也。"

6. 曹颖甫《伤寒发微》："阳热，吸于上，则水气必难下达，不去其上热，则水道不行，故用生姜泻心汤。生姜、半夏以泄上源之水；黄芩、黄连以清上焦之热；炙草、人参、干姜、大枣，以扶脾而温中。则上热去，下寒消，而水道自通矣。"按：此证与后文腹中痛、欲呕吐者略同。故黄连汤方治，即为生姜泻心汤之变方，但以桂枝易生姜、黄芩耳。究其所以不同者，则以非芩连并用，以肃降心肺两脏之热，而痞将不去也（附子泻心汤、生姜泻心汤、大黄泻心汤、甘草泻心汤并同，可见立方本旨矣）。

7. 彭子益《圆运动的古中医学·伤寒论方解篇》："心下痞硬，干噫食臭，腹中雷鸣下利。胁下有水，故腹中雷鸣，中气虚寒，上热不降，故干噫食臭而心痞，中气虚寒，寒热混合，故下利。宜炙草、人参补中虚，连、芩清上热，干姜温中寒，半夏、生姜降逆利水也。"

8. 李翰卿《中国百年百名中医临床家》："此调理肠胃寒热兼补虚之方。治心下痞证，但重点偏于止呕方面。主治误汗后肠胃寒热不调，心下痞满，呕吐重于下利，或干噫食臭，或胁下有水气，或腹中雷鸣。但必须具有口苦心烦、肠胃部不拒按、脉虚或服温补药不效等寒热虚三方面夹杂的证候。生姜、半夏以止呕吐，并治干噫食臭、胁下有水气证；干姜之温，芩、连之寒，以解寒热互结之痞满；人参、大枣、炙草以补肠胃之虚，合干姜并能止利。"

【经典配方】生姜四两，炙甘草三两，人参三两，干姜一两，黄芩三两，半夏半升，黄连一两，大枣（擘）十二枚。

【经典方证】胃不和，心下痞硬，干噫食臭，胁下有水气，腹中雷鸣，下利。

【推荐处方】生姜12 g，炙甘草9 g，人参9 g，干姜3 g，黄芩9 g，半夏9 g，黄连3 g，大枣（擘）3 枚。以水2000 mL，煮1200 mL，去滓，再煎，取600 mL，每次温服用200 mL，日3 服。

【方证提要】心下硬满，按之不痛，胃中不和，水气痞，嗳气，伴有不消化食物，肠鸣，下利，呕吐，或见下肢水肿，小便不利，舌淡、苔白或黄或腻，脉弦滑或弱。

【适用人群】胃脘胀满，经常嗳气，不敢吃凉东西，大便不成形、每日好几次，口臭，体形肥胖，面部水肿、色青黄不泽，食欲不振、餐后易饱胀不适、早饱感，上腹部烧灼感，消化不良，慢性腹泻，嗳气频发，四肢无力、困重，手脚发凉，少思饮食，腹中肠鸣、有水气，大便稀溏、酸腐，口黏腻，舌偏红，苔黄略腻，苔水滑。

【适用病证】
以下病证符合上述人群特征者，可以考虑使用本方。
（1）以腹胀为表现的疾病，如急慢性胃炎、胃肠炎、胃溃疡、胃肠功能紊乱、反流性食管炎、慢性结肠炎、幽门梗阻等。
（2）以头晕倦怠、恶心呕吐甚至食入即吐为表现的妊娠恶阻。
（3）以腹泻为表现的产后泻、糖尿病泻。

【加减与合方】
（1）食积者，加生麦芽、莱菔子。
（2）水气明显者，加茯苓、白术。
（3）气逆明显者，加半夏、陈皮。
（4）口苦明显者，加栀子。

【注意事项】
部分患者使用后可能导致便秘。

**【医案分析】**

治往来寒热案

潘某，初患头痛，往来寒热，余以小柴胡汤愈之，已逾旬矣。后复得疾，诸医杂治益剧。延诊时云：胸中痞满，欲呕不呕，大便溏泄，腹中水奔作响。脉之紧而数。予生姜泻心汤。一剂知，二剂愈。生姜9 g，法半夏9 g，黄连3 g，黄芩6 g，党参12 g，干姜6 g，甘草3 g，大枣3 g。

按：本案为病后胃气虚，脾失健运，水谷不消之证。患者胸中痞满，欲呕不呕，大便溏泄，腹中水奔作响，现症与《伤寒论》"伤寒汗出解之后，胃中不和，心下痞硬，干噫食臭，胁下有水气，腹中雷鸣下利者，生姜泻心汤主之"极为吻合，故治以生姜泻心汤，药证合拍，不用加减。本汤所治心下痞硬，干噫食臭，此火证。胁下有水气，腹中雷鸣，此水病也。唯其有此火在胃中，水在肠间之实据，若用热散寒，则热势益剧，用寒攻热，则水势横行。法当寒热并举，攻补兼施，以和胃气。方用黄连、黄芩之苦寒，以泄心胸之痞热；生姜、法半夏之辛温，以散胁下之水气；人参、大枣之甘温，以补中州之土虚；干姜之辛温，炙甘草之甘温，以温里寒。芩连必得干姜而痞散，半夏必得生姜而水消，名曰泻心，实以安心，即以和胃也。一方而备虚、水、寒、热之治，学者能于此等方讲求其理而推之，则操纵在我，运用自如矣。

# （五）甘草泻心汤

**【仲景方论】**《伤寒论·辨太阳病脉证并治》第158条："伤寒中风，医反下之，其人下利，日数十行，谷不化，腹中雷鸣，心下痞硬而满，干呕，心烦不得安，医见心下痞，谓病不尽，复下之，其痞益甚，此非热结，但以胃中虚，客气上结，故使硬也，甘草泻心汤主之。"

《金匮要略·狐惑阴阳毒病证治》："狐惑之为病，状如伤寒，默默欲眠，目不得闭，卧起不安。蚀于喉为惑，蚀于阴为狐，不欲饮食，恶闻食臭，其面目乍赤、乍黑、乍白。蚀于上部则声喝（一作嗄），甘草泻心汤主之。"

**【注家方论】** 1. 成无己《注解伤寒论》："心下痞硬，干呕心烦，不得安者，胃中空虚，客气上逆也。与泻心汤以攻表，加甘草以补虚。前以汗后胃虚，是外伤阳气，故加生姜；此以下后胃虚，是内损阴气，故加甘草。"

2. 许宏《金镜内台方议》："故心下痞硬而满，干呕心烦，不得安也。故与泻心汤攻痞，加甘草以补中而益胃也。"

3. 方有执《伤寒论条辨》："医见至益甚，言复误而痞加重也，此非结热至末，乃原致痞之因，以出其治也。甘草、大枣之甘，益反下之虚。干姜、半夏之辛，散上逆之满。黄芩、黄连之苦，解邪热之烦。然证大略与上编第三十五条同，而方物有同有异者，不用桂枝，以无表也。同用甘草、干姜，同为益虚而散硬也。不用参术，恶益气也。用大枣，取滋干也。以既误复误而痞益甚，故用芩、连以为干姜之反佐，协同半夏以主散，此其所以有异同之分焉。而补益中州，以昌盛气血生化之源。况且芍药药量独重，更显其缓急止痛之功。故能温中健脾，补虚缓急，平补阴阳，调和气血。"

4. 张璐《伤寒缵论》："即前生姜泻心汤除去生姜、人参，而倍甘草、干姜也。客邪乘虚结于心下，本当用人参。以误而再误，其痞已极。人参和柔无刚决之力，故去而不用。生姜辛温最宜者，然以气薄主散，恐领津液上升，客邪从之犯上，故倍用干姜代之以开痞。而用甘草为君，坐镇中州，庶心下腹中渐致宁泰耳。今人但知生姜代干姜，孰知以干姜代生姜之散哉，但知甘草能增满，孰知甘草能去满哉。"

5. 程应旄《伤寒论后条辨》："故阴邪得逆于下，而阳邪遂阻于上，阳上阴下，是为不交之痞，主之以甘草泻心汤，干姜、大枣、半夏、甘草，温调胃土，制住下焦之阴邪不得上逆，黄芩、黄连，清肃客热，彻去上焦之阳邪，使无阻留，两勿羁驶，阳得入阴，否乃成泰矣。心者，阴也，火也。阴则来湿，火则聚热，名曰泻心，虽是泻心部之湿热，而推移乃在中焦，故复以甘草名汤耳。"

6. 尤在泾《金匮要略心典》："甘草泻心、生姜泻心，虽同为治痞之剂，而生姜泻心意在胃中不和，故加辛温以和胃；甘草泻心意在下利不止与客气上逆，故不欲人参之增气，而须甘草之安中也。"

7. 王子接《绛雪园古方选注》："甘草泻心，非泻结热，因胃虚不能调剂上下，致水寒上逆，火热不得下降，结为痞。故君以甘草、大枣和胃之阴，干姜、半夏启胃之阳，坐镇下焦客气，使不上逆，仍用芩、连，将已逆为痞之气轻轻泻却，而否乃成泰矣。"

8. 徐灵胎《伤寒论类方》："即生姜泻心汤去人参、生姜，加甘草一两。两次误下，故用甘草以补胃，而痞自除，俗医以甘草满中，为痞呕禁用之药，盖不知虚实之义者也。"

9. 任应秋《伤寒论语释》："《医宗金鉴》云：'方以甘草命名者，取和缓之意也，用甘草大枣之甘，补中之虚，缓中之急；半夏之辛，降逆止呕；芩连之寒，泻阳陷之痞热；干姜之热，散阴凝之痞寒，缓中降逆，泻痞除烦，寒热并用也。'林忆说应加人参，亦有至理，不仅《金匮》狐惑篇有人参三两是铁证，在临床经验上，人参确有振奋胃机能，缓解虚性痞满的作用。"

【经典配方】炙甘草四两，黄芩三两，半夏半升，大枣（擘）十二枚，黄连一两，干姜三两。上六味，以水一斗，煮取六升，去滓，再煎取三升，温服一升，日三服。

甘草四两，黄芩三两，人参三两，干姜三两，黄连一两，大枣十二枚，半夏半升。煎服法，上七味，水一斗，煮取六升，去滓，再煎温服一升，日三服。

【经典方证】下利，日数十行，谷不化，腹中雷鸣，心下痞硬而满，干呕，心烦不得安，胃中虚，状如伤寒，默默欲眠，目不得闭，卧起不安不欲饮食，恶闻食臭，其面目乍赤、乍黑、乍白。

【推荐处方】炙甘草 12 g，黄芩 9 g，半夏 9 g，大枣（擘）3 枚，黄连 3 g，干姜 9 g（《伤寒论》）。甘草 12 g，黄芩 9 g，人参 9 g，干姜 9 g，黄连 3 g，大枣 3 枚，半夏 10 g（《金匮要略》）。煎服法，上七味，水 2000 mL，煮取 1200 mL，去滓，再煎温服 200 mL，日 3 次。

【方证提要】心下痞满而硬，心烦呕逆，肠鸣，下利数十行，而见不思食，消化不良，少气，白塞综合征；表情沉默，精神不振，身热，失眠，烦躁，喉痛，咽烂，阴部溃疡，口腔黏膜溃烂，恶闻食臭，舌苔或白或黄多滑腻，脉濡或滑或数。

【适用人群】青壮年人多见，营养状况较好，易上腹部疼痛、腹泻。唇舌暗红，脉滑或数，大多有焦虑、紧张、心悸、睡眠障碍等，月经期溃疡多发或加重。

【适用病证】
以下病证符合上述人群特征者，可以考虑使用本方。

（1）以口腔溃疡为表现的疾病，如白塞综合征、复发性口腔溃疡、手足口病、宫颈糜烂、痔疮出血等。

（2）以腹泻为表现的疾病，如溃疡性结肠炎、克罗恩病、直肠溃疡、直肠炎、胃溃疡、艾滋病等。

（3）以失眠、烦躁为表现的精神心理疾病，如精神分裂症、抑郁症、焦虑症、神经症、更年期综合征等。

（4）以渗出较多为表现的皮肤黏膜疾病，如湿疹、带状疱疹、银屑病等。

【加减与合方】
（1）便秘、舌苔厚、衄血者，加大黄 10 g。
（2）糖尿病头昏、口渴，加葛根 20 g。

【注意事项】
甘草多用，可能会导致反酸、腹胀及水肿、血压升高等不良反应。

【医案分析】

1. 治口腔溃疡案

患者，男，62 岁，2018 年 11 月初诊。患者因反复口腔溃疡多年，再发 1 周就诊，诉平素口腔溃疡此起彼伏，几乎每月均有发作，平时应用冰硼散外涂，维生素 C、牛黄解毒丸等内服治疗，效果欠佳。本次就诊 1 周前，吃火锅、饮啤酒后再次发作，溃疡主要分布在口腔颊侧，咀嚼食物时伴有溃疡处疼痛，平素胃脘胀满，无泛酸、胃灼热、恶心、呕吐，大便正常，饮酒或使用辛辣食物后易腹泻，纳寐可。脉偏弦，舌红苔薄黄、微腻。四诊合参，考虑患者年龄偏大，正气已偏虚，湿热阻滞中焦，致中焦气机运行不利，郁而化热，热邪上犯口颊，发为溃疡。立方以甘草泻心汤为基础方加减，药用生甘草 18 g，法半夏 10 g，党参 10 g，黄连 6 g，黄芩 12 g，干姜 6 g，大枣 10 g，另加用陈皮 10 g，马齿苋 30 g，7 剂。复诊，患者诉服用至第 4 剂，溃疡即愈合。

按：患者吃火锅、饮啤酒致脾胃气虚，中焦水饮积聚，久郁化热，热又蒸水，遂成湿热之证。湿热阻滞中焦，致中焦气机运行不利，郁而化热，热邪上犯口颊，发为溃疡。仲师治之以姜参枣草补中益气治其本；半夏祛中焦之水邪兼化痰湿，则中焦可安；芩连配姜苦降辛升湿热之邪无所藏也。

2. 治荨麻疹案

徐某，男，42 岁，2019 年 6 月 22 日初诊。患者诉全身反复起风团 3 年余。患者于 3 年前受凉后出现全身皮肤瘙痒，搔抓后出现红斑、风团。曾口服氯雷他定等抗组胺药治疗，症情时轻时重，反复发作。既往有口腔溃疡病史。刻诊：四肢、胸腹部泛发皮疹、色微红，眼睑充血，食欲可，下唇内侧有一溃疡、色红，大便日 2～3 次，吃凉食易腹泻，大便黏，夜寐差，舌红苔腻，脉弦。诊为瘾疹（荨麻疹）。证属湿热证，治以清热凉血、祛风止痒，方用甘草泻心汤。处方：生甘草 15 g，黄连 5 g，黄芩 15 g，姜半夏 15 g，干姜 6 g，党参 15 g，大枣 15 g。7 剂，水煎服，日 1 剂。

2019 年 6 月 29 日二诊：皮疹较前明显减少，色泽变淡，新发皮疹已很少，二便调，夜寐安，舌红苔薄，脉弦。原方续服，7 剂。

2019 年 7 月 7 日三诊：皮疹基本消退，二便调，舌红苔薄，脉弦。继服上方 7 剂以兹巩固。

按：有许多皮肤疾病与胃肠有关系，对于久治难愈的皮肤病我们要想到调脾胃治疗的可能性。荨麻疹属于中医学"瘾疹"范畴，本患者因素体偏热，复感外邪，致邪热相搏于肌肤而发。患者皮疹色红而痒、眼睑充血、舌红均为体内有热之征，治当以清热为主，因患者有口腔溃疡，故投以甘草泻心汤，守方坚持服用，病情逐渐向愈。

# （六）黄连汤

【仲景方论】《伤寒论·辨太阳病脉证并治》："伤寒，胸中有热，胃中有邪气，腹中痛，欲呕吐者，黄连汤主之。"

【注家方论】1. 成无己《注解伤寒论》："胃中有邪气，使阴阳不交，阴不得升而独治于下，为下寒腹中痛；阳不得降而独治于上，为胸中热，欲呕吐。与黄连汤，升降阴阳之气。上热者，泄之以苦，黄连之苦以降阳；下寒者，散之以辛，桂、姜、半夏之辛以升阴；脾欲缓，急食甘以缓之，人参、甘草、大枣之甘以益胃。"

2. 许宏《金镜内台方议》："经曰，上热者泄之以苦，下寒者散之以辛。故用黄连为君，以治上热，干姜、桂枝、半夏以散下寒为臣。人参、大枣、甘草之甘，以益胃而缓其中也。"

3. 张卿子《张卿子伤寒论》："上热者，泄之以苦，黄连之苦以降阳；下寒者，散之以辛，桂、姜、半夏之辛以升阴；脾欲缓，急食甘以缓之，人参、甘草、大枣之甘以益胃。"

4. 李中梓《伤寒括要》："邪气传里，下寒上热。夫胃中有邪，则阴阳不交，阴不得升而独治于下，为下寒而腹痛；阳不得降而独治于上，为上热而呕吐。上热者泄之以苦，黄连之职也；下寒者散之以辛，姜、桂与半夏之任也。脾欲缓，急食甘以缓之，人参甘枣之用，其在斯乎！"

5. 钱潢《伤寒溯源集》："故以黄连之苦寒为君，即黄连泻心汤之意也。甘草缓腹中之痛，与黄连同用，能泻心下之邪，即甘草泻心汤之义也。若非干姜之温热守中，不足以疗腹中之痛，必人参、半夏之辛温扶胃，乃能止欲呕之逆。然胃有实热，则人参即为难用，此乃阴寒虚气，虽有胸中之客热，而无入胃之热邪，仍属太阴本证，故当温补兼施也。用桂枝者，使阳气通行，兼解其未去之经邪也。加大枣者，调停其中气，协调其药性之寒温也。黄连与干姜同用，乃寒因热用，所以治胸中有热也。干姜与黄连并行，即热因寒用，所以治腹痛欲呕也。胸中有热而用黄连者，逆而折之之法也。复用干姜者，求其属以衰之之法也。腹痛而用干姜者，逆者正治也。又用黄连者，从者反治也。胸既有热而腹痛欲呕，又为胃中有寒。一寒一热之邪，而以黄连、干姜并驰者，从而逆之，逆而从之也。立方之旨，精矣微矣。"

6. 徐灵胎《伤寒论类方》："即半夏泻心汤去黄芩加桂枝。诸泻心之法，皆治心胃之间，寒热不调，全属里症。此方以黄芩易桂枝，去泻心之名，而曰黄连汤，乃表邪尚有一分未尽胃中邪气，尚当外达，故加桂枝一味，以和表里，则意无不到矣。此属厥阴条，寒格自用干姜，吐下自用芩连。因误治而虚其正气，则用人参，分途而治，无所不包，又各不相碍。"

【经典配方】黄连三两，炙甘草三两，干姜三两，桂枝（去皮）三两，人参二两，半夏（洗）半升，大枣（擘）十二枚，上七味，以水一斗，煮取六升，去滓，温服，昼三夜二。

【经典方证】胸中有热，胃中有邪气，腹中痛，欲呕吐。

【推荐处方】黄连 9 g，炙甘草 9 g，干姜 9 g，桂枝（去皮）9 g，人参 6 g，半夏（洗）12 g，大枣（擘）12 枚。以水 2000 mL，煮取 1200 mL，去滓。温服 200 mL，日 3 服，夜 2 服。

【方证提要】腹中冷痛，大便溏或不利或泻下水谷，胃脘不舒或疼痛，胃脘有热感，口苦，欲呕吐，舌淡、苔薄黄，脉弱或迟。

【适用人群】体形偏瘦或消瘦，肤色黄暗无光泽，唇舌暗淡或舌暗红而苔白厚；腹部多扁平，腹肌薄而缺乏弹性，按压后不适或疼痛；有明显的消化道症状，如腹痛、呕吐，大多伴有烦躁、心悸、自汗、失眠等。

【适用病证】

以下病证符合上述人群特征者，可以考虑使用本方。

（1）胃黏膜脱落、慢性浅表性胃炎、慢性萎缩性胃炎、胃术后倾倒综合征、胃及十二指肠溃疡、慢性肝炎、慢性胆囊炎、胃肠神经官能症及肠胃癌变等病证而见上述证机者。

（2）以腹痛、腹泻为表现的疾病，如慢性细菌性痢疾、肠结核、克罗恩病、溃疡性结肠炎、菌群失调、肠易激综合征、胆囊炎腹泻、功能性腹泻、糖尿病腹泻、药源性腹泻等。

（3）以呕吐为表现的疾病，如急性胃肠炎、食物中毒、饮酒过量、某些化学物品及药物的刺激、急性胃扩张、幽门梗阻、胃潴留、糖尿病性胃轻瘫、反流性食管炎、胃部黏膜脱垂症、十二指肠梗阻等。

（4）以失眠为表现的疾病，如神经症、早泄、阳痿、焦虑症、抑郁症等。

（5）以心悸为表现的疾病，如心肌炎、心律不齐等。

【加减与合方】

（1）胃痛明显偏寒者，加炒白芍、桂枝、延胡索。

（2）胃脘痞满者，加炒枳实、厚朴。

（3）呕吐、胃中振水声明显者，加生姜。

（4）体倦、恶寒明显者，加黄芪、人参、附子。

（5）胸中闷热明显者，加蒲公英。

（6）饮食差偏气虚者，加白术。

（7）食滞、大便溏，加神曲、茯苓。

（8）口苦、苔黄、大便硬者，加大黄、黄芩。

**【注意事项】**

（1）阴虚胃痛者慎用。

（2）呕吐者，宜少量频服。

**【医案分析】**

1. 治和解上下案

患者，男，57 岁，主诉：胃胀间作伴胸骨后灼热 1 个月。未诉胃痛，时有反酸，无胃灼热，无嗳气，纳少，大便 1 日 1 行，排便不畅，平素遇凉易腹泻，寐安，夜尿频。舌红、苔薄腻，脉弦滑。2017 年 7 月 14 日行胃镜检查：反流性食管炎，痘疹性胃炎。病理：重度慢性浅表性胃炎，局部黏膜充血，水肿，幽门螺杆菌（＋＋＋）。2017 年 8 月查泌尿彩超：输尿管点状钙化。方用黄连汤合乌贝散加减。具体用药：黄连 10 g，干姜 6 g，清半夏 10 g，甘草 10 g，白术 20 g，白芍 20 g，桂枝 6 g，浙贝母 10 g，海螵蛸 6 g，莪术 10 g，盐益智仁 10 g，乌药 10 g，砂仁 6 g，木香 10 g，紫苏梗 10 g，豆蔻 10 g。

二诊：患者症状明显减轻，纳可，大便 1 日 1 行，寐安。原方加茯苓 10 g。

按：患者自诉胃胀伴胸骨后不适，有灼热感，时有反酸，《素问·至真要大论》曰："诸呕吐酸，暴注下迫，皆属于热。"《证类汇补·吞酸》言："有湿热在胃上口，饮食入胃，被湿热郁遏，食不得化……气逆于内。"但其平时遇冷易出现腹泻的症状，说明患者湿热蕴结于中焦，困阻脾胃，气机升降失调，致阳结于上，阴滞于下，出现上热下寒的症状，又其舌红、苔薄腻，脉弦滑，知其现阶段上热较下寒更为明显。故以黄连汤为主方，当进而从阳，方中药物均不用炮制之品，以增强清热之功。《本草纲目》曰"白芍同白术补脾"，李中梓言"半夏下气止呕吐，闭郁散表邪，除湿化痰涎，大和脾胃"，三药合用，斡旋中焦，健运脾胃，以加强中枢震慑之力，使胃气正常敷布。黄连、桂枝可走于上而散郁阳，干姜温阳而散寒。因患者反酸症状明显，故施师辅以乌贝散制酸和胃，此方虽仅二味药，但药性平和，制酸止痛效果明显，无论虚实均可加之。补而不行是为滞，故配以砂仁、木香、紫苏梗、豆蔻化湿行气，莪术行气活血。此方清上泻下，补而不滞，气血兼顾，可恢复中焦升降之功。

2. 治胁痛案

魏某，女，54 岁，1982 年 7 月初诊。素有胸闷胁痛。B 超：胆囊炎伴胆石症。近几周胃痛泛呕，厌油腻，曾吐苦绿水，大便偏稀、次多，舌苔厚腻，脉弦。方药：黄连 6 g，姜半夏 9 g，甘草 6 g，干姜 6 g，桂枝 9 g，太子参 12 g，姜竹茹 12 g，大枣 12 枚。水煎服，日 1 剂。7 剂立效，再进巩固。

按：仲景黄连汤证，首辨上热下寒，腹痛、呕吐。治宜调畅气机、疏通中州，脾胃中和而病愈。

# （七）小陷胸汤

**【仲景方论】**《伤寒论·辨太阳病脉证并治》："小结胸病，正在心下，按之则痛，脉浮滑者，小陷胸汤主之。"

**【注家方论】**1. 成无己《注解伤寒论》："心下硬痛，手不可近者，结胸也。正在心下，按之则痛，是热气犹浅，谓之小结胸。结胸脉沉紧，或寸浮关沉，今脉浮滑，知热未深结，与小陷胸汤，以除胸膈上结热也。苦以泄之，辛以散之；黄连瓜蒌实苦寒以泄热，半夏之辛以散结。"

2. 许宏《金镜内台方议》："故用瓜蒌为君，其味苦性寒，能破胸膈结气。半夏为佐为使，以辛能散气也。黄连为臣，苦以泄之，以辅君主之药，而下心下之结也。"

3. 方有执《伤寒论条辨》："正在心下，言不似大结胸之高而在上也。按之则痛，言比不按亦痛则较轻也。浮则浅于沉，滑则缓于紧，此结胸之所以有大小之分也。黄连苦寒，以泄热也。半夏辛温，以散结也。瓜蒌实苦而润，苦以益苦，则致热于易泄为可知。润以济辛，则散结于无难开可必。所谓有兼人之勇而居上功者，惟此物为然也。"

4. 李中梓《伤寒括要》："大结胸者，不按亦痛。小结胸者，必手按而后觉痛也。邪轻于前，故曰小陷胸。夫苦以泄之，辛以散之，黄连、瓜蒌之苦寒以泄热，半夏之辛温以散结，邪自解矣。"

5. 程应旄《伤寒论后条辨》："邪液虽停，而气自外达，故脉浮滑，较之沉紧者，里未实矣。改大陷胸汤为小陷胸汤，黄连涤热，半夏导饮，瓜蒌实润燥，合之以开结气亦名曰陷胸者，攻虽不峻，而一皆直泄其里，胸之实邪，亦从此夺矣。外此又有支结一证，更当从少阳中参求之。则知结胸不但有大小之殊，而且有偏正之异除，大结胸外，俱不可不顾惜此清阳之气也。"

6. 柯韵伯《伤寒来苏集》："结胸有轻重，立方分大小。从心下至小腹按之石硬而痛不可近者，为大结胸；正在心下未及胁腹，按之则痛，未曾石硬者，为小结胸。大结胸是水结在胸腹，故脉沉紧；小结胸是痰结于心下，故脉浮滑。水结宜下，故用甘遂、葶、杏、硝、黄等下之；痰结可消，故用黄连、瓜蒌、半夏以消之。水气能结而为痰，其人之阳气重可知矣。"

7. 尤在泾《金匮要略心典》："是以黄连之下热，轻于大黄，半夏之破饮，缓于甘遂，瓜蒌之润利，和于芒硝，而其蠲除胸中结邪之意，则又无不同也，故曰小陷胸汤。"

8. 王子接《绛雪园古方选注》："结胸，按之始痛者，邪在脉络也。故小陷胸止陷脉络之邪，从无形之气而散。瓜蒌生于蔓草，故能入络，半夏成于坤月，故亦通阴，二者性皆滑利，内通结气，使黄连直趋少阴，陷脉络之热，攻虽不峻，胸中亦如陷阵，故名陷胸。仅陷中焦脉络之邪，不及下焦，故名小陷胸汤。"

9. 陈恭溥《伤寒论章句》："瓜蒌藤蔓之品，其实能下结热，通络脉，合黄连半夏泻心下之结热，胸隔之络通热除，其病愈矣。"

10. 张锡纯《医学衷中参西录》："为其病因由于心火炽盛，故以黄连以宁息心火，兼以解火热之团结，又佐以半夏开痰兼能降气，瓜蒌涤痰兼以清热，其药力虽远逊于大陷胸汤，而以分消心下之痞塞自能胜任有余也。然此方者，需将瓜蒌切细，连其仁皆切碎，方能将药力煎出。"

【经典配方】黄连一两，半夏（洗）半升，瓜蒌实大者一枚。

【经典方证】正在心下，按之则痛，脉浮滑。

【推荐处方】黄连 3 g，半夏 6 g，瓜蒌实 15 g。以水 1200 mL，先煮瓜蒌取 600 mL，去滓，再加入黄连、半夏，煮取 200 mL，去滓，每日温服 3 次。

【方证提要】心下痞满，按之则痛，胸闷喘满，烦热，咳吐黄痰，痰质浓稠，舌质红、苔黄腻，脉浮滑。

【适用人群】体质偏热，胸闷胸痛，咳嗽痰黄黏腻，喘息气促，食欲不振，便秘，上腹部疼痛，恶心，或有心烦、烦热、口渴、头昏、失眠等。

【适用病证】以下病证符合上述人群特征者，可以考虑使用本方。

（1）以上腹部疼痛、便秘为表现的疾病，如胆囊炎、胰腺炎、胆汁反流性胃炎、急慢性胃炎、幽门梗阻、急性食管炎、反流性食管炎、大肠癌等。

（2）以胸闷、咳、痰、喘为表现的疾病，如感冒、咳喘、慢性阻塞性肺疾病、肺源性心脏病、尘肺并感染、胸膜炎、肺炎、放射性肺炎、支气管炎、哮喘、支气管扩张、急性肺不张、自发性气胸、胸膜炎等。

（3）以头昏、胸闷、胸痛为表现的疾病，如高血压、心绞痛、冠心病、糖尿病、高脂血症、眩晕症等。

（4）恶心、进食困难为表现的疾病，如食管癌。

**【加减与合方】**

（1）呕恶者，加竹茹 10 g，生姜 10 g。

（2）胸痛、胃脘痛者，加枳实 10 g，枳壳 10 g，郁金 10 g、柴胡 10 g。

（3）冠心病、心绞痛者，加薤白 15 g，川芎 15 g。

**【注意事项】**

（1）部分患者服药后有腹泻、大便夹带黏液的表现。

（2）脾胃虚寒、大便溏泄者慎用。

**【医案分析】**

1. 治胸痹案

患者，男，72 岁，退休干部。主诉：发作性胸闷、胸痛、心悸 3 个月。现病史：患者 3 个月前因劳累而出现胸闷、胸痛、心悸，自服冠心苏合丸略缓，后上述症状多次反复，今日来诊。心电图示心肌缺血，频发室性期前收缩二联律，诊为心绞痛。症见心前区疼痛，胸中烦闷，心悸气短，痰多黏稠，口干，腹胀纳少，大便不爽，舌红边尖紫黯、苔黄腻，脉细滑结代。中医诊断：胸痹，辨证为痰浊壅滞。治法：清热涤痰，祛瘀通脉。方药：黄连 3 g，瓜蒌、半夏各 10 g，丹参 15 g，降香 6 g。每日 1 剂，服 15 剂后，胸痛缓，后以益气养阴善后，调治月余出院。

按：患者证属痰热互结，气机痹阻，血脉不畅之胸痹。痰热内扰则胸中烦闷，气短，心悸；气机痹阻而血行不畅，心前区疼痛；痰多、腹胀纳少、口干、舌脉均为痰热之象，故治以小陷胸汤涤痰清热，祛瘀通络，则胸痹可解。

2. 治冠心病医案

患者，男，65 岁，2019 年 7 月 4 日因"发作性胸痛 1 周"来诊。患者于某院行冠状动脉造影：前降支斑块浸润，近端局限性狭窄 70%。诊断为不稳定型心绞痛。刻下症见：心前区疼痛伴后背放射痛，活动后加重，自诉行走 500 m 即可出现后背疼痛，胸闷憋气时作，患者形体肥胖，平素怕热，易汗出，偶有头晕头痛，大便溏，小便黄，平素嗜食肥甘厚腻，偶有反酸胃灼热，纳眠可。舌红、苔黄腻、舌下络脉迂曲，咽部略红，脉寸浮、关弦滑、尺沉。血压 160/100 mmHg。既往有高血压病史 14 年余，现口服苯磺酸氨氯地平片 5 mg，每日 1 次，阿司匹林肠溶片 0.1 g，每日 1 次，硫酸氢氯吡格雷 75 mg，每日 1 次，单硝酸异山梨酯 50 mg，每日 1 次，病情控制尚可。吸烟 40 余年，每日 20 支，饮酒 30 余年，每日 3 两。西医诊断：①冠心病，不稳定型心绞痛，心功能Ⅲ级；②原发性高血压（2 级）。中医诊断：胸痹，辨证为痰瘀互结证。处方予以小陷胸汤加减：瓜蒌 9 g，黄连 9 g，姜半夏 9 g，黄芩 15 g，丹参 15 g，延胡索 15 g，桃仁 9 g，红花 9 g，煅瓦楞子 30 g，生甘草 9 g，7 剂，水煎服，每日 1 剂。嘱其清淡饮食，戒烟酒。

2019 年 7 月 11 日二诊：血压 130/90 mmHg，心率 78 次/分。自诉心前区疼痛稍减，后背放射痛明显减轻，现行走 500～1000 m 需休息，大便溏，晨起小便黄，活动后胸闷憋气仍在。舌红、苔中后部略腻，脉弦滑。中药嘱上方加薏苡仁 30 g，炒白扁豆 30 g，继服 7 剂，水煎服，每日 1 剂。

2019 年 7 月 18 日三诊：血压 130/80 mmHg，心率 83 次/分。心前区及后背放射痛明显改善，现行走 1000 m 左右需休息，胸闷憋气明显减轻，纳眠可，二便调。舌红、苔白腻，脉寸弱、关浮滑、尺略沉。近守方继服 3 个月，回访患者日常活动无心前区不适症状，生活质量明显改善。

按：本病属胸痹痰瘀互结证，患者嗜食肥甘厚腻，脾失健运，聚生痰浊，心气无力推动血脉，血行瘀滞，日久则痰瘀互结于胸膈，故见心前区疼痛，胸闷憋气时作。脾失健运则大便溏稀，瘀热内结可见平素怕热、汗出、小便黄等诸症，舌脉亦为其佐证。方选小陷胸汤加减以清热豁痰、宽胸散结。根据其舌脉可知此患者血瘀较轻，故方中加用桃仁、红花、丹参以活血化瘀，延胡索以行气止痛，诸药合用共奏开瘀散结、通痹止痛之功。

# （八）干姜黄芩黄连人参汤

【仲景方论】《伤寒论·辨厥阴病脉证并》："伤寒，本自寒下，医复吐、下之，寒格，更逆吐、下，若食入口即吐者，干姜黄芩黄连人参汤主之。"

【注家方论】1. 成无己《注解伤寒论》："经曰，格则吐逆。食入口即吐，谓之寒格，更复吐下，则重虚而死，是更逆吐下，与干姜、黄连、黄芩、人参汤以通寒格。辛以散之，甘以缓之，干姜、人参之甘辛，以补正气；苦以泄之，黄连、黄芩之苦，以通寒格。"

2. 许宏《金镜内台方议》："故用干姜为君，以散逆气，而调其阳，辛以散之也。以黄连为臣，而和其阴。黄芩为佐，以通寒格，苦以泄之也。以人参为使，而和其中，补益真气，甘以缓之也。"

3. 喻嘉言《尚论篇》："寒格有，因误施吐下之寒药，致成格拒也。若食入口即吐，格拒极矣，故用干姜、人参以温补其胃，用黄连、黄芩之苦以下逆气，而解入里之热邪也。"

4. 李中梓《伤寒括要》："上焦寒则吐，下焦寒则利，为医所伤，遂成寒格。以干姜散寒，人参补气，此正治也。其用芩、连者，寒因寒用，为向导之兵，此从治也。"

5. 柯韵伯《伤寒来苏集》："治之小误，变证亦轻，故制方用泻心之半。上焦寒格，故用参、姜；心下蓄热，故用芩、连；呕家不喜甘，故去甘草；不食则不吐，是心下无水气，故不用姜、夏。要知寒热相阻，则为格证；寒热相结，则为痞证。"

6. 程应旄《伤寒论后条辨》："故用芩、连苦以降上焦之阳逆，姜、参温以补中焦之虚寒，胃阳得煦，仍可转气而下冲，一自利，吐随利止矣。此属虚家未发厥，而阴阳不相顺接之故。得之误治，非属本病，若仍从乌梅丸例，酌用此方，救误尚自有法，不尔，救之无可救矣，何可下巾。"

7. 魏荔彤《伤寒论本义》："于是吐下且更甚，甚则食入即吐，而下利或至不止，本为阴阳争拒之证。吐下不已，驯致为有阴为阳之渐矣。法当急温其中焦，使阳在内为阴所包裹者，力盛则自出，干姜、人参，是阳升之品也。且使寒在上面郁伏乎热邪者，气开则自降。黄连、黄芩，降阴之品也。此一方面升阳降阴，温中治逆，数善备焉矣。"

8. 陆渊雷《伤寒论今释》："凡朝食暮吐者，责其胃寒，食入即吐者，责其胃热。胃热，故用芩连，本方证，胃虽热而肠则寒，故用芩连与干姜并用，以其上热下寒，故入之厥阴篇。然自来注家，皆不敢指本证为厥阴病，盖自昔惟以乌梅丸为主方，本方得泻心之半，目为少阳方故也。惟小丹波谓厥阴亦适用本方，引见本篇首条，证候用法，当从方所引诸家之说。"

【经典配方】干姜、黄连、黄芩、人参各三两，上四味，以水六升，煮取二升，去滓。分温再服。

【经典方证】寒格，食入口即吐。

【推荐处方】干姜、黄连、黄芩、人参各9 g。以水1200 mL，煮取400 mL，去滓。1日温服2次。

【方证提要】呕吐，食入口即吐，下利便溏，或泻下不消化食物，胃部灼热，口苦、口臭、口干，食少乏力，恶心，腹胀腹痛，下利，喜暖喜按，舌红、苔黄或腻，脉数或紧。

【适用人群】50~60岁的中老年人，面色不泽、口干、口臭、失眠、乏力、心悸心烦、胸痛、大便干、视物模糊、头晕、夜尿频、出汗、腰酸痛、手足麻、畏寒、腹胀、腹冷、便溏、脘痞、恶心气逆。舌红、苔白腻或黄，脉弦滑。

【适用病证】

以下病证符合上述人群特征者，可以考虑使用本方。

（1）以腹痛、反酸或恶心为表现的疾病，如消化性溃疡、胆囊炎、急慢性胃炎、胃癌。

（2）以神倦乏力、恶心、呕吐为表现的疾病，如尿毒症引起的胃炎。

（3）以口干、乏力为表现的疾病，如糖尿病、胰岛素抵抗。

（4）以腹痛腹泻为表现的疾病，如慢性结肠炎。

（5）以四肢乏力或麻木为表现的疾病，如急性脊髓炎、痹症。

（6）以头晕失眠为表现的疾病，如眩晕症、睡眠障碍。

**【加减与合方】**

（1）治疗肺热咳嗽，加五味子9 g，杏仁10 g，白前15 g，百部15 g。

（2）治疗急性胃肠炎，加紫苏15 g，藿香30 g，半夏12 g，吴茱萸9 g，木瓜15 g。

（3）治疗食道贲门炎，加瓜蒌实30 g，半夏10 g，枳实15 g，桃仁10 g，威灵仙20 g。

**【注意事项】**

（1）无口苦喜冷者，慎用。

（2）食久方吐者，慎用。

**【医案分析】**

1. 治呕吐案

华某，男，51岁，工人，2000年7月12日初诊。患者4天前因天气炎热，口大渴，遂恣食瓜果过多，当晚出现频频呕吐，且伴胃痛，本厂卫生室予以藿香正气水，服后吐反甚。现症：食入即吐，胃脘冷痛，倦怠乏力。舌红苔黄，脉弦紧。诊为呕吐，证属胸膈有热，胃脘虚寒。治宜苦寒降泄，益气温中。拟干姜黄芩黄连人参汤加味，处方：黄连6 g，黄芩10 g，干姜10 g，党参10 g，草豆蔻10 g，木香4 g。水煎服。服3剂，呕吐、胃痛等症状消失。

按：本例胸膈有火，不能纳物，故食入即吐；且因恣食瓜果，伤及胃脘之阳，寒凝气滞，以致出现胃脘凉痛。投干姜黄芩黄连人参汤加味，以芩、连清胸膈之火，干姜温散胃脘之寒，党参益气养胃，加草蔻仁以消水果之积，木香行气以助干姜散寒止痛。

2. 治腹泻案

吴某，女，29岁，2012年8月18日初诊。患者腹泻3年，夏秋尤甚，多方医治无效。今入夏以来，腹泻加重，肠鸣，便如清水，严重时如厕无度，食少纳呆，四肢无力，自觉胃脘痞闷胀满，有烧灼感，恶心呕吐，五心烦热，近数日面部发热、口干、鼻燥、牙痛、头痛、心悸、自汗，身体日渐消瘦。舌质红、舌面有溃疡，脉沉细无力。证属阴阳格拒，胃热肠寒证。治拟寒热并用、清上温下，投干姜黄芩黄连人参汤。处方：干姜、黄芩、黄连、白术、连翘各10 g，党参、茯苓、木香各15 g，木通、竹叶、甘草各6 g。3剂，每日1剂，水煎服。后又以此方略有增减，续服5剂后，诸证消失，临床治愈。

按：本例患者之病情乃为寒热错杂证。恙由素体阳虚，脾胃运化失健，故大便溏泄。今年长夏之季，暑湿当令，湿邪直中太阴、阳明，遏伤阳气，脾阳更虚，中焦寒盛，致大肠燥化不足，水谷不能吸收运化，混杂而下，并走大肠，故出现腹泻不止、便如清水等虚寒征象。又因久服温燥之药，胃热内生，热盛津伤，出现口干鼻燥、心胸烦热等症，乃系中焦之燥热被下焦阴寒所格拒，并循阳明经上行，故见呕吐、牙痛、舌体溃疡等寒热错杂证。若单纯治寒则碍热，治热则碍寒，所以屡治而不效。张仲景认为："伤寒本自寒下，医复吐下之，寒格，更逆吐下，若食入口即吐，干姜黄芩黄连人参汤主之。"笔者效法运用黄芩、黄连、竹叶、木通清热利尿；干姜、党参、甘草温阳散寒、益气补中；佐以白术、茯苓健脾利湿；木香厚肠止泻；连翘清热止呕，并能消除舌面溃疡；黄芩、黄连苦寒，干姜、人参辛、甘、温，既泻火解毒、清热补阴，又温中散寒、益气补中。诸药同用，共奏清上温下之功。

## （九）厚朴生姜半夏甘草人参汤

**【仲景方论】**《伤寒论·辨太阳病脉证并治》："发汗后，腹胀满者，厚朴生姜甘草半夏人参汤主之。"

**【注家方论】** 1. 成无己《注解伤寒论》："吐后腹胀与下后腹满皆为实，言邪气乘虚入里为实。发汗后外已解也。腹胀满知非里实，由脾胃津液不足，气涩不通，壅而为满，与此汤和脾胃而降气。《内经》曰：脾欲缓，急食甘以缓之，用苦泄之。厚朴之苦，以泄腹满；人参、甘草之甘，以益脾胃；半夏、生姜之辛，以散滞气。"

2. 汪石山《医学原理》："治发汗后腹胀满者。因脾胃不足，气涩不通，壅而为满。经云：脾欲缓，急食甘以缓之，用苦以泄之。故用人参、甘草以益脾土，厚朴之苦以泄胀满，佐半夏、生姜之辛以散滞气。"

3. 方有执《伤寒论条辨》："汗后腹胀满者，胃中干，阳虚气滞而伏饮停蓄也。人参、甘草之甘，益胃而滋干。生姜、半夏之辛，蠲饮而散满。然胀非苦不泄，所以厚朴者，君四物而主治也。"

4. 程应旄《伤寒论后条辨》："主之以厚朴生姜甘草半夏人参汤者，益胃和脾培其阳，散滞涤饮遣其阴，缘病已在中，安中为主，胃阳得安，外卫不固而自固，桂枝不复用也。"

5. 柯韵伯《伤寒来苏集》："此条不是妄汗，以其人本虚故也。上条汗后见不足症，此条汗后反见有余症。邪气盛则实，故用厚朴姜夏散邪以除腹满；正气虚，故用人参甘草补中而益元气。"

6. 汪琥《伤寒论辨证广注》："脾欲缓，急食甘以缓之，用苦泄之。厚朴之苦，以泄腹满。人参、甘草之甘，以益脾胃。半夏、生姜之辛，以散滞气。《内台方议》云：此系汗后亡津液，脾气虚而燥涩，故作胀。所以汤中用人参之甘，以生津液，补不足。炙甘草之甘，以缓其中，宽其胀也。夫胀非苦不泄，故用厚朴。非辛不散，故用半夏、生姜。"

7. 魏荔彤《伤寒论本义》："仲师主之以生姜、甘草、人参温其中，培其阳，开以半夏之燥苦，泄以厚朴之温苦，未敢少佐以寒凉，所以使由阴分内散出之阳，仍入阴分之中，则阴敛而腹胀满消矣。阴何以胀？阳散而阴亦散也。又何以消？阳敛而阴亦敛也。可见此二物非可倾刻相离者也。推之，凡满凡壅，而未见痛楚者，皆是理也。学者详焉。前条用桂枝固外者，恐阳乃上浮，故固于外而安其中，则在下之阴，不犯上也。此条不用桂枝，正藉厚朴半夏开导之力，引生姜、甘草、人参之阳药入阴中耳。安用桂枝复引阳于外乎？仲师制方之音千古谁能识之。"

8. 刘渡舟《伤寒挈要》："方用厚朴宽中除满，生姜辛开理气，半夏开结燥湿，人参、甘草健脾补土以助运化，于是消而不伤、补而不壅，为消补兼施之剂。"

【经典配方】厚朴（炙，去皮）半斤，生姜（切）半斤，半夏（洗）半升，炙甘草二两，人参一两，上五味，以水一斗，煮取三升，去滓。温服一升，日三服。

【经典方证】发汗后腹胀满。

【推荐处方】厚朴 24 g，生姜 24 g，半夏 12 g，炙甘草 6 g，人参 3 g，以水 2000 mL，煮取 600 mL，去滓。温服 200 mL，1 日 3 次。

【方证提要】腹胀满，饮食不振，四肢无力，或腹痛，或腹满时减，复如故，舌淡苔白，脉弱。

【适用人群】平素少气懒言，语声低微，腹胀不舒，舌淡红、苔薄白或白腻，脉象调和或弦滑，唯关部沉按少力，脘腹痞满，餐后加重，无明显疼痛，胃部压痛、嗳气、胃胀、便秘。

【适用病证】
以下病证符合上述人群特征者，可以考虑使用本方。

（1）以腹胀为表现的疾病，如急性单纯性胃炎、慢性胃炎、功能性消化不良、肠易激综合征、糖尿病胃轻瘫、糖尿病胃动力障碍、老年缺血性中风患者胃部压痛、不完全性肠梗阻、胃下垂、胃扭转。

（2）以胃部嘈杂、反酸为表现的疾病，如反流性食管炎。

（3）以呕吐为表现的疾病，如胃癌术后倾倒综合征。

（4）以腹胀、发热、纳差为表现的疾病，如肝癌性腹胀。

（5）以便秘为表现的疾病，如麻痹性肠梗阻。

（6）以尿频、尿急伴小腹胀满为表现的疾病，如慢性前列腺炎。

**【加减与合方】**

（1）少气、乏力者，加黄芪10 g，白术10 g。

（2）腹痛者，加白芍10 g，木香15 g。

（3）便溏者，加茯苓10 g，山药15 g。

（4）脾湿者，加薏苡仁15 g，扁豆10 g。

（5）治疗胃黏膜脱垂症，加黄芪30 g，白及15 g，海螵蛸20 g。

（6）治疗肝腹腔积液，加制附子12 g，草果仁12 g，白术18 g，大腹皮30 g。

（7）治疗功能性消化不良，加苍白术各15 g，槟榔12 g，枳实12 g。

（8）治疗呕逆吐水，加吴茱萸10 g，茯苓40 g，白术12 g，木香12 g。

**【注意事项】**

肠梗阻已届晚期出现肠坏死者禁用。

**【医案分析】**

*治发汗后腹胀满案*

患者，女，23岁，2018年2月3日初诊。主诉：发热，咳嗽2日。患者于2日前受凉后出现发热，体温最高39.5 ℃，自行服用对乙酰氨基酚0.5 g后体温未见下降，进而求中医诊治。刻下症见：发热恶寒，周身无汗，咳嗽有痰，痰白质热、量不多、不易咳出，脑后疼痛连及项背，口干欲饮温水，无咽痛，纳差，大便日1行，手足不温。舌淡、苔薄白而滑、后部有黄腻苔，脉浮细数、沉按少力。既往患者先天性小脑发育不全，身材矮小，驼背畸形，体重不足40 kg。中医诊断为感冒，辨证为外感风寒，内有郁热，正气不足。治以解表散寒、肃肺平喘、补虚清热，用厚朴麻黄汤加减。处方：生麻黄6 g，杏仁9 g，生石膏（先煎）30 g，生甘草6 g，桂枝8 g，小麦10 g，生姜9 g，大枣9 g，细辛3 g，厚朴8 g，茯苓30 g，白参（另煎）8 g。1剂，水煎，早晚饭后服。

2018年2月6日二诊：患者于初诊当日服药后，体温降至37.2 ℃，咳嗽及头痛明显减轻，次日体温降至36.8 ℃，患者家属为求巩固疗效，又自行服用上方2剂。刻下症见：脘腹胀满，按之柔软不硬，口干欲饮温水，乏力，纳呆，排大便无力，舌淡、苔薄白、中后部有白腻苔，脉沉弦、两关无力。中医诊断为腹胀，辨证为脾虚气滞。治当补气健脾、消满除胀。用厚朴生姜半夏甘草人参汤加味。处方：厚朴花12 g，鸡矢藤12 g，生姜12 g，姜半夏6 g，白参（另煎）8 g，炙甘草6 g。3剂，水煎服，每日1剂，早晚饭后服。

2018年2月9日三诊：患者腹胀及乏力较前减轻，食欲明显好转，嘱其继续服用二诊方5剂。5日后电话随访，已无明显乏力及腹胀症状。

**按：** 本案患者体质较弱，外感风寒之邪，以辛温之品加扶正之药，当属对证之剂，但患者未能中病即止，过服麻桂之品，伤及正气，故出现腹胀满症。患者脾胃气虚及脾胃气滞均较重，并非仲景原方之脾胃气滞重于脾胃气虚，因此遣方时加重人参及甘草用量；因患者过服发汗解表之药，恐津液不足，故去辛燥之厚朴，改用厚朴花，加鸡矢藤者，因此药为治疳积要药，功能健脾消食，行气消胀。

## 参 考 文 献

［1］毛燕，李立华. 高才达运用泻心汤治疗痞证经验［J］. 世界中医药，2021，16（3）：491 – 495，499.

［2］柴馥馨，柴瑞霁. 柴瑞霁运用附子泻心汤验案［J］. 山西中医，2017，33（4）：46 – 47.

［3］姚保泰. 半夏泻心汤加味治疗胃黏膜脱垂症63例疗效观察［J］. 河南中医，1994，5：279.

［4］熊寥笙. 伤寒名案选新注［M］. 成都：四川人民出版社，1981.

［5］刘全喜，董永丽，贾玉，等. 甘草泻心汤治疗复发性阿弗他溃疡验案4则［J］. 中国中医药现代远程教育，2022，20（5）：76 – 78.

［6］高立珍，孟彪. 甘草泻心汤治疗杂病验案举隅［J］. 中国中医药现代远程教育，2020，18（24）：63 – 65.

［7］刘苏仪，施丽婕．施丽婕应用黄连汤和解上下［J］.长春中医药大学学报，2018，34（5）：895－897.

［8］张馥南．小陷胸汤临证举隅［J］.新中医，2000，32（3）：50.

［9］聂子锦，纪文岩．吉中强教授活用小陷胸汤治疗心血管病临床经验［J］.中医临床研究，2021，13（35）：107－109.

［10］刘含堂．经方治病经验录［M］.北京：学苑出版社，2008.

［11］胡华容．经方治验二则［J］.浙江中医杂志，2014，49（7）：542.

［12］张耀夫，穆国华，蒋里，等．厚朴生姜半夏甘草人参汤的临床应用［J］.北京中医药，2020，39（1）：42－44.

# 五、五苓散类方

## （一）五苓散

**【仲景方论】**《伤寒论·辨太阳病脉证并治》："太阳病，发汗后，大汗出，胃中干，烦躁不得眠，欲得饮水者，少少与饮之，令胃气和则愈。若脉浮，小便不利，微热消渴者，五苓散主之。"

《金匮要略·痰饮咳嗽病脉证并治》："假令瘦人，脐下有悸，吐涎沫而癫眩，此水也，五苓散主之。"

**【注家方论】** 1. 成无己《伤寒明理论》："苓，令也，号令之令矣。通行津液，克伐肾邪，专为号令者，苓之功也。五苓之中，茯苓为主，故曰五苓散。茯苓味甘平，猪苓味甘平。甘虽甘也，终归甘淡。《内经》曰：淡味渗泄为阳。利大便曰攻下，利小便曰渗泄。水饮内蓄，须当渗泄之，必以甘淡为主，是以茯苓为君，猪苓为臣。白术味甘温，脾恶湿，水饮内蓄，则脾气不治，益脾胜湿，必以甘为助，故以白术为佐。泽泻味咸寒，《内经》曰：咸味下泄为阳。泄饮导溺，必以咸为助，故以泽泻为使。桂味辛热。肾恶燥，水蓄不行则肾气燥。《内经》曰：肾恶燥，急食辛以润之。散湿润燥，故以桂枝为使。多饮暖水，令汗出愈者，以辛散水气外泄，是汗润而解也。"

2. 许宏《金镜内台方议》："五苓散乃汗后一解表药也。且伤寒发汗后当解，今此不解者，为有内热，烦渴饮水，又加余表不能尽解也。若与桂枝汤，又干内热；若与白虎汤，又兼有表，故与五苓散，中用桂枝取微汗，以两解也。"

3. 吴谦《医宗金鉴》："君泽泻之咸寒，咸走水府，寒胜热邪；佐二苓之淡渗，通调水道，下输膀胱，则水热并泻也；用白术之燥湿，健脾助土，为之堤防以制水也；用桂之辛温，宣通阳气，蒸化三焦以行水也。泽泻得二苓下降，利水之功倍，则小便利而水不蓄矣。白术借桂上升，通阳之效捷，则气腾津化，渴自止也。若发热不解，以桂易桂枝，服后多饮暖水，令汗出愈。是知此方不止治停水小便不利之里，而犹解停水发热之表也。"

4. 王子接《绛雪园古方选注》："苓，臣药也。二苓相辅，则五者之中，可为君药矣，故曰五苓。猪苓、泽泻相须，藉泽泻之咸以润下，茯苓、白术相须，藉白术之燥以升精。脾精升则湿热散，而小便利，即东垣欲降先升之理也。然欲小便利者，又难越膀胱一腑，故以肉桂热因热用，内通阳道，使太阳里水引而竭之，当知是汤专治留着之水，渗于肌肉而为肿满。若水肿与足太阴无涉者，又非对证之方。"

5. 柯韵伯《伤寒来苏集》："水者，肾所司也，泽泻味咸入肾，而培水之本；猪苓，黑色入肾，以利水之用；白术，味甘归脾，制水之逆流；茯苓，色白入肺，清水之源委，而水气顺矣。然表里之邪，谅不因水利而顿解，故必少加桂枝，多服暖水，使水精四布，上滋心肺，外达皮毛，溱溱汗出，表里之烦热两除也。白饮和服，亦啜稀粥之微义，又复方之轻剂也。"

6. 吴贞《伤寒指掌》："凡服五苓散，多饮暖水取汗者，欲其散达营卫，表里俱解也。"

**【经典配方】** 猪苓（去皮）十八铢，泽泻一两六铢，白术十八铢，茯苓十八铢，桂枝（去皮）半两。上五味，捣为散，以白饮和服方寸匕，日三服，多饮暖水，汗出愈。如法将息。注：《金匮要略》五苓散处方为泽泻一两一分，猪苓（去皮）三分，茯苓三分，白术三分，桂（去皮）二分。

【经典方证】小便不利、头痛微热、烦渴欲饮，甚则水入即吐；或脐下动悸，吐涎沫而头目眩晕；或短气而咳；或水肿、泄泻。舌苔白，脉浮或浮数。

【推荐处方】猪苓9g，泽泻18g，白术9g，茯苓9g，桂枝6g。上药共研为散。每服3～5g，每日2～3次，酒或米饮调和服，服后多饮温开水取汗。

【方证提要】发热，烦渴欲饮，或水入即吐，小便不利。恶风，汗出，头目眩晕，口吐涎沫，小腹胀满，或短气而咳。

【适用人群】面多油光，腹形肥胖、按之饱满但无疼痛，能食，易腹泻或大便不成形，易疲乏。面色多黄白或黄暗、多无油光，腹部肌肉松软而易水肿，多汗，身体常困重。面多黄白或黄暗、多无油光，易头晕，多心下、脐下动悸，易腹泻，易水肿，易出现腹腔积液、胸腔积液。

【适用病证】
以下病证符合上述人群特征者，可以考虑使用本方。

（1）外有表证，内停水湿所致之头痛发热，烦渴欲饮或水入即吐，小便不利，舌质淡、苔白，脉浮等症。

（2）水饮内停所致之水肿、大便泄泻、小便不利及呕吐等症。

（3）痰饮所致之脐下动悸、泛吐涎沫而头眩或短气而咳者。

（4）肾小球肾炎、肝硬化所引起的水肿及肠炎、尿潴留、脑积水、胸腔积液、传染性肝炎、泌尿系感染、中心性视网膜炎、青光眼等疾病，辨证属水湿内停型者。

【加减与合方】
（1）水肿兼有表证，可合越婢汤。
（2）水湿壅盛，可合五皮饮。
（3）泄泻偏于热者，去桂枝，加车前子、木通，以利水清热。

【注意事项】
（1）凡津伤液脱者，皆禁用。五苓散方剂堪称利水渗湿之最，如遇热病后期，津伤液脱，或素有阴伤津亏而小便不利者，若再用五苓散利水，则使其更虚，故当禁用。

（2）凡脾虚气弱者，皆忌用。病机均涉及脾运，但五苓散方剂专为表邪未解、水蓄膀胱、气化不行而设立，误用可能重伤其正气。

（3）凡肾阳不足者，皆慎用。五苓散方剂重在渗湿利水，并无温阳补肾之功，且大剂利水，恐伤肾气，故当慎用。

（4）服后宜多饮温热开水，并使其全身微微出汗，则疗效更佳。

（5）五苓散方剂属利水重剂，宜中病即止，不可久服，以免伤气、伤阴。

（6）饮食宜清淡，不可进食太咸。

【医案分析】

1. 治水肿案

患者，女，24岁，农民。患者经期下水劳动，适逢暴雨浸淋，是夜即恶寒战栗，经血骤停。继而小腹冷痛，全身水肿，曾经多医调治，中西药迭进，唯肿胀不减，且闭经已半年余。诊见：精神倦怠，颜面及四肢呈凹陷性水肿，伴头昏心悸，小腹胀满，小溲短涩，大便溏泄。舌苔白滑，脉沉细。证属寒邪凝滞经脉，水气不能运行。治宜温阳通脉，佐以利水渗湿。方拟五苓散为汤剂治之，处方：桂枝、茯苓各30g，猪苓15g，泽泻9g，白术20g。每日1剂，水煎服。

二诊：服药颇见应手，10日后即月经来潮，且小便畅通，水肿明显消退，精神渐佳，脉象有起色，余症亦相继好转。药既奏效，毋庸更张，原方再服10剂，约月余后，患者欣喜来肯，诸恙痊愈，月经正常。

按：仲景五苓散一方，为行膀胱之水而设，而与本例之经脉不通、水气难于运行之水肿症，其症虽异，但机制颇为相合，故取五苓散方义。而又重用桂枝，即寓桂枝加桂汤之妙义，取其性味之辛温，既通阳行水，又温通经脉，开血之痹涩以调经；再以茯苓、泽泻等利水渗湿相配伍，故闭经诸症霍然而愈。

2. 治肺源性心脏病案

患者，女，63 岁。因反复咳喘 30 余年，加重伴全身水肿 3 月余来诊。刻诊：咳嗽，憋喘，面色苍白，倦怠乏力，伴下肢及全身凹陷性水肿、按之没指，舌淡、苔薄白，脉沉。曾用呋塞米、螺内酯等利尿药治疗，水肿一过性消退几天后复肿，故寻求于中医。综合脉症分析，西医诊断：肺源性心脏病（心功能Ⅳ级）。中医诊断：水肿。证属脾肾阳虚、水湿泛滥，治宜温阳利水。五苓散加味：茯苓皮、猪苓各30 g，桂枝、泽泻、白芍、桑白皮各 15 g，白术 20 g，制附子 10 g。水煎服，每日 1 剂，分 2 次服。5 剂后咳喘水肿减轻，上方加减治疗 20 余剂，咳喘好转，全身水肿消退，3 个月未反复。

按：人体水液的运行，有赖于脏腑气化，如肺气的通调、脾气的转输、肾气的蒸腾等。此患者反复咳喘 30 余年，肺脾肾三脏均虚，又以脾肾阳虚为甚。脾为后天之本、气血生化之源，脾虚不能化生水谷以充养肌肤，则面色苍白，倦怠乏力；脾肾阳虚，不能运化、蒸腾水液，水湿泛滥于肌肤，则下肢及全身凹陷性水肿、按之没指，舌淡苔薄、脉沉为脾肾阳虚之象。方中桂枝、附子温阳散寒，茯苓皮、猪苓、泽泻、白术利水渗湿以健脾，桑白皮泻肺行水，白芍敛阴以达到祛邪不伤正之目的。诸药共奏温阳化气行水之功，使水肿消退而不宜反复，故效果确切。

# （二）苓桂术甘汤

【仲景方论】《伤寒论·辨太阳病脉证并治》："伤寒若吐、若下后，心下逆满，气上冲胸，起则头眩，脉沉紧，发汗则动经，身为振振摇者，茯苓桂枝白术甘草汤主之。"

《金匮要略·血痹虚劳病脉证并治》："心下有痰饮，胸胁支满，目眩，苓桂术甘汤主之。"

【注家方论】1. 成无己《注解伤寒论》："阳不足者，补之以甘，茯苓、白术生津液而益阳也；里气逆者，散之以辛，桂枝、甘草，行阳散气。"

2. 许宏《金镜内台方议》："五苓散乃汗后一解表药也，此以方中云覆取微汗是也，故用茯苓为君，猪苓为臣，二者之甘淡，以渗泄水饮内蓄，而解烦渴也，以泽泻为使，咸味泄肾气，不令生消渴也；桂枝为使，外能散不尽之表，内能解有余之结，温肾而利小便也；白术为佐，以其能燥脾土而逐水湿也。故此五味之剂，皆能逐水而祛湿，是曰五苓散，以其苓者令也，通行津液，克伐肾邪，号令之主也。"

3. 尤在泾《伤寒贯珠集》："茯苓白术，以蠲饮气，桂枝甘草，以生阳气，所谓病痰饮者，当以温药和之也。"

4. 王子接《绛雪园古方选注》："此太阳、太阴方也，膀胱气钝则水蓄，脾不行津液则饮聚。白术、甘草和脾以运津液，茯苓、桂枝利膀胱以布气化，崇土之法，非但治水寒上逆，并治饮邪留结，头身振摇。"

5. 吴谦《医宗金鉴》："身为振振摇者，即战振身摇也；身振振欲擗地者，即战振欲坠于地也。二者皆为阳虚失其所恃，一用此汤，一用真武者，盖真武救青龙之误汗，其邪已入少阴，故主以附子，佐以生姜、苓、术，是壮里阳以制水也；此汤救麻黄之误汗，其邪尚在太阳，故主以桂枝，佐以甘草、苓、术，是扶表阳以涤饮也。至于真武汤用芍药者，里寒阴盛，阳衰无依，于大温大散之中，若不佐以酸敛之品，恐阴极格阳，必速其飞越也；此汤不用芍药者，里寒饮盛，若佐以酸敛之品，恐饮得酸，反凝滞不散也。"

【经典配方】茯苓四两，桂枝（去皮）三两，白术、甘草（炙）二两。上四味，以水六升，煮取三升，去滓，分温三服。注：《金匮要略》载本方中白术为三两。

【经典方证】中焦阳虚，脾失健运，聚湿成饮所致胸胁胀满、眩晕心悸、短气而咳、苔白滑、脉弦滑或沉紧。

【推荐处方】茯苓12 g，桂枝9 g，白术6 g，甘草6 g。水煎服，每日1剂，分早晚2次服。

【方证提要】心下逆满、气上冲胸、目眩、短气、心悸、口渴、震颤者。

【适用人群】形体消瘦，面色黄，轻度水肿貌或眼袋明显；舌淡红、胖大有齿痕，脉多沉缓或浮弦；易胸闷气短、心悸眩晕、腹泻、吐水或胃内有振水声，多有口渴而不能多饮水，小便少。

【适用病证】

以下病证符合上述人群特征者，可以考虑使用本方。

（1）以眩晕为表现的疾病，如耳源性眩晕、高血压眩晕、神经衰弱性眩晕、低血压、椎－基底动脉供血不足等。

（2）以心悸、胸闷、气短为表现的循环系统疾病，如风湿性心脏病、冠心病、高血压心脏病、肺源性心脏病、心律失常、心包积液、心脏神经官能症、心脏瓣膜病、心肌炎、低血压等。

（3）以胃内有停水为表现的消化道疾病，如胃下垂、消化性溃疡、慢性胃炎、神经性呕吐、胃肠神经官能症等。

（4）以咳嗽、痰多、胸闷、短气为表现的呼吸道疾病，如急慢性支气管炎、支气管哮喘、百日咳、胸膜炎等。

（5）以目眩为表现的眼科疾病，如白内障、结膜炎、病毒性角膜炎、视神经萎缩及中心性浆液性脉络膜、视网膜病变等。

（6）以小便不利、水肿为表现的疾病，如特发性水肿、睾丸鞘膜积液等。

【加减与合方】

（1）消瘦、心悸明显，状如奔豚者，加大枣30 g。

（2）咳逆上气而头昏眼花者，加五味子10 g。

（3）水肿者，甘草可适当减量。

【注意事项】

（1）头晕目眩、咳嗽痰多但自觉发热、烦躁、口渴引饮、舌红苔干等阴虚火旺者慎用。

（2）饮邪化热，咳痰黏稠者，非本方所宜。

（3）凡有口苦、喜冷性饮食等热证者忌之。

【医案分析】

1. 治梅核气案

患者，男，44岁，2016年10月27日就诊。患者平日胸闷咳嗽痰多，自感咽部不适如有物梗阻，似有食盐附着，口干，咽干，舌淡胖、苔薄白而水滑，脉沉弦。辨证为中阳不运，饮犯胸咽。诊断为梅核气，治宜温阳运脾，降浊化饮。投以苓桂术甘汤加味：茯苓30 g，桂枝10 g，白术10 g，甘草6 g，法半夏10 g，厚朴12 g，生姜10 g。每日1剂，水煎服。服上方3剂后，诸症消失，随访3年余未复发。

按：肾者主水，在味为咸。今中阳不运，脾土难制肾水，水饮上犯胸咽而致病。故以苓桂术甘汤培土制水，温阳化饮。加半夏、厚朴、生姜化饮降逆，调畅气机。诸药合用，中阳得运，肾水得制，痰饮得化，浊阳得降，故获效。

2. 治冠心病案

陆某，男，42岁。患者形体肥胖，患有冠心病、心肌梗死而住院，抢治两月有余，未见功效。现症：心胸疼痛，心悸气短，多在夜晚发作。每当发作之时，自觉有气上冲咽喉，顿感气息窒塞，有时憋气而周身出冷汗，有死亡来临之感。颈旁之血脉又随气上冲，心悸而胀痛不休。视其舌水滑欲滴，切其脉沉弦，偶见结象。辨为水气凌心，心阳受阻，血脉不利之"水心病"。处方：茯苓 30 g，桂枝 12 g，白术 10 g，炙甘草 10 g。此方服 3 剂，气冲得平，心神得安，诸症明显减轻。但脉仍带结，犹显露出畏寒肢冷等阳虚见证。乃于上方加附子 9 g，肉桂 6 g，以复心肾之气。服 3 剂手足转温，而不恶寒，然心悸气短犹未全愈，再于上方中加党参、五味子各 10 g，以补心肺脉络之气。连服 6 剂，诸症皆瘥。

按：本案冠心病为水气上冲所致，刘老名之为"水心病"。总由心、脾、肾阳虚，水不化气而内停，成痰成饮，上凌无制为患，心阳虚衰，坐镇无权，水气因之上冲，则见胸痛、心悸、短气等心病证候，用苓桂术甘汤治疗，效果甚优。

## （三）茯苓甘草汤

**【仲景方论】**《伤寒论·辨太阳病脉证并治》："伤寒，汗出而渴者，五苓散主之；不渴者，茯苓甘草汤主之。"

**【注家方论】** 1. 成无己《注解伤寒论》："茯苓、甘草之甘，益津液而和卫；桂枝、生姜之辛，助阳气而解表。"

2. 王子接《绛雪园古方选注》："茯苓甘草汤，治汗出不渴，其义行阳以统阴，而有调和营卫之妙。甘草佐茯苓，渗里缓中并用，是留津液以安营，生姜佐桂枝。散外固表并施，是行阳气而实卫，自无汗出亡阳之虞。"

3. 许宏《金镜内台方议》："今此汗出而渴者，为邪不传里，但在表而表虚也。故与茯苓为君，而益津和中；甘草为臣辅之；以桂枝为佐，生姜为使，二者之辛而固卫气者也。"

4. 吴谦《医宗金鉴》："伤寒太阳篇，汗出表未和，小便不利；此条伤寒表未解，厥而心下悸；二证皆用茯苓甘草汤者，盖因二者见症虽不同，而里无热，表未和，停水则同也。故一用之谐和营卫以利水，一用之解表通阳以利水，无不可也。此证虽不曰小便不利，而小便不利之意自在，若小便利则水不停，而厥悸属阴寒矣，岂宜发表利水耶！"

5. 尤在泾《伤寒贯珠集》："发汗已，脉浮数烦渴者，太阳经病传府，寒邪变热之候。故与五苓散，导水泄热。王宇泰云：太阳，经也，膀胱，府也。膀胱者，溺之室也，故东垣以渴为膀胱经本病。然则治渴者，当泻膀胱之热，泻膀胱之热者，利小便而已矣。然府病又有渴与不渴之异，由府阳有盛与不足之故也。渴者，热盛思水，水与热得，故宜五苓散导水泄热；不渴者，热虽入里，不与水结，则与茯苓甘草汤，行阳化气。此膀胱热盛热微之辨也。"

**【经典配方】** 茯苓二两，桂枝（去皮）二两，甘草（炙）一两，生姜（切）三两。上四味，以水四升，煮取二升，去滓，分温三服。

**【经典方证】** 心下停饮，心悸，汗出不渴，小便不利；咳而遗溺；奔豚；伤寒汗出不渴，厥而心下悸。

**【推荐处方】** 茯苓 6 g，桂枝 6 g，炙甘草 3 g，生姜 9 g。以水 600 mL，取汤液 300 mL，分 2～3 次温服。

**【方证提要】** 心下悸，不渴，四肢冷，苔白滑，脉弦。或汗出，或见下利。

**【适用人群】** 面多油光，腹形肥胖，腹泻或大便不成形，易疲乏。水肿，尿少，眩晕心悸，胃口欠佳，心神不安，失眠多梦者。平时心悸怔忡，脉结代，以及脾胃气虚、倦怠乏力等人群。

**【适用病证】**
以下病证符合上述人群特征者，可以考虑使用本方。

（1）以水湿停滞为表现的疾病，如食欲不振、小便不利、大便溏泄、水肿胀满、痰饮及心脾两虚所致的眩晕、心悸、睡眠不安、失眠多梦。

（2）适宜患有咽喉肿痛、痈疽疮疡、胃肠道溃疡的人群服用。

（3）适宜需要补脾益气、滋咳润肺的人群服用。

（4）适宜有脾胃虚弱、倦怠乏力、心悸气短、咳嗽痰多等症状的人群服用。

**【加减与合方】**

（1）心悸者，合桂枝茯苓甘草大枣汤。

（2）治脾不健运，水湿停留，症见烦躁不安、脘闷、冲逆者，加白术 6 g，枳实 6 g。

（3）心下悸者，加龙齿 6 g。

（4）治慢性浅表性胃炎之胃虚水停、食滞中阻者，加焦三仙各 6 g，草薢 6 g。

（5）痰饮者，加生姜 3 片，大枣 6 枚。

**【注意事项】**

（1）阴虚火旺，口干咽燥者不宜用。

（2）老年肾虚，小便过多、尿频遗精者慎用。

（3）忌米醋。

（4）肾虚，小便自利或遗精、滑精者不得服。

（5）部分患者服用本方时，可出现水肿，应减少甘草的用量。停药 4 天后可恢复。

（6）性功能减退、高血压及水肿的患者，不宜使用甘草。

**【医案分析】**

*治发热咳嗽案*

周某，女，62 岁，退休工人，2002 年 1 月 20 日初诊。自诉因外感而致咳嗽，头身疼痛。仍见鼻塞流涕，继而恶寒发热，咳嗽头痛，全身不适，自服止咳及抗感冒等西药，唯咳嗽不愈，而余症减轻。后到某医院门诊就诊，诊为气管炎，予以点滴"消炎药"（具体药物不详）2 天，症状未见好转，自觉咳嗽加重，夜间尤甚，咳嗽时小便自出，胸闷气短。刻诊：痛苦面容，精神萎靡，形体虚弱，咳嗽遗尿，手足不温，口淡不渴。舌质淡、苔薄白，脉沉细而弱。四诊合参，证属脾肾阳虚，肺失宣肃。治以温阳补肾，益气宣肺。方用茯苓甘草汤加味，处方：炙黄芪 15 g，党参 15 g，五味子 10 g，紫菀 10 g，桔梗 10 g，茯苓 15 g，桂枝 10 g，炙甘草 6 g，生姜 3 g，3 剂，水煎服，日 1 剂。3 剂后，诸症大减，精神转佳。方已中病，守上方加菟丝子 10 g，再服 5 剂。药尽咳愈，小便无异常，诸症消失，随访半年无此患。

按：膀胱咳是指咳嗽时尿失禁的一种病证。《素问·咳论》有"膀胱咳状，咳而遗溺"的记载。本案患者平素脾气虚弱，冬季感受外邪而致咳嗽，此为外邪侵袭肌表，毛窍闭束。治以辛温之品，疏散风寒，宣肺解表可愈。然而西医诊为气管炎，给予"消炎药"治疗，反而咳嗽不愈，兼见胸闷气短，咳嗽遗尿症。笔者认为这是外邪不能从表而解，反而内陷，以致肺气宣发肃降失司，肺气上逆而咳嗽加重。脾气虚弱则中气下陷，气陷则升举摄纳无权，膀胱气化不利，故咳嗽小便自出；肾阳虚则失主纳气之权而见胸闷气短，肾阳不振则手足不温。故以温阳补肾、健脾宣肺治之而获效。方中炙黄芪、党参益气健脾；五味子收敛肺、肾耗散之气；紫菀、桔梗宣肺止咳；茯苓健脾利水；配桂枝一利一温，通阳化气；炙甘草补虚和中，兼调和诸药；后加菟丝子增强温阳补肾之功。诸药合同，共奏温阳补肾、益气健脾、宣肺止咳之功。使肺主宣肃、脾得健运、肾司开合，使膀胱气化而行水，故诸症悉除。

## （四）苓桂甘枣汤

**【仲景方论】**《伤寒论·辨太阳病脉证并治》："发汗后，其人脐下悸者，欲作奔豚，茯苓桂枝甘草大枣汤主之。"

《金匮要略·奔豚气病脉证并治》："发汗后，脐下悸者，欲作奔豚，茯苓桂枝甘草大枣汤主之。"

**【注家方论】** 1. 成无己《注解伤寒论》:"茯苓以伐肾邪;桂枝能泄奔豚;甘草、大枣之甘,滋助脾土,以平肾水气;煎用甘澜水者,扬之无力,取不助肾气也。"

2. 方有执《伤寒论条辨》:"茯苓淡渗胜水,能伐肾脏之淫邪,桂枝走阴降肾,能御奔豚之未至,甘草益气,能补汗后之阳虚,大枣和土,能制为邪之肾水。甘澜水者,操之而使其性纯,不令其得以助党而长祸也。"

3. 吴谦《医宗金鉴》:"以桂枝、甘草补阳气,生心液,倍加茯苓以君之,专伐肾邪,用大枣以佐之,益培中土,以甘澜水煎,取其不助水邪也。土强自可制水,阳建则能御阴,欲作奔豚之病,自潜消而默化矣。"

4. 陈修园《长沙方歌括》:"此治发汗而伤其肾气也,桂枝保心气于上,茯苓安肾气于下,二物皆能化太阳之水气,甘草、大枣补中土而制水邪之溢,甘澜水速诸药下行,此心悸欲作奔豚,图于未事之神方也。"

5. 熊曼琪《伤寒学》:"茯苓桂枝甘草大枣汤方由桂枝甘草汤加大枣和大剂量茯苓组成。方中重用茯苓至半斤,为《伤寒论》群方之最,取其利小便、伐肾邪而宁心,与桂枝相配,则通阳化气利水,使寒水之气从下而利,以防水邪上逆,而绝欲作奔豚之势;桂枝甘草相合,辛甘化阳以温通心阳,心阳一复,下蛰于肾,蒸腾化气,自无下焦寒水之患,且桂枝降逆平冲,可防奔豚于未然;大枣伍甘草,培土健脾以利于水气的运化。全方合用,共奏补心阳、利水气、平冲降逆之功,使奔豚止于萌动阶段。"

6. 梅国强《伤寒论讲义》:"甘澜水,又名劳水。《玉函经》作甘烂水。程林曰:扬之无力,取其不助肾邪也。李中梓又说:用甘烂水者,取其动而不已,理停滞之水也。其意是将水扬多遍,令烂熟,可去其水寒之性而不助水邪之义。按,烂,注家多作澜。"

**【经典配方】** 茯苓半斤,桂枝(去皮)四两,甘草(炙)二两,大枣(擘)十五枚。上四味,以甘澜水一斗,先煮茯苓,减二升,内诸药,煮取三升,去滓,温服一升,日三服。作甘澜水法:取水二斗,置大盆内,以杓扬之,水上有珠子五六千颗相逐,取用之。

**【经典方证】** 发汗后,其人脐下悸,欲作奔豚。

**【推荐处方】** 茯苓24 g,桂枝9 g,炙甘草6 g,大枣12枚。上四味,以甘澜水2000 mL,先煮茯苓,减400 mL,再下余药,煮取600 mL,去滓,分3次温服。

**【方证提要】** 消瘦,脐下悸,气上冲胸,汗出者。

**【适用人群】** 患者多瘦弱,贫血貌,易心悸脐跳,易头晕,易紧张不安,舌质多淡红、肿大而有齿痕,脉虚缓。

**【适用病证】**

以下病证符合上述人群特征者,可以考虑使用本方。

(1)以心悸为表现的循环系统疾病,如低血压、各种心脏病、心脏神经官能症、腹主动脉瘤、心源性水肿等。

(2)以心悸、失眠、眩晕为表现的精神神经系统疾病,如癔症、神经衰弱、失眠、奔豚、脏躁等。

(3)以腹痛、脐下悸为表现的疾病,如慢性胃炎、胃肠神经官能症、胃肠道功能紊乱等。

**【加减与合方】**

(1)呕吐清水、腹中辘辘有声者,加白术20 g。

(2)咳逆上气而头昏眼花者,加五味子10 g。

**【注意事项】**

(1)需用甘澜水煎煮。甘澜水法:"取二斗置大盆内,以勺扬之,水上有珠子五六千颗相逐,取用之。"

(2)药宜温服,药后忌食生冷。

**【医案分析】**

1. 刘渡舟治奔豚案

张某，男，54 岁。主诉：脐下跳动不安，小便困难，有气从少腹上冲，至胸则心慌气闷、呼吸不利而精神恐怖。每日发作四五次，上午轻而下午重。切其脉沉弦略滑，舌质淡、苔白而水滑。辨证：此证气从少腹上冲于胸，名曰奔豚。乃系心阳上虚，坐镇无权，而下焦水邪得以上犯。仲景治此证有二方，若气冲而小便利者，用桂枝加桂汤；气冲而小便不利者，则用苓桂甘枣汤。今脐下悸而又小便困难，乃水停下焦之苓桂枣甘汤证。疏方：茯苓 30 g，桂枝 10 g，上肉桂 6 g，炙甘草 6 g，大枣 15 枚。用甘澜水煮药。仅服 3 剂，则小便畅通而病愈。

按：此证气从少腹上冲于胸，名曰"奔豚"，乃固心阳上虚，坐镇无权，使下焦之邪得以上犯。仲景治此有两方，若气冲而小便利者，用桂枝加桂汤；气冲而小便不利者，则用苓桂甘枣汤。今脐下悸而又小便困难，与苓桂甘枣汤之证机合，用之果获捷效。

2. 洪炳根治奔豚案

游某，女，52 岁，发作性肠鸣、心悸、胸口憋闷、气急 2 月余，于 2009 年 3 月 27 日初诊。患者发作时自觉有股气流在下腹部滚动，并向上冲到胃脘、心胸，伴精神极度紧张，有窒息感。数分钟后，自汗出，上症逐渐消失。每日发作二三次或数日一次。面色不华，舌淡胖嫩、苔白润，脉细数无力。洪老思考再三，认为此与《金匮要略·奔豚》所描述"从少腹起，上冲咽喉，发作欲死，复还止"，《伤寒论》第 65 条记载"其人脐下悸者，欲作奔豚，茯苓桂枝甘草大枣汤主之"极为一致。因为发作频繁，痛苦难耐，所以患者神情紧张，形状狼狈。该病原由心阳不振，心火不能下交于肾水，遂致下元虚寒，而寒浊之气，复乘心阳之虚而上冲胸咽。上冲则气急欲死，旋即消逝无踪。治当温补心阳为主，遂治以茯苓桂枝甘草大枣汤。药物：茯苓 30 g，桂枝 15 g，炙甘草 10 g，大枣 5 枚。每日 1 剂。连服 5 剂，药后上症即未再发。效不更方，守方再进 7 剂，随访 6 个月未复发。洪老认为，经方若用得准确，效果常常是十分显著的。

按：奔豚是古代的一个病名，奔豚这个病的临床表现以患者自觉有气从少腹上冲咽喉，气从少腹向上冲，冲到胃脘部，胃脘部有胀满、恶心的感觉；冲到胸部的时候，出现胸闷、憋气、心慌；冲到咽喉部时，即感到窒息欲死，如同有人掐住患者的脖子，窒息欲死；还有极个别的患者，冲到头部的时候，就突然昏厥，不省人事，由于这种情况不多，所以每次发作的时候，人就非常恐怖。可是发作时间不长，这个气又回归本位，"复还止"，好如常人。到医院去做各种检查，没有任何异常发现，类似西医的神经症。因此，临床类似神经症的患者可以用上方治之。

# （五）猪苓汤

**【仲景方论】**《伤寒论·辨阳明病脉证并治》："若脉浮发热，渴欲饮水，小便不利者，猪苓汤主之。"

《金匮要略·消渴小便利淋病脉证并治》："脉浮发热，渴欲饮水，小便不利者，猪苓汤主之。"

**【注家方论】** 1. 成无己《注解伤寒论》："甘甚而反淡，淡味渗泄为阳，猪苓、茯苓之甘，以行小便；咸味涌泄为阴，泽泻之咸，以泄伏水；滑利窍，阿胶、滑石之滑，以利水道。"

2. 柯韵伯《伤寒来苏集》："二苓不根不苗，成于太空元气，用以交合心肾，通虚无氤氲之气也。阿胶味厚，乃气血之属，是精不足者，补之以味也。泽泻气味轻清，能引水气上升，滑石体质重坠，能引火气下降，水升火降，得既济之理矣。且猪苓、阿胶，黑色通肾，理少阴之本。茯苓、滑石白色通肺，滋少阴之源。泽泻、阿胶咸先入肾，培少阴之体。二苓、滑石淡渗膀胱，利少阴之用，五味皆甘淡，得土中冲和之气，是水位之下，土气承之也，皆滋阴益气之品，是君火之下，阴精承之也。以此滋阴利水而升津，诸症自平矣。"

3. 吴谦《医宗金鉴》："引赵羽皇云：仲景制猪苓一汤，以行阳明、少阴二经水热。然其旨全在益阴，不专利水。盖伤寒表虚，最忌亡阳，而里虚又患亡阴。亡阴者，亡肾中之阴，与胃家之津液也。故阴虚之人，不但大便不可轻动，即小水亦忌下通，倘阴虚过于渗利，则津液反致耗竭。方中阿胶质膏，养阴而润燥；滑石性滑，去热而利水。佐以二苓之渗泄，既疏浊热而不留其壅瘀，亦润真阴而不苦其枯燥，是利水而不伤阴之善剂也。故利水之法，于太阳而用五苓者，以太阳职司寒水，故加桂以温之，是暖肾以行水也。于阳明、少阴而用猪苓者，以二经两关津液，特用阿胶、滑石以润之，是滋养无形以行有形也。利水虽同，寒温迥别，唯明者知之。"

4. 许宏《金镜内台方议》："猪苓汤与五苓散二方，大同而异者也。但五苓散中有桂术，兼治于表也，猪苓汤中有滑石，兼治于内也。今此脉浮发热本为表，又渴欲饮水，小便不利，乃下焦热也。少阴下利不渴为寒，今此下利渴，又咳又呕，心烦不得眠，知非虚寒，乃实热也。故用猪苓为君，茯苓为臣，轻淡之味，而理虚烦、行水道；泽泻为佐，而泄伏水；阿胶、滑石为使，镇下而利水道者也。"

5. 尤在泾《伤寒贯珠集》："浮而紧，阳明表里之脉然也。咽燥口苦，腹满而喘，发热汗出，不恶寒，反恶热，身重，阳明入里之证然也。是为邪已入里，而气连于表，内外牵制，汗下俱碍。是以汗之而邪不能出于表则躁，心愦愦然昏乱而谵语，火之而热且扰于中，则怵惕烦躁不得眠，下之而邪不尽于里，则胃气徒虚，客气内动，心中懊侬。若舌上胎白者，邪气盛于上焦，故与栀子豉汤，以越胸中之邪，所谓病在胸中，当须吐之是也。若渴欲饮水，口干舌燥者，则邪气不在上而在中，故以白虎加人参，以清胃热，益胃液，所谓热淫于内，治以甘寒也。若脉浮发热，渴欲饮水，小便不利者，邪热不在上中，而独在下，故与猪苓汤，以利水泄热，兼滋阴气，所谓在下者，引而竭之也。"

【经典配方】猪苓（去皮）、茯苓、泽泻、阿胶、滑石（碎）各一两。上五味，以水四升，先煮四味，取二升，去滓，内阿胶烊消，温服七合，日三服。

【经典方证】渴欲饮水，小便不利，发热，脉浮，舌质红、苔水滑。心烦不得眠，或咳，或呕，或下利，脉细数。

【推荐处方】猪苓15 g，茯苓15 g，泽泻15 g，阿胶（烊化）15 g，滑石15 g。以水1000 mL，煮沸后调至文火再煎煮40分钟，取汤液300 mL，化入阿胶，分2~3次温服。

【方证提要】小便不利，发热，口渴欲饮，或心烦不寐，或兼有咳嗽、呕恶、下利，又治血淋、小便涩痛、点滴难出、小腹满痛者。

【适用人群】面色黄白，水肿貌；口渴喜饮水，怕热多汗；易有尿频、尿急、尿痛等尿路刺激症状；容易子宫出血、便血、尿血或皮下出血，有贫血倾向；睡眠障碍，失眠多梦。

【适用病证】

以下病证符合上述人群特征者，可以考虑使用本方。

（1）以尿频、尿急、尿痛为表现的疾病，如膀胱炎、尿道炎、急慢性肾炎、肾积水、肾结石、膀胱结石、乳糜尿、前列腺炎、放射性膀胱炎等。

（2）以腹泻为表现的疾病，如急性肠炎、直肠溃疡、溃疡性结肠炎。

（3）以出血为表现的疾病，如子宫出血、肠出血、尿血、血小板减少性紫癜、再生障碍性贫血等。

【加减与合方】

（1）尿路感染伴发热者，合小柴胡汤。

（2）尿路结石、腹痛腰痛者，合四逆散。

（3）小便赤、脚癣、湿疹、女性盆腔炎、阴道炎者，加连翘30 g，栀子15 g，黄柏10 g。

（4）发热口渴明显，加竹叶9 g，栀子9 g。

（5）心烦不寐，加莲子心9 g，川黄连9 g，以去烦安神。

**【注意事项】**

（1）内热盛，汗出多而渴者忌用。

（2）腹胀、食欲不振者慎用。

（3）无尿频、尿急等水湿证患者忌用。

（4）有水湿证而肾虚者忌用。

**【医案分析】**

*治慢性肾小球肾炎案*

患者，女，56岁，2014年5月20日初诊。患者4年前间断出现尿潜血及尿蛋白，并伴有血压升高，测血压150/100 mmHg（1 mmHg = 0.133 kPa）。2012年10月于北京某医院行肾穿活检：轻度系膜增生性IgA肾病，伴新月体形成，良性高血压肾硬化症。曾口服"环孢素A"及"福辛普利"而有所改善，但因"环孢素A"不良反应明显而停用。半年前出现双下肢水肿，尿中泡沫增多，尿呈浓茶色，查尿常规：尿蛋白（++），尿红细胞（++++），红细胞（高倍）18.4个/HPF，24小时尿蛋白定量620 mg。肾功能：尿素氮5.90 mmol/L，肌酐92.4 μmol/L，尿酸380.9 μmol/L。刻下：周身乏力，口干、两颧潮红，时有烦躁，腰酸胀，双下肢中度水肿，尿频，小便短少，无尿痛，尿色呈浓茶色，尿中泡沫较多，夜尿3次，眠差，舌红、质偏干、苔少，脉细弦。辨证：阴虚水热互结。治以育阴清热利水。方以猪苓汤加减：猪苓10 g，茯苓10 g，滑石（包）20 g，泽泻30 g，阿胶（烊化）10 g，生地黄10 g，牡丹皮10 g，三七粉（冲）3 g，白茅根30 g。每日1剂，水煎、早晚温服。连续服用7剂后，患者小便量较前增多、次数减少，口干改善，舌质较前润滑。守方继进7剂后，患者双下肢水肿减轻，口干缓解，尿色转淡，尿中泡沫减少。复查尿常规：尿蛋白（+），白细胞（++），红细胞（高倍）6.2个/HPF。后连续5次复诊，守方化裁调理3个月，双下肢水肿消退，无明显排尿不适，随访至今，复查尿常规潜血稳定在（++）左右，24小时尿蛋白定量一直小于500 mg。

按：慢性肾炎属中医学"水肿""虚劳"范畴，多因水气为患，膀胱气化不利，泛溢肌肤发为水肿。又因此类患者临床常运用激素、免疫抑制剂等西药，日久则耗伤阴液，致肾阴亏虚，湿热内停，而成下焦水热互结之证。关门失约，精微外漏，随尿而排，则可见蛋白尿；同时，湿热下聚深入血分，热伤血络，又可产生血尿等；蛋白外漏，血自尿渗，更加重阴虚，甚则虚火剧，从而形成恶性循环。其本为肝肾阴虚，其标为湿热，临证宜采用滋阴清热利水法。故本案方选猪苓汤加味，酌加白茅根加强滋阴利水，生地黄、牡丹皮协助凉血止血。全方具有清热利水而不伤阴、滋阴而不敛邪之效。

## 参 考 文 献

[1] 王宗铁.经方新用三则[J].新中医，1988（5）：44.

[2] 刘治香.五苓散新用[J].山东中医杂志，2006，25（3）：210.

[3] 冯晓燕.苓桂术甘汤验案2则[J].中国民间疗法，2017，25（12）：37.

[4] 何清湖.伤寒论与临床案例[M].太原：山西科学技术出版社，2019.

[5] 刘渡舟.新编伤寒论类方[M].太原：山西人民出版社，1984：115.

[6] 郭进财，刘雪娜.洪炳根名老中医临床验案选摘[J].福建中医药，2010，41（4）：18-19.

[7] 林越，李雨.猪苓汤治疗肾系疾病验案3则[J].中国中医药信息杂志，2016，23（7）：119-120.

# 六、柴胡汤类方

## （一）小柴胡汤

【仲景方论】《伤寒论·辨太阳病脉证并治》："伤寒五六日，中风，往来寒热，胸胁苦满，默默不欲饮食，心烦喜呕，或胸中烦而不呕，或渴，或腹中痛，或胁下痞硬，或心下悸，小便不利，或不渴，身有微热，或咳者，小柴胡汤主之。"

《金匮要略·妇人杂病脉证并治》："妇人中风七八日，续来寒热，发作有时，经水适断，此为热入血室，其血必结，故使如疟状，发作有时，小柴胡汤主之。"

【注家方论】1. 成无己《注解伤寒论》："小柴胡为和解表里之剂也。柴胡味苦平微寒；黄芩味苦寒，《内经》曰：热淫于内，以苦发之。邪在半表半里，则半成热矣，热气内传，攻之不可，则迎而夺之，必先散热，是以苦寒为主，故以柴胡为君。黄芩为臣，以成彻热发表之剂；人参味甘温，甘草味甘平，邪气传里，则里气不治，甘以缓之，是以甘物为之助，故用人参、甘草为佐，以扶正气而复之也；半夏味辛微温，邪初入里，则里气逆，辛以散，是以辛物为之助，故用半夏为佐，以顺逆气而散邪也，里气平正，则邪气不得深入，是以三味佐柴胡以和里；生姜味辛温，大枣味甘温。《内经》曰：辛甘发散为阳。表邪未已，迤逦内传，既未作实，宜当两解，其在外者，必以辛甘之物发散，故生姜、大枣为使，辅柴胡以和表。七物相合，两解之剂当矣。"

2. 方有执《伤寒论条辨》："柴胡，少阳之君药也；半夏辛温，主柴胡而消胸胁满；黄芩苦寒，佐柴胡而主寒热往来；人参、甘、枣之甘温者，调中益胃，止烦呕之不时也，此小柴胡一汤，所以为少阳之和剂欤。"

3. 许宏《金镜内台方议》："小柴胡汤乃和解表里之剂也。柴胡味苦性寒，能入胆经，能退表里之热，祛三阳不退之邪热，用之为君。黄芩味苦性寒，能泄火气，退三阳之热，清心降火，用之为臣。人参、甘草、大枣三者性平，能和缓其中，扶正除邪，甘以缓之也。半夏、生姜之辛，能利能汗，通行表里之中，辛以散之也，故用之为佐为使，各有所能，且此七味之功能，至为感应，能解表里之邪，能退阳经之热。上通天庭，下彻地户，此非智谋之士，其孰能变化而通机乎。"

4. 张璐《伤寒缵论》："本方以柴胡为少阳一经之向导，专主往来寒热，谓其能升提风木之气也；黄芩苦而不沉，黄中带青，有去风热之专功，谓其能解散风木之邪也；半夏力能涤饮，胆为清净之府，病则不能行清净之令，致寒饮沃于内，热邪淫于外，非此迅扫涎沫，则胆终不温，表终不解也；其用人参、甘草补中者，以少阳气血皆薄，全赖土膏资养，则木气始得发荣，即是肝和则愈之意；用姜、枣和胃者，不过使半表之邪，仍从肌表而散也，独怪后世用小柴胡，一概除去人参，加入耗气之药，此岂仲景立方之本意哉。"

5. 徐灵胎《伤寒论类方》："此汤除大枣，共二十八两，较今秤亦五两六钱零，虽分三服，已为重剂。盖少阳介于两阳之间，须兼顾三经，故药不宜轻。去滓再煎者，此方乃和解之剂，再煎则药性和合，能使经气相融，不复往来出入，古圣不但用药之妙，其煎法俱有精义。"

6. 吴谦《医宗金鉴》:"邪传太阳、阳明,曰汗、曰吐、曰下,邪传少阳唯宜和解,汗、吐、下三法皆在所禁,以其邪在半表半里,而角于躯壳之内界,在半表者,是客邪为病也;在半里者,是主气受病也。邪正在两界之间,各无进退而相持,故立和解一法,既以柴胡解少阳在经之表寒,黄芩解少阳在腑之里热,犹恐在里之太阴正气一虚,在经之少阳,邪气乘之,故以姜、枣、人参和中而预壮里气,使里不受邪而和,还表以作解也。世俗不审邪之所据,果在半表半里之间,与所以应否和解之宜,及阴阳疑似之辨,总以小柴胡为套剂。医家幸其自处无过,病者喜其药味平和,殊不知因循误入,实为不浅。故凡治病者,当识其未然,图机于早也。"

【经典配方】柴胡半斤,黄芩三两,人参三两,半夏半升,炙甘草、生姜各三两,大枣十二枚。上七味,以水一斗二升,煮取六升,去滓,再煎取三升,温服一升,日三服。

【经典方证】口苦,咽干,目眩,寒热往来,胸胁苦满,默默不欲饮食,心烦喜呕,苔白薄,脉弦。或胸中烦而不呕;或渴;或腹中痛;或胁下痞硬;或心下悸,小便不利;或不渴,身有微热;或咳者;或经水时来时断;寒热有时如疟状。

【推荐处方】柴胡 24 g,半夏 9 g,生姜 9 g,黄芩 9 g,大枣 9 g,人参 9 g,炙甘草 9 g。上七味,以水 2400 mL,煮取 1200 mL,去滓,再煎取 600 mL,温服 200 mL,日 3 次。

【方证提要】伤寒或中风五六日,往来寒热,胸胁苦满,默默不欲饮食,心烦喜呕。

【适用人群】体形中等或偏瘦,营养状况一般或较差,面色黄或发青,皮肤干,缺乏光泽,有虚弱貌;表情淡漠,情绪低落,沉默寡言,抑郁苦楚貌;患者意欲低下,特别是食欲不振和性欲低下,乏力怕冷,敏感多疑,睡眠障碍;胸胁部症状较多,或胸闷痛,上腹部或两肋下按之有抵抗感和不适感,或乳房疼痛结块,或腋下淋巴结肿大,或肩颈部腹肌沟的肿块疼痛等;所患疾病大多为急性疾病的迁延期或是慢性病。

【适用病证】

以下病证符合上述人群特征者,可以考虑使用本方。

(1)以发热为表现的疾病,如感冒、流行性感冒、轮状病毒性肠炎、肺炎、急慢性扁桃体炎、疟疾、伤寒、女性经期发热。

(2)以食欲不振、恶心呕吐为表现的疾病,如慢性胆囊炎、慢性胃炎、胃溃疡、慢性肝炎等。

(3)以咳嗽为表现的疾病,如肺炎、胸膜炎、支气管哮喘、咳嗽变异性哮喘、支气管炎、结核病等。

(4)以淋巴结肿大为特征的疾病,如淋巴结炎、淋巴结核、肿瘤淋巴结转移、慢性淋巴细胞白血病、恶性淋巴瘤、艾滋病、癌症等。

(5)反复发作的过敏性疾病,如过敏性鼻炎、花粉症、日光性皮炎、湿疹等。

(6)反复发作的五官科炎症,如腮腺炎、鼓膜炎、化脓性中耳炎、口腔炎、角膜炎、虹膜炎等。

(7)自身免疫性疾病的桥本病、风湿性关节炎、强直性脊柱炎、自身免疫性肝病等。

(8)以抑郁为表现的疾病,如抑郁症、神经性食欲缺乏症、心因性阳痿。

【加减与合方】

(1)兼痰浊上蒙者,加茯苓、白术、陈皮各 10 g。

(2)气血亏虚者,加当归 6 g,黄芪 30 g,葛根 12 g。

(3)肝肾阴虚者,加枸杞子、菟丝子、山茱萸、熟地黄各 10 g。

(4)瘀血阻窍者,加赤芍、川芎、桃仁各 10 g。

(5)肝阳上扰者,加天麻、钩藤各 10 g。

(6)肝火旺盛者,加栀子 9 g,龙胆草 6 g。

【注意事项】

(1)日本曾报道小柴胡汤导致肝损害及间质性肺炎的病例,故肝肾功能不良者慎用。

（2）本方不宜长期大量服用，发热性疾病通常给予5天量，慢性病则服用时间适当延长，建议服用3个月后检查肝肾功能。

（3）方中黄芩不宜大量，特别是肝病患者。

（4）一般先用清水浸泡饮片30分钟，然后煎至水沸后再煎15分钟后去渣，使药性温和，作用持久而缓和。同时使药液浓缩，减少药量，减轻药液对胃的刺激性，对于呕吐患者，尤为适宜。

**【医案分析】**

*1. 治夜半发热案*

患者，男，27岁。1周前开始，每夜11时左右出现恶寒发热（体温波动在37～39.8 ℃），寒热往来，汗出，双膝关节酸痛，周身乏力，口苦咽干，便秘，数天1行。经西医检查，除红细胞沉降率40 mm/h、胸透两肺纹理增强外，多次查血小板、血常规、血培养、肥达试验及外裴反应、尿常规、尿培养及疟原虫均无异常。给予桑菊感冒片、马来酸氯苯那敏口服，以及柴胡注射液肌内注射等治疗无效。诊见：舌边尖红、苔中薄黄，脉弦细。发热在阴阳交会之际的子时出现，处以调和阴阳之小柴胡汤。处方：柴胡、党参各12 g，黄芩、法半夏、杭白芍各9 g，大黄（后下）、炙甘草各6 g，生姜3片，大枣5枚，水煎服。

二诊：1剂发热减退，3剂诸症悉除，随访1年半未见复发。

按：本病应用此方的指征，主要是往来寒热主证。其次，夜半子时为阴阳交会之际，阴尽阳生之时，小柴胡汤能调和阴阳。另外，方中加少量大黄，以泄热通便；脉细者阴已伤，故加杭白芍，以敛其阴。如此配伍，收效颇捷。

*2. 治时行感冒案*

患者，男，36岁，教师。发热4日，先一阵恶寒，继而感到颜面烘热，后少量汗出，烘热稍减（但体温不降，在38.5 ℃左右），须臾又寒热反复循环，鼻流清涕，唇上出现疱疹，全身骨节疼痛。苔薄腻，脉数。处方：柴胡15 g，淡黄芩12 g，法半夏、青蒿根、党参、藿香各10 g，生姜9 g，甘草6 g，大枣5枚，并嘱其用青皮鸭蛋清外擦疱疹处。服药当晚汗出，热退，3剂而愈。

按：时行感冒又称病毒性感冒，在冬春季节发病率较高，主要证候为头痛、发热、恶寒、全身不适、流涕或咳嗽，或口唇周围出现单纯性疱疹。病程一般在7～14日，抗生素治疗效果不显，但用小柴胡汤加味治疗，常常可获疗效。方中柴胡、黄芩能透泄邪热；半夏、生姜味辛能散，对于疏通郁滞之邪热，大有裨益；参、草、枣能扶助正气，既增强抗邪的力量，又能防止邪气内传，使疾病早愈；现代药理学研究表明，柴胡、黄芩对流感病毒有较强的抑制作用，有明显的解热功能；生姜能改善体表血循环而协助发汗退热。

# （二）大柴胡汤

**【仲景方论】**《伤寒论·辨太阳病脉证并治》："太阳病，过经十余日，反二三下之，后四五日，柴胡证仍在者，先与小柴胡汤，呕不止，心下急，郁郁微烦者，为未解也，与大柴胡汤下之则愈。"

《金匮要略·腹满寒疝宿食病脉证并治》："按之心下满痛者，此为实也，当下之，宜大柴胡汤。"

**【注家方论】**1. 成无己《注解伤寒论》："柴胡、黄芩之苦，入心而折热，枳实、芍药之酸苦，涌泄而扶阴。辛者，散也，半夏之辛，以散逆气，辛甘，和也，姜枣之辛甘，以和荣卫。"

2. 成无己《伤寒明理论》："柴胡味苦平微寒，伤寒至于可下，则为热气有余，应火而归心，苦先入心，折热之剂，必以苦为主，故以柴胡为君。黄芩味苦寒，王冰曰：大热之气，寒以取之。推除邪热，必以寒为助，故黄芩为臣。芍药味酸苦微寒，枳实味苦寒，《内经》曰：酸苦涌泄为阴。泄实折热，必以酸苦，故以枳实、芍药为佐。半夏味辛温，生姜味辛温，大枣味甘温，辛者散也，散逆气者，必以辛；

甘者缓也，缓正气者，必以甘；故以半夏、生姜、大枣为之使也。一方加大黄，以大黄有将军之号，而功专于荡涤，不加大黄，恐难攻下，必应以大黄为使也。"

3. 尤在泾《伤寒贯珠集》："大柴胡有柴胡、生姜、半夏之辛而走表，黄芩、芍药、枳实、大黄之苦而入里，乃表里并治之剂。而此云大柴胡下之者，谓病兼表里，故先与小柴胡解之，而后以大柴胡下之耳。盖分言之，则大小柴胡各有表里；合言之，则小柴胡主表，而大柴胡主里。"

4. 许叔微《新编张仲景注解伤寒发微论》："大黄虽为将军，然荡涤蕴热，推陈致新，在伤寒乃为要药，但欲用之当尔，大柴胡汤中不用，诚脱误也。王叔和云：若不加大黄，恐不名大柴胡汤。须是酒洗生用为有力。"

5. 柯韵伯《伤寒附翼》："此方是治三焦无形之热邪，非治胃腑有形之实邪也。其心下急烦痞硬，是病在胃口，而不在胃中，结热在里，不是结实在胃。因不属有形，故十余日复能往来寒热，若结实在胃，则蒸蒸而发热，不复知有寒矣、因往来寒热，故倍生姜，佐柴胡以解表，结热在里，故去参、甘，加枳、芍以破结，条中并不言及大便硬，而且有下利症，仲景不用大黄之意晓然。后人因有下之二字，妄加大黄以伤胃气，非大谬乎？"

6. 陈修园《长沙方歌括》："凡太阳之气逆而内干，必藉少阳之枢转而外出者，仲景名为柴胡证。但小柴胡证心烦，或胸中烦，或心下悸，重在于胁下苦满，而大柴胡证不在胁下而在心下，曰心下急，郁郁微烦，曰心下痞硬，以此为别。小柴胡证曰喜呕，曰或胸中烦而不呕，而大柴胡证不独不呕，而且呕吐，不独喜呕，而且呕不止，又以此为别。所以然者，太阳之气不从枢外出，反从枢内入于君主之分，视小柴胡证颇深也。方用芍药、黄芩、枳实、大黄者，以病势内入，必取苦泄之品以解在内之烦急也。又用柴胡半夏以启一阴一阳之气，生姜、大枣以宣发中焦之气，盖病势虽已内入，而病情仍欲外达，故制此汤，还藉少阳之枢而外出，非若承气之上承热气也。"

【经典配方】柴胡半斤，黄芩三两，芍药三两，半夏（洗）半斤，生姜（切）五两，枳实（炙）四枚，大枣（擘）十二枚，大黄二两。上八味，以水一斗二升，煮取六升，去滓，再煎，取三升，温服一升，日三服。

【经典方证】呕吐，郁郁微烦，寒热往来或发热汗出不解，心下按之满痛。

【推荐处方】柴胡 9 g，黄芩 6 g，芍药 6 g，半夏 9 g，生姜 9 g，枳实 6 g，大枣 12 枚，大黄（后下）6 g。上七味，以水 2400 mL，煮取 1200 mL，去滓，再煎，温服 200 mL，日 3 服。

【方证提要】寒热往来，胸胁苦满，郁郁微烦，呕不止，心下急或痞硬，或胸满胀痛拒按，大便干结或下利，小便色深，苔黄少津，脉弦数，发热，头部汗多，或潮热，或口苦、咽干、目眩，或发黄疸。

【适用人群】体格壮实，面宽，肩宽，颈部粗短，胸腹部饱满，中老年多见；表情严肃，面部肌肉僵硬紧张，易抑郁，易焦虑，易紧张不安，易激动，常有头痛、眩晕、乏力、睡眠障碍等症状；上腹部充实饱满或有压痛，舌苔厚，多有食欲不振、嗳气、恶心或呕吐、反酸胃灼热、口苦、便秘等，特别容易腹胀腹痛，进食后更甚。

【适用病证】
以下病证符合上述人群特征者，可以考虑使用本方。

（1）以上腹部胀满疼痛为表现的疾病，如胰腺炎、胆囊炎、胆石症、胃食管反流、胆汁反流性胃炎、胃及十二指肠溃疡、厌食、消化不良等。

（2）以腹泻、腹痛为表现的疾病，如肠易激综合征、胆囊切除术后腹泻、脂肪肝腹泻等。

（3）以便秘、腹痛为表现的疾病，如肠梗阻（粘连性、麻痹性）、习惯性便秘等。

（4）以咳嗽、气喘为表现，伴有上腹部胀满、反流的呼吸道疾病，如支气管哮喘、肺部感染等。

（5）以头痛、头昏、便秘为表现的疾病，如高血压、脑出血、高脂血症、肥胖症、脑萎缩、精神病、抑郁症、焦虑症、老年性痴呆等。

（6）以发热为表现的疾病，如感冒、流行性感冒、肺炎等。

**【加减与合方】**

（1）烦躁、心下痞、脉滑数、出血倾向者，加黄连5 g。

（2）面部充血、小腹压痛、小腿皮肤干燥、舌暗者，合桂枝茯苓丸。

（3）焦虑、腹满胀气者，加栀子15 g，厚朴15 g。

（4）咽喉有异物感者，合半夏厚朴汤。

（5）哮喘痰稠难咳者，合排脓散。

（6）胸痛、痰黄、便秘者，加瓜蒌30 g，黄连5 g。

**【注意事项】**

（1）体质虚弱、消瘦、贫血者慎用。

（2）本方见效后，可减量或间断性服用。

（3）服用期间，忌烟、酒及辛辣、生冷、油腻食物。

（4）不宜在服药期间同时服用滋补性中药。

**【医案分析】**

1. 治恶性肠梗阻案

闫某，男，73 岁。患者，10 余天前无明显诱因出现腹胀、排便不畅，自行予以对症用药无改善，症状持续加重，近 3 天胀满难忍，不仅无大便，甚至无矢气，小便亦涓滴难出。入院查 CT：肠梗阻，高度怀疑乙状结肠远端占位，乙状结肠近端及升结肠大量宿便瘀滞伴肠壁间积气或假性积气不除外，肝内转移性占位，胆囊结石。入院当天已给予胃肠减压，因患者二便均难，为尽快缓解症状，故邀中医会诊。诊时见：腹部高度膨隆、触之硬满、有压痛，烦躁不安，口干，两胁隐痛，舌暗红、中部干燥起裂纹，脉弦数。此少阳、阳明二经合病，处大柴胡汤合增液承气汤加减，处方：柴胡、麦冬各30 g，白芍、厚朴、生大黄、生地黄、玄参各15 g，黄芩、法半夏、枳实、芒硝各10 g。颗粒剂，嘱先服 1 次，若不大便，可于 6 小时左右再进 1 次。5 天后适逢其主治医师，谓患者次日即得通便，诸不适症状随之缓解，后确诊有肠癌并肝转移，已转他院治疗。

按：《伤寒论》第 103 条："太阳病，过经十余日，反二三下之，后四五日，柴胡证仍在者，先与小柴胡汤。呕不止，心下急，郁郁微烦者，为未解也，与大柴胡汤，下之则愈。"《金匮要略·腹满寒疝宿食病脉证并治》说："按之心下满痛者，此为实也，当下之，宜大柴胡汤。"大柴胡汤由柴胡、黄芩、半夏、枳实、白芍、大黄、生姜、大枣组成，主要用于治疗少阳阳明腑实病证，现代临床则多以之治疗肝胆、胃肠、神经系统类疾病，如急性胰腺炎、急性胆囊炎、胆石症、胆汁反流性胃炎、反流性食管炎、胃及十二指肠球部溃疡、高血压等。大柴胡汤可以理解为小柴胡汤和小承气汤的合方加减，因此，其辨证要点即在于同时具备少阳经病和阳明经病的症状，如往来寒热、胸胁苦满、呕吐、心烦、腹部痞硬或满痛、便秘、舌苔黄、脉弦数有力等。

2. 治郁证案

任某，女，48 岁，2020 年 10 月 12 日就诊于内蒙古自治区中医医院脾胃病科门诊，主诉为"胃脘部不适反复发作 2 年，加重 1 个月"。患者 2 年前因情绪刺激出现胃脘部不适，自行口服奥美拉唑等抑酸护胃药物后症状好转，后每因情绪激动时上症反复发作，近 1 个月再次出现胃脘部不适并加重，伴口苦口臭、潮热盗汗、心烦急躁、善太息、月经错后伴量少、寐差易醒。查体：体形肥胖，面红，腹围较大；舌质红、苔厚腻，脉弦滑数，结合舌脉诊断为郁证，证属肝胃郁热证，治以疏肝和胃、解郁清热，选方大柴胡汤加减，方药组成：柴胡10 g，黄芩10 g，法半夏9 g，大黄（后下）6 g，生姜10 g，大枣15 g，炙甘草6 g，黄连5 g，白芍15 g，竹茹10 g，枳实10 g，浮小麦30 g。5 剂，每日 1 剂，分早、晚用水煎服。

2020 年 10 月 20 日复诊：用药后胃脘部不适及口苦口臭症状消失，盗汗较前减轻，失眠较前好转，仍有心烦易怒，舌红、苔微腻，脉弦数。守原方，减大黄，加当归 10 g，龙骨 30 g，牡蛎 30 g。连服 5 剂，1 周后回访诸症皆愈。

按：《素问·上古天真论》有云："七七，任脉虚，太冲脉衰少，天癸竭，地道不通，故形坏而无子也。"纵观医案，患者为中年女性，恰逢七七之年，肾气不足，任虚冲衰，天癸枯竭，肾精亏损，阴不敛阳，虚阳上越，故潮热多汗；肾阴虚不能滋养肝木，肝失柔养，致肝阳上亢，故性情急躁、热扰心神；肝阳上亢，肝气郁结，乘脾犯胃，久则生热，致肝胃郁热，故见胃脘部不适、口苦口臭；心肾不交，心火偏亢，故寐差易醒。大柴胡汤往往适用于郁热之证，患者为中老年女性，肝气久郁，入里化热，体形壮硕、腹围宽，符合大柴胡汤体质，故魏师选用大柴胡汤清理郁结里热，配伍竹茹清热除烦，浮小麦除热止汗；复诊时阳明经证已解，仍有少阳经证，故在大柴胡汤的基础上去大黄，加当归以养血调经；龙骨、牡蛎通常配伍出现，治以镇静安神、滋阴潜阳。终成少阳阳明双解之功。魏师认为大柴胡汤虽可清里热、调气血，但其药力较为迅猛，病愈即止。且大黄用量不可过多，可根据年龄及体质强弱加减，以免泻下太过，伤及气阴。

## （三）柴胡桂枝汤

【仲景方论】《伤寒论·辨太阳病脉证并治》："伤寒六七日，发热，微恶寒，支节烦疼，微呕，心下支结，外证未去者，柴胡桂枝汤主之。"

【注家方论】1. 柯韵伯《伤寒附翼》："桂枝柴胡二汤，皆调和表里之剂。桂枝汤重解表，而微兼清里；柴胡汤重和里，而微兼散表。此伤寒六七日，正寒热当退之时，尚见发热恶寒诸表症，更兼心下支结诸里症，表里不解，法当双解之。然恶寒微，则发热亦微可知，支节烦疼，则一身骨节不痛可知，微呕，心下亦微结，故谓之支结。表证虽不去而已轻。里证虽已见而未甚，此太阳少阳并病之轻者，故取桂枝之半，以解太阳未尽之邪，取柴胡之半，以解少阳之微结。凡口不渴，身有微热者，去人参。此以六七日来邪虽不解，而正气已虚，故用人参以和之也。外证虽在，而病机已见于里，故方以柴胡冠桂枝之前，为双解两阳之轻剂。"

2. 王子接《绛雪园古方选注》："桂枝汤重于解肌，柴胡汤重于和里，仲景用此二方最多，可为表里之权衡，随机应用，无往不宜。即如肢节烦疼，太阳之邪虽轻未尽，呕而支结，少阳之病机已甚，乃以柴胡冠桂枝之上，即可开少阳微结，不必另用开结之方，佐以桂枝，即可解太阳未尽之邪。仍用人参、白芍、甘草，以奠安营气，即为轻剂开结之法。"

3. 陈修园《长沙方歌括》："此言伤寒六七日，一经已周，又当太阳主气之期，其气不能从胸而出，入结于经脉以及支络，故取桂枝汤以除发热恶寒，藉小柴胡汤以达太阳之气从枢以转出。"

4. 尤在泾《伤寒贯珠集》："发热微恶寒，支节烦疼，邪在肌表，所谓外证未去也。伤寒邪欲入里，而正不容则呕，微呕者，邪入未多也。支结者，偏结一处，不正中也，与心下硬满不同。此虽表解，犹不可攻，况外证未去者耶。故以柴胡、桂枝合剂，外解表邪，内除支结，乃七表三里之法也。"

5. 柯韵伯《伤寒来苏集》："微恶寒，便是寒少。烦疼，只在四肢骨节间，比身疼腰痛时稍轻。此外证将解而未去之时也。微呕，是喜呕之兆，支结，是痞满之始，即阳微结之谓，是半在表半在里也。外证微，故取桂枝之半；内证微，故取柴胡之半。虽不及脉，而微弱可知；发热而烦，则热多可知。仲景制此轻剂，以和解，便以见无阳不可发汗者，用麻黄石膏为大谬矣。"

【经典配方】桂枝（去皮）一两半，黄芩一两半，人参一两半，甘草（炙）一两，半夏（洗）二合半，芍药一两半，大枣（擘）六枚，生姜（切）一两半，柴胡四两。上九味，以水七升，煮取三升，去滓，温服一升。

【经典方证】发热，微恶寒，肢节烦疼，微呕，心下支结。

【推荐处方】桂枝4.5 g，芍药4.5 g，黄芩4.5 g，人参4.5 g，炙甘草3 g，半夏4.5 g，大枣6枚，生姜4.5 g，柴胡12 g。上九味，以水1400 mL，煮取600 mL，去滓，温服200 mL。

【方证提要】发热，微恶风寒，肢节烦痛，微呕，胸胁心下微满，苔薄白、微湿，脉浮弦，头痛，不欲饮食，心腹猝痛。

【适用人群】肝病患者，日久不愈，出现腹胀，胁痛如刺，面色黧黑，脉来沉弦，舌质紫黯、边有瘀斑；肢节烦疼，同时因挟有肝气郁而胸胁苦满或胁背作痛；自觉有一股气流在周身窜动，或上或下或左或右，凡气窜之处，则有疼痛和发胀之感，用手拍打疼痛处，则伴有嗳气、打嗝，随之则其症得以缓解。

【适用病证】

以下病证符合上述人群特征者，可以考虑使用本方。

(1) 以肩背疼痛为表现的疾病，如肩周炎、上交叉综合征。

(2) 以胁肋痛为表现的疾病，如肝气窜痛、肋间神经痛等。

(3) 以慢性腹痛为表现的疾病，如胃炎、十二指肠溃疡、慢性浅表性胃炎、肠易激综合征。

(4) 以体虚感冒为表现的疾病，如流清涕、打喷嚏、咳嗽、发热。

(5) 以神经系统为表现的疾病，如神经衰弱、脑缺血。

【加减与合方】

(1) 颈僵硬者，加葛根6 g。

(2) 兼关节酸痛者，加白术6 g健脾祛湿。

(3) 兼阳虚，舌胖大，脉迟弱者，应加白术6 g，附子3 g温阳祛湿。

(4) 太阳少阳两感证，兼有咳嗽、痰液稠黏量多或喉中痰黏难出者，柴胡桂枝汤合半夏厚朴汤治疗。

【注意事项】

(1) 忌烟、酒及辛辣、生冷、油腻食物。

(2) 不宜在服药期间同时服用滋补性中药。

(3) 风寒感冒者不适用。

(4) 有高血压、心脏病、肝病、糖尿病、肾病等慢性病严重者不宜服用。

(5) 儿童、孕妇、年老体弱者慎用。

【医案分析】

1. 治头晕案

王某，女，62岁，2021年3月16日初诊。主诉：头晕、夜间寐劣3月余。刻诊：患者大椎穴遇风即易外感，后背凉感，头晕头痛。因丧孙情绪悲痛，寐劣易醒。因眼角异物服用龙胆泻肝丸，后背凉感加剧。常易口苦，大便干结，胃纳欠佳。舌淡胖嫩、苔薄黄，脉弦滑。西医诊断：焦虑状态。中医诊断：郁病（肝郁内热，卫表失固，三焦通利失司）。治法：调营卫，畅三焦，和枢机，解郁结。处方：柴胡、姜半夏、川芎各9 g，黄芩、桂枝、赤芍各12 g，甘草6 g，酸枣仁24 g，知母10 g，葛根30 g，太子参、茯神、姜黄、夏枯草、桑叶各15 g。7剂，水煎，去渣取汁，早晚温服。

2021年3月23日二诊：患者头晕、后背凉感较前缓解，食欲渐增，大便不硬，口苦亦缓，舌脉同前。患者药后诸症显减，故予原方，黄芩加至15 g，姜半夏、知母均加至12 g，7剂，煎服法同前。

2021年3月30日三诊：患者头痛、口苦已消，背脊冷感稍有，偶有晨起心慌胸闷。再拟前方，减苦寒之桑叶、夏枯草，复入麦冬12 g，五味子3 g。7剂，煎服法同前。

按：该患者曾多处就医，服偏凉药则背脊畏寒加剧，服偏温药则头昏头胀骤增、焦躁不安，遂来王师处就医。王师诊后曰：此乃太少并病。太阳卫外失固，遇风即易外感。经气运行受阻，故头痛、后背凉感。少阳经脉过眼角，少阳为病，胆热上扰，出现眼角异物感。胆受邪而热，其气上溢，故口苦，上扰清窍，清窍不利则头晕。少阳胆腑气机不畅，阳明、太阴里气升降、纳化失常，故大便干结、胃纳欠佳。丧孙情绪悲痛，肝郁化火扰神，故夜间寐劣。患者病机总属肝郁内热，卫表失固，三焦通利失司。治用柴胡桂枝汤调营卫，畅三焦，和枢机，解郁结。大便干结，故改人参为太子参，养阴润肠。大枣甘壅滞气，故去之不用。患者太阳经脉不利，葛根、姜黄可行气活血，舒筋通络。夏枯草、桑叶可清肝、安神、助眠。其中，夏枯草、姜半夏为二夏汤，夏枯草得阳而长，半夏得阴而生，顺应天地自然阴阳盛衰规律，交通人体阴阳以安神明。酸枣仁汤为养血除烦而设。二诊时患者诸症皆较前缓解，为巩固疗效，故黄芩、知母、姜半夏稍加量，增强清热和胃之力。三诊时患者诸症显减，唯晨起心慌胸闷，故去桑叶、夏枯草，复入麦冬、五味子合而为生脉饮，益气养阴。三诊后随访已愈十之八九。

### 2. 治胃病案

患者，男，43岁，2011年8月1日就诊。主诉：胃脘痛4日，自服西药无效来诊。患者自述患十二指肠溃疡3年，每因感冒、饮食不节或情志不畅胃痛即发作。此次因感冒后胃痛加重，现症：胃脘灼痛，左胁肋不适，喜按，汗出，体温37.5℃，微恶寒，头晕，口苦，时欲呕，乏力，不思饮食，大便3日未行，舌红、苔薄白、脉浮弦数。诊断为胃痛，证属少阳胆火犯胃，兼风寒在表。治宜和解少阳，和胃止痛，解肌散寒。方用柴胡桂枝汤加减：柴胡15 g，黄芩10 g，清半夏10 g，党参10 g，桂枝10 g，炒白芍10 g，炙甘草6 g，生姜3片，大枣4枚。水煎服，日1剂，少量频服。服5剂后，患者于2011年8月6日复诊，自述服药2剂后头晕、口苦、呕吐、乏力等症状明显减轻，体温正常，不恶寒，胃痛大减，饮食较前增多，4剂后已无不适症状，食欲更佳，昨日服完5剂药，觉身体舒适，无不适感。嘱其以后饮食规律节制，加强锻炼。

按：本例患者患胃部疾病多年，因外感而加重，其胃脘灼痛，涉及左胁肋，头晕，口苦，时欲呕，脉弦，为少阳胆火犯胃之证；汗出、脉浮是风寒表虚证的表现，故辨证为胆火犯胃兼风寒表虚证。柴胡桂枝汤以小柴胡和解少阳、清胆和胃、止呕散邪，桂枝汤解肌散风寒，且有抑木培土止痛之功效。

## （四）柴胡加芒硝汤

【仲景方论】《伤寒论·辨太阳病脉证并治》："伤寒十三日不解，胸胁满而呕，日晡所发潮热，已而微利。此本柴胡证，下之以不得利，今反利者，知医以丸药下之，此非其治也。潮热者，实也。先宜服小柴胡汤以解外，后以柴胡加芒硝汤主之。"

【注家方论】1. 成无己《注解伤寒论》："伤寒十三日，再传经尽，当解之时也。若不解，胸胁满而呕者，邪气犹在表里之间，此为柴胡汤证；若以柴胡汤下之，则更无潮热自利。医反以丸药下之，虚其肠胃，邪热乘虚入腑，日晡所发潮热，热已而利也。潮热虽为热实，然胸胁之邪未已，故先与小柴胡汤以解外，后以柴胡加芒硝以下胃热。"

2. 吴谦《医宗金鉴》："凡伤寒过经不解，热邪转属胃腑者多，皆当下之。今伤寒十三日不解过经，胸胁满而呕，日晡所发潮热，已而微利，此本大柴胡证也。下之而不通利，今反利者，询知为医以丸药迅下之，非其治也。迅下则水虽去，而燥者仍存，恐医以下后之利为虚，故复指曰潮热者实也，是可再下者也。但胸胁之邪未已，故先宜小柴胡汤以解少阳以外，复以小柴胡汤加芒硝，以下少阳之里。不用大黄而加芒硝者，因里不急且经迅下，惟欲其软坚润燥耳！是又下中兼和之意也。"

3. 王子接《绛雪园古方选注》："芒硝治久热胃闭，少阳热已入胃而犹潮热、胁满者，则热在胃而证未离少阳，治亦仍用柴胡，但加芒硝以涤胃热，仍从少阳之枢外出，使其中外荡涤，乃为合法。"

4. 徐灵胎《伤寒论类方》："大柴胡汤加大黄枳实，乃合用小承气也；此加芒硝，乃合用调胃承气也。皆少阳阳明同治之方。"

5. 唐宗海《伤寒论浅注补正》："十三日经尽一周，既来复于太阳，当解而不能解，又交阳明主气之期，病气亦随经气而涉之，阳明主胸，少阳主胁，胸胁满而呕者，阳明之阖不得少阳之枢以外出也。日晡所者，申酉戌之际，阳病旺于申酉戌，故应其时而发潮热。热已微利者，阳明之气虽实，无奈为丸药所攻而下陷，陷者举之，用小柴胡汤以解外，解寓升发之义，即所以举其陷而止其利也。又加芒硝者，取芒硝之咸寒，以直通地道，不用大黄之苦寒，以犯中宫，盖阳明之气既伤，不宜再伤。师之不用大柴而用小柴，其义深矣。"

【经典配方】柴胡二两十六铢，黄芩一两，人参一两，甘草（炙）一两，生姜（切）一两，半夏（洗）二十铢（本云五枚），大枣（擘）四枚，芒硝二两。上八味，以水四升，煮取二升，去滓，内芒硝，更煮微沸，分温再服，不解更作。

【经典方证】胸胁胀满或疼痛，口苦，心烦，呕吐，潮热，大便秘结或微利。舌苔黄，脉弦数。

【推荐处方】柴胡9 g，黄芩3 g，党参3 g，炙甘草3 g，生姜3 g，半夏5 g，红枣4枚，芒硝（分冲）6 g，上八味，取水800 mL，煎至400 mL，去滓，再煎取200 mL，分2次或3次服。

【方证提要】胸胁苦满，呕逆，潮热，微利不已，或兼口苦、咽干、目眩，或不大便、苔黄厚、脉弦数。

【适用人群】体形中等或偏瘦，营养状况一般或较差，面色黄或发青，皮肤干，缺乏光泽，有虚弱貌；表情淡漠，情绪低落，沉默寡言，抑郁苦楚貌；患者意欲低下，特别是食欲不振和性欲低下，乏力怕冷，敏感多疑，睡眠障碍；胸胁部症状较多，或胸闷痛，上腹部或两肋下按之有抵抗感和不适感，或乳房疼痛结块，或腋下淋巴结肿大，或肩颈部腹肌沟的肿块疼痛等；大便黏腻并肛门灼热或大便不通腹有坚块。

【适用病证】

以下病证符合上述人群特征者，可以考虑使用本方。

（1）以腹痛为表现的疾病，如急性胆囊炎、急性胰腺炎、胃溃疡急性穿孔、急慢性胃炎等。

（2）以头面部疼痛为表现的疾病，如流行性腮腺炎、扁桃体炎等。

（3）以胁痛为表现的疾病，如肝炎、肋间神经痛等。

【加减与合方】

（1）胁痛者，加郁金6 g，川楝子6 g。

（2）结石者，加金钱草6 g，鸡内金3 g。

（3）呕吐者，加竹茹6 g，陈皮6 g。

（4）柴胡加芒硝汤去芒硝配丹皮15 g，栀子12 g，地骨皮15 g，当归15 g，治更年期五心烦热，寒热呕逆者。

（5）柴胡加芒硝汤配石菖蒲12 g，郁金18 g，胆南星12 g，瓜蒌30 g，合欢皮20 g，治疗抑郁证之痰热结实者。

【注意事项】

（1）禁止服用生冷、黏滑、肉面、五辛、酒酪、臭恶之类的食物。

（2）如不效，可再服一剂。

（3）不宜在服药期间同时服用滋补性中药。

【医案分析】

1. 治胆囊炎案

患者，女，65岁，退休工人。1975年4月28日因慢性胆囊炎急性发作而住院。患者3天前右上腹部疼痛，日渐加剧，继而呈阵发性绞痛，向肩背部放射。伴有往来寒热，胸胁胀满，恶心呕逆，口苦而于，大便3日未解，曾用解热镇痛剂、抗生素治疗，无显效。体温38.1 ℃，脉搏82次/分，血压150/90 mmHg，急性病容，巩膜轻度黄染，右上腹压痛、反跳动明显，肝脾未扪及。舌质淡红、薄白黄苔，脉弦细。过去有同类病史，曾在某医院做胆囊造影检查，诊断为"慢性胆囊炎""胆石症"。根据脉证，本是大柴胡证，因正气偏虚，故不用大柴胡汤，而用柴胡加芒硝汤加减：柴胡 10 g，法夏 10 g，黄芩 10 g，党参 12 g，川楝子 10 g，郁金 10 g，白芍 15 g，海金沙 15 g，甘草 5 g，芒硝（冲服）10 g，1 剂，水煎服。

第 2 天，大便得通，腹痛减轻，继用原方去芒硝，3 剂药后，体温正常，腹痛基本消失，余证减轻，仍照方服 5 剂，诸证消除，继以柴芍六君子汤调理，住 12 天出院。

按：考此证，虽无寒热往来之表证，而胸胁胀满，恶心呕逆，是少阳证仍然存在，故方用柴胡加芒硝汤加减。此方较之大柴胡汤，不用大黄、枳实之荡涤破滞，而用党参以养血生气，乃因正气较虚，里实不甚。此方用量较轻，故为和解泄热之轻剂。

2. 治热入血室案

患者，女，28 岁。适值经期，感受风寒，热邪乘虚内陷，客居血室，寒热头痛，眩晕呕恶，小腹硬满，按之疼痛，经水断而不行，睡卧谵语，如见鬼状。舌红少苔，脉弦数。辨证：经期感寒，热入血室，血瘀经闭，上扰心神。治法：调和寒热，化瘀通经。方药：小柴胡汤合芒硝汤加减。组成：柴胡 12 g，黄芩 12 g，半夏 8 g，甘草 6 g，生姜 6 g，大枣 6 枚，芒硝（溶服）3 g，赤芍 15 g，大黄 9 g，桂枝 10 g，牛膝 15 g，丹皮 15 g。1 剂/日，水煎分早晚 2 次服。

复诊：服药 5 剂，寒热退，小腹硬痛消失，经血畅行，夜睡安卧，脉转缓弱，继服 3 剂愈。

按：经水适来，感受外邪，而见少阳诸症，本用小柴胡汤治疗。又见大便秘结，为少阳阳明并病。但虽大便秘结而无腹胀满等其他阳明腑实证，则知仅为燥实微结，不宜用大柴胡汤重剂治疗，宜用小柴胡汤合芒硝汤，和解少阳，轻去阳明燥结。治法得当，是获佳效。

# （五）柴胡桂枝干姜汤

【仲景方论】《伤寒论·辨太阳病脉证并治》："伤寒五六日，已发汗而复下之，胸胁满微结，小便不利，渴而不呕，但头汗出，往来寒热，心烦者，此为未解也，柴胡桂枝干姜汤主之。"

【注家方论】1. 成无己《注解伤寒论》："《内经》曰：热淫于内，以苦发之。柴胡、黄芩之苦，以解传里之邪；辛甘发散为阳，桂枝、甘草之辛甘，以散在表之邪；咸以软之，牡蛎之咸，以消胸胁之满；辛以润之，干姜之辛，以固阳虚之汗；津液不足而为渴，苦以坚之，瓜蒌之苦，以生津液。"

2. 方有执《伤寒论条辨》："柴胡、黄芩，主除往来之寒热。桂枝、甘草，和解未罢之表邪，牡蛎、生姜，咸以软其结，辛以散其满。瓜蒌根者苦以滋其渴，凉以散其热。是汤也，亦三阳平解之一法也。"

3. 柯韵伯《伤寒来苏集》："此汤全是柴胡加减法：心烦不呕而渴，故去参、夏加瓜蒌根；胸胁满而微结，故去枣加牡蛎；小便不利，而心下不悸，故不去黄芩不加茯苓；虽渴而表未解，故不用参而加桂；以干姜易生姜，散胸胁之满也。初服烦即微者，黄芩、瓜蒌之效。继服汗出周身而愈者，姜、桂之功也。"

4. 许宏《金镜内台方义》："柴胡为君，以散表攻里，行少阳之分；黄芩之苦为臣，以解传里之邪；桂枝之辛、甘草之甘，以散缓之；头汗出者，为津液不足，阳虚于上也，故与干姜以固其阳；瓜蒌根以生津液，而止其渴；牡蛎之咸，以消胸膈之满，共为佐使，以解半表之邪也。其人左脉小，右脉大，寒热膨胀而渴者，用之神应也。"

5. 张锡驹《伤寒直解》："柴胡、桂枝、黄芩，转少阳之枢以达太阳之气；牡蛎启厥阴之气，以解胸胁之结；蒌根引水液以上升，而止烦渴；汗下后中气虚矣，故用干姜、甘草以理中。"

6. 王子接《绛雪园古方选注》："揭出三阳经药以名汤者，病在太阳，稍涉厥阴，非但少阳不得转枢外出，而阳明亦窒而不降，故以桂枝行太阳未罢之邪，重用柴胡、黄芩转少阳之枢，佐以干姜、甘草，开阳明之结，使以花粉，佐牡蛎深入少阴，引液上升，救三阳之热。不必治厥阴，而三阳结邪，一一皆从本经而解矣。"

7. 吴谦《医宗金鉴》："少阳表里未解，故以柴胡桂枝合剂而主之，即小柴胡汤之变法也。去人参者，因其止气不虚；减半夏者，以其不呕，恐助燥也。加瓜蒌根，以其能止渴兼生津液也；倍柴胡加桂枝，以主少阳之表；加牡蛎，以软少阳之结。干姜佐桂枝以散往来之寒；黄芩佐柴胡，以除往来之热，且可制干姜不益心烦也。诸药寒温不一，必需甘草以和之。初服微烦，药力未及；复服汗出即愈者，可知此证非汗出不解也。"

8. 梅国强《伤寒论讲义》："本方即小柴胡汤去半夏、人参、大枣、生姜，加桂枝、瓜蒌根、牡蛎、干姜而成，有和解少阳、温化水饮之功。本证因渴而不呕，胃气无明显上逆，故去半夏。因水饮内停，三焦壅滞，且少阳之邪未解，故去人参、大枣之甘补。方后云：日3服，初服微烦，后服，汗出便愈。是言本方为疏利少阳半表半里之方，初服正气得药力，正邪相争，郁阳得伸，但气机一时尚未畅通，故有微烦之感。续服，气机得以宣通，表里阳气畅达，周身汗出，邪从汗解，故病除。此非邪蒸于上之但头汗出，而是服本方后祛病之汗出，故曰：汗出便愈。"

【经典配方】柴胡半斤，桂枝三两，干姜二两，瓜蒌根四两，黄芩三两，牡蛎（熬）二两，甘草（炙）二两。上七味，以水一斗二升，煮取六升，去滓，再煎取三升，温服一升，日三服，初服微烦，复服汗出便愈。

【经典方证】身热恶风，颈项痛，胸胁满微结，渴而不呕，但头汗出，往来寒热，以及疟疾。

【推荐处方】柴胡9g，桂枝6g，干姜4.5g，瓜蒌根12g，黄芩9g，牡蛎30g，炙甘草6g。上七味，以水2000 mL，煮取1000 mL，去滓，再煎取500 mL，分3次温服。

【方证提要】胸胁满微结，往来寒热，心烦，口渴，不呕，小便不利，但头汗出，寒多热少，或但寒不热，无苔或薄苔而滑，脉弱或浮弱或沉弦。

【适用人群】体格中等或偏瘦，表情淡漠，疲倦貌；易出汗，多失眠，易惊悸，脐跳明显，口干渴但喝水不解渴，腹泻或大便不成形，上腹部多按之不适；多见于因过度疲劳、大量汗出而饮食无规律的中青年女性。

【适用病证】

以下病证符合上述人群特征者，可以考虑使用本方。

（1）迁延反复、时发时止的发热性疾病，如感冒、疟疾、不明原因低烧不退。

（2）以胸闷、咳嗽为表现的疾病，如胸膜炎、肺结核、肺门淋巴炎、肺炎、支气管炎、支气管哮喘等。

（3）以腹泻为表现的疾病，如慢性肝炎、早期肝硬化、慢性胆囊炎、慢性胃炎、结肠炎、消化性溃疡、亚急性腹膜炎等。

（4）自身免疫性疾病，如甲状腺功能亢进症、类风湿关节炎、干燥综合征、强直性脊柱炎、系统性红斑狼疮、过敏性紫癜等。

（5）以失眠为表现的疾病，如癫痫、癔症、更年期综合征、慢性疲劳综合征、神经衰弱、胃肠神经官能症等。

【加减与合方】

（1）面黄、月经不调者，或眩晕、腹痛、水肿者，合当归芍药散。

（2）口渴而水肿者，合五苓散。

（3）腹痛、腹胀者，合四逆散。

（4）骨蒸盗汗者，加黄芪9g，鳖甲6g或合清骨散，以清虚热。

（5）妇人经、带、胎、产之病，合四物汤以养血润荣。

**【注意事项】**

（1）治疗发热性疾病，宜趁热服用，并避免吹风。

（2）服用本方后患者常解褐色稀便，是正常表现，不必担心。

（3）日本有本方导致间质性肺炎的报道，建议服药3个月后进行X线检查。

**【医案分析】**

*治渗出性胸膜炎案*

患者，女，32岁，工人。患者咳嗽气急，胸痛吐痰，伴发热2个月，虽经抗感染西药及内服中药十枣汤、控涎丹等治疗，收效欠佳。诊见：咳嗽，气短，胸痛，发热，舌暗红、苔薄黄，脉濡细。检查：右肺前第3肋、背部第7肋以下叩诊浊音，浊音区语颤降低，呼吸音减弱，心律齐，各瓣膜未闻及杂音。胸部透视：右侧胸膜炎、心影向左移位。诊为渗出性胸膜炎，投柴胡桂枝干姜汤加味。处方：柴胡、黄芩各10 g，桂枝9 g，干姜5 g，牡蛎24 g，炙甘草6 g，丹参20 g，天花粉、丝瓜络各12 g，党参15 g。二诊：守上方增损出入调治1个半月，诸症消失，胸透复查示右侧胸膜增厚，伴少许积液。

按：本例医者不循表里先后之法，以胸腔积液均属实证之偏见为据，用十枣汤、控涎丹攻逐，非但胸腔积液不去，且徒伤正气，致邪陷少阳，阳气郁遏，枢机不利。故采用柴胡桂枝干姜汤，有升有降，表里兼顾，使水饮、郁热得以消散；加党参、丹参、丝瓜络益气活血，扶正祛邪，故收全功。

# （六）柴胡加龙骨牡蛎汤

**【仲景方论】**《伤寒论·辨太阳病脉证并治》："伤寒八九日，下之，胸满烦惊，小便不利，谵语，一身尽重，不可转侧者，柴胡加龙骨牡蛎汤主之。"

**【注家方论】** 1. 方有执《伤寒论条辨》："心虚则惊也，故用人参、茯苓之甘淡，入心以益其虚；龙骨、牡蛎、铅丹之重涩，敛心以镇其惊；半夏辛温，以散胸膈之满；柴胡苦寒，以除郁热之烦；亡津液而小便不利，参苓足以润之；胃中燥而谵语，姜枣有以调也；满在膈中，半夏开之，非大黄不能涤；重在一身，人参滋之，非桂枝不能和。然是证也，虽无三阳之明文，而于是汤也，总三阳以和之之治可征也。"

2. 吴谦《医宗金鉴》："是证也，为阴阳错杂之邪；是方也，亦攻补错杂之药。柴、桂解未尽之表邪，大黄攻已陷入里热，人参、姜、枣补虚而和胃，茯苓、半夏利水而降逆，龙骨、牡蛎、丹之涩重，镇惊收心而安神明，斯为以错杂之药，而治错杂之病也。"

3. 张璐《伤寒缵论》："此汤治少阳经邪犯本之证，故于本方中除去甘草、黄芩行阳之味，而加大黄行阴，以下夺其邪，兼茯苓以分利小便，龙骨、牡蛎、铅丹，以镇肝胆之怯，桂枝以通血脉之滞也。与救逆汤同义，彼以桂枝、龙骨、牡蛎、蜀漆，镇太阳经火逆之神乱，此以柴胡兼龙骨、牡蛎、铅丹，镇少阳经误下之烦惊。"

4. 王子接《绛雪园古方选注》："手少阴烦惊，从足太、少阳而来，故仍从柴、桂立方。邪来错杂不一，药亦错杂不一以治之。柴胡引阳药升阳，大黄领阴药就阴，人参、炙草助阳明之神明，即所以益心虚也；茯苓、半夏、生姜启少阳三焦之枢机，即所以通心机也；龙骨、牡蛎入阴摄神，镇东方甲木之魂，即所以镇心惊也；龙牡顽钝之质，佐桂枝即灵；邪入烦惊，痰气固结于阴分，用铅丹即坠。至于心经浮越之邪，借少阳枢转出于太阳，即从兹收安内攘外之功矣。"

5. 章楠《伤寒论本旨》："伤寒虽八九日，其邪尚在少阳而误下之，以肝胆伤而胸满烦惊谵语，脾胃伤则身重不能转侧，正伤邪沸，即所谓坏病也。以小柴胡之人参姜枣扶其中气，柴半黄芩降浊升清，桂枝通经脉，龙牡镇肝胆而安神魂，茯苓利小便，宣三焦之气，而以铅丹下其痰涎，大黄一二沸，取其气以泄浮逆之邪，不取其味以通腑也。盖气血扰乱，邪反肆横，故必助之和之，升降之，镇摄之，通其经脉，利其三焦，调其脏腑，安其神魂，平其暴气，下气痰涎，乃为救治周匝之法也。"

6. 梅国强《伤寒论讲义》："本方由小柴胡汤加减变化而成。因病入少阳，故治以小柴胡汤，以和解枢机，扶正祛邪。加桂枝通阳和表，大黄泄热清里，龙骨、牡蛎、铅丹重镇理怯而安神明。铅丹有毒，不可久用，或用生铁落代之，亦有效验。茯苓宁心安神并可通利小便。因邪热弥漫于全身，故去甘草之缓，以专除热之力，使表里错杂之邪，得以速解。"

【经典配方】柴胡四两，龙骨、黄芩、生姜、铅丹、人参、桂枝、茯苓各一两半，半夏（洗）二合半，大黄二两，牡蛎（熬）一两半，大枣（擘）六枚。上十二味，以水八升，煮取四升，内大黄，切如棋子，更煮一两沸，去滓，温服一升。

【经典方证】伤寒往来寒热，胸胁苦满，烦躁惊狂不安，时有谵语，身重难以转侧，小便不利，舌质红、苔黄津少，脉弦数或沉紧。

【推荐处方】柴胡 12 g，龙骨 4.5 g，黄芩 4.5 g，生姜 4.5 g，铅丹 4.5 g，人参 4.5 g，桂枝 4.5 g，茯苓 4.5 g，半夏 6 g，大黄 6 g，牡蛎 4.5 g，大枣 6 枚。上十二味，以水 1600 mL，煮取 800 mL，加大黄切如棋子大，更煮一二沸，去滓，温服 200 mL。大黄应后下为合法。

【方证提要】胸满，脐部动悸、烦惊，睡眠障碍，小便不利，谵语，身重难以转侧，苔黄腻，脉弦硬或滑而有力者。

【适用人群】体格中等或壮实，长脸居多，面色黄或白、缺乏光泽，表情淡漠，疲倦貌；性格偏于内向，自我评价差，叙述病情话语不多，语速慢；主诉以自觉症状为多，如睡眠障碍、疲劳感、怕冷、胸闷、心悸、头昏、耳鸣、不安等痛苦追忆性主诉较多；两胁下按之有抵抗感或僵硬感，缺乏弹性，或脐跳明显；一般有精神压力过大、情感挫折、脑损伤等诱因。

【适用病证】

以下病证符合上述人群特征者，可以考虑使用本方。

（1）以抑郁为表现的疾病，如抑郁症、恐惧症、神经性耳聋、高血压、脑动脉硬化症等。

（2）以精神障碍为表现的疾病，如精神分裂症、老年性痴呆、脑萎缩、小儿大脑发育不良等。

（3）以动作迟缓、抽动震颤为表现的疾病，如帕金森病、脑损伤、癫痫、小儿多动症、小儿脑瘫等。

（4）伴有睡眠障碍的性功能障碍、闭经、更年期综合征、肠易激综合征、脱发、痤疮等。

（5）以惊恐动悸为表现的心律不齐、心脏神经官能症、房颤、期前收缩等。

【加减与合方】

（1）烦躁、少腹部疼痛、便秘者，加桃仁 15 g，芒硝 10 g，甘草 5 g。

（2）脑梗死或烦躁失眠、舌紫、面暗红者，合桂枝茯苓丸。

（3）焦虑不安、胸闷腹胀者，合栀子 15 g，厚朴 15 g，枳壳 15 g。

（4）腹泻、消瘦、食欲不振者，去大黄，加甘草 5 g。

【注意事项】

（1）有些患者会出现腹泻腹痛，停药后即可缓解。

（2）铅丹药房不备，故现多不用。

（3）本方患者体质多属于敏感型，症状易反复，情绪易波动，故治疗时须配合适当的心理疏导。

【医案分析】

治失眠案

朱某，女，38 岁，2020 年 11 月 18 日来诊。患者为甲状腺功能亢进患者，长期服用药物，定期复查时因某项结果轻微异常，精神紧张，惴惴不安，心绪不宁，现症见：入睡困难，睡眠轻浅，醒后难再复寐，心烦，坐卧不安，舌质红、苔白腻，脉沉弦而数。中医诊断：不寐。证型：肝火扰心。治法：疏肝清热，调和阴阳。处方：柴胡 20 g，生龙骨 30 g，生牡蛎 30 g，麦冬 20 g，半夏 15 g，黄芩 15 g，茯神

20 g，白芍 20 g，枳壳 20 g，川楝子 15 g，枸杞 20 g，生地黄 20 g，当归 20 g，天花粉 15 g，土茯苓 30 g。14 剂，水煎服，日 1 剂。患者服用 14 剂后睡眠明显改善，精神好转，继服 2 周后诸症缓解，随访无明显不适。

按：本证患者心绪不宁，精神抑郁，舌质红、苔白腻，脉沉弦，属肝气郁结化热、痰热扰其心神。肝喜条达而恶抑郁，肝郁化热，内扰于心，阴血暗耗，心神不宁，一虚一实，出现虚实夹杂证候。本证用柴胡加龙骨牡蛎汤加减以疏肝清热化痰、安神宁心，使肝气条达，气血通畅，阴阳调和，则寐自安。张佩青教授临床治疗不寐证，心肾两虚、气血亏耗、神志不宁者多见，常在补肾养心安神药外，配伍镇肝潜阳药，寓补于潜，使阳气得以潜藏，往往取得良好疗效。研究表明，柴胡加龙骨牡蛎汤可改善睡眠质量，恢复日间功能。

## 参 考 文 献

[1] 侯恒太．经方活用二则 [J].国医论坛，1989（6）：19.
[2] 何赛萍．小柴胡汤临床应用举隅 [J].浙江中医学院学报，1994（6）：19.
[3] 胡经航．经方治疗疑难杂病医案 4 则 [J].新中医，2021，53（22）：23-25.
[4] 薛智慧，李博然，魏玉霞．魏玉霞应用大柴胡汤异病同治经验探析 [J].中国民族医药杂志，2023，29（4）：19-20，44.
[5] 王茹一，孙洁，李秋芬，等．王坤根运用柴胡桂枝汤经验探要 [J].浙江中医杂志，2022，57（2）：87-88.
[6] 李梅，吴修符．柴胡桂枝汤治疗胃病二则 [J].山东中医杂志，2013，32（6）：439-440.
[7] 简丁山．柴胡汤类方治验一得 [J].湖南中医学院学报，1984（2）：46-47.
[8] 本刊编辑部．柴胡加芒硝汤临床新用解析 [J].中国社区医师，2010，26（15）：13.
[9] 杨秀俊．柴胡桂枝干姜汤临床新用 [J].新中医，1986（9）：46.
[10] 张宁姝，张佩青．张佩青教授运用柴胡加龙骨牡蛎汤辨治内科杂病经验举隅 [J].中国民族民间医药，2022，31（12）：92-95.

# 七、白虎汤类方

## （一）白虎汤

**【仲景方论】**《伤寒论·辨阳明病脉证并治》："三阳合病，腹满身重，难以转侧，口不仁，面垢，谵语，遗尿。发汗则谵语，下之则额上生汗，手足逆冷。若自汗出者，白虎汤主之。"

**【注家方论】**1. 成无己《注解伤寒论》："白虎，西方金神也，应秋而归肺。热甚于内者，以寒下之，热甚于外者，以凉解之。其有中外俱热，内不得泄，外不得发者，非此汤则不能解之也。夏热秋凉，暑暍之气，得秋而止。秋之令曰处暑，是汤以白虎名之，谓能止热也。知母味苦寒，《内经》曰：热淫所胜，佐以苦甘。又曰：热淫于内，以苦发之。欲彻表热，必以苦为主，故以知母为君。石膏味甘微寒。热则伤气，寒以胜之，甘以缓之，热胜其气，必以甘寒为助，是以石膏甘寒为臣。甘草味甘平，粳米味甘平。脾欲缓，急食甘以缓之。热气内蕴，消烁津液，则脾气燥，必以甘平之物缓其中，故以甘草粳米为之使。是太阳中暍，得此汤则顿除之，即热见白虎而尽矣。立秋后不可服，以秋则阴气半矣。白虎为大寒剂，秋王之时，若不能食，服之而为哕逆不能食，成虚羸者多矣。"

2. 方有执《伤寒论条辨》："知母石膏，辛甘而寒，辛者金之味，寒者金之性，辛甘且寒，得白虎之体焉。甘草、粳米，甘平而温，甘取其缓，温取其和，缓而且和，得伏虎之用焉。饮四物之成汤，来白虎之啸啸。阳气者，以天地之疾风名也。风行而虎啸者，同气相求也，虎啸而风生者，同声相应也。风生而热解者，物理必至也。抑尝以此合大小青龙、真武而论之，四物者，四方之通神也，而以命方，盖谓化裁四时，神妙万世，名义两符，实自然而然者也。"

3. 王子接《绛雪园古方选注》："白虎汤，治阳明经表里俱热，与调胃承气汤为对峙，调胃承气导阳明腑中热邪，白虎泄阳明经中热邪。石膏泄阳，知母滋阴，粳米缓阳明之阳，甘草缓阳明之阴。因石膏性重，知母性滑，恐其疾趋于下，另设煎法，以米熟汤成，俾辛寒重滑之性得粳米甘草载之于上，逗留阳明，成清化之功。名曰白虎者，虎为金兽，以明石膏知母之辛寒，肃清肺金，则阳明之热自解，实则泻子之理也。"

4. 许宏《金镜内台方议》："《活人书》云，白虎汤唯夏至后可用，何耶？答曰：非也，古人一方对一证，若严冬之时，果有白虎证，安得不用石膏？盛夏之时，果有真武汤证，安得不用附子？若老人可下，岂得不用硝、黄？壮人可温，岂得不用姜、附？此乃合用者必需之，若是不合用者，强而用之，不问四时，皆能为害也。"

5. 张锡纯《医学衷中参西录》："方中重用石膏为主药，取其辛凉之性，质重气轻，不但长于清热，且善排挤内蕴之热息息自毛孔达出也。用知母者，取其凉润滋阴之性，既可佐石膏以退热，更可防阳明热久者之耗真阴也。用甘草者，取其甘缓之性，能逗留石膏之寒凉不至下趋也，用粳米者，取其汁浆浓郁，能调石膏金石之药，使之与胃相宜也，药止四味，而若此相助为理，俾猛悍之剂，归于和平，任人放胆用之，以挽回人命于垂危之际，真无尚之良方也。何犹多畏之如虎而不敢轻用哉？"

**【经典配方】**知母六两，石膏（碎）一斤，甘草（炙）二两，粳米六合。上四味，以水一斗，煮米熟，汤成去滓。温服一升，日三服。

【经典方证】阳明气分热盛证。壮热面赤，烦渴引饮，汗出恶热，脉洪大有力。

【推荐处方】石膏80 g，知母30 g，生甘草10 g，粳米40 g。以水1100 mL，先煎石膏30分钟，后入他药，煮沸后调至文火再煎煮30～40分钟，取汤液300 mL，分2～3次温服。

【方证提要】身大热，大汗出，大烦渴，口干舌燥，欲饮水，脉浮滑或洪大，舌苔黄燥。谵语，或背微恶寒，腹满，或身重难以转侧，若为厥热，则兼手足厥逆。

【适用人群】体形中等或消瘦，神志大多清楚但烦躁，皮肤白皙湿润，汗出不止，随拭随出，肌肤扪之如烙，腹部按之坚满。脉浮滑数或洪大；或有高热，汗出不解，口渴感明显，喜冷饮，恶热；口腔干燥，舌苔少津。

【适用病证】

以下病证符合上述人群特征者，可以考虑使用本方。

（1）以高热为表现的疾病，如流行性乙型脑炎、流行性脑脊髓膜炎、大叶性肺炎、流行性出血热、流行性感冒、猩红热等发热性疾病的极期。

（2）以新陈代谢亢进、脉滑数为表现的疾病，如甲状腺功能亢进症、糖尿病等代谢病。

（3）以出血为表现的疾病，如血小板减少性紫癜、白血病等血液病。

（4）以口渴、多汗为表现的疾病，如急性脊髓炎、急性感染性多发性神经炎、眼病、皮肤病、牙周炎、牙髓炎等。

【加减与合方】

（1）消瘦、口渴、食欲不振者，加人参10 g。

（2）关节疼痛、汗出、怕风者，加桂枝15 g。

（3）关节疼痛，口中黏、舌苔厚腻者，加苍术15 g。

（4）身热不退、发斑、吐血衄血、谵妄躁扰者，加水牛角30 g，生地黄30 g，玄参15 g。

（5）甲状腺功能亢进症，合小柴胡汤。

【注意事项】

（1）皮肤暗黑，或黄肿，或满面红光者，慎用。

（2）脉沉细，口不干渴，恶寒无汗者，忌用。

（3）打碎先煎沸20分钟，然后再入其他药同煎，再煎至沸后约15分钟，米熟去渣，温服。

（4）药液不可太多，一般每次服用150 mL即可，以免药液过多增加胃肠道的负担。

（5）发热无汗、表证未解者，皆不宜使用白虎汤。

【医案分析】

1. 治暑温入营案

安某，男，11岁，2008年8月9日入院。主诉：发热、头痛5日，神志不清1日。患儿于5日前发热头痛，精神不振，近3日来呈半昏迷状态，伴手足发麻、震颤。今日昏迷更重，经腰穿诊断为流行性乙型脑炎。体温39.5 ℃，昏迷，右侧颜面及右眼睑有轻度麻痹现象，右手不时循衣摸床，四肢厥冷，吐泻1次，脉象沉数，一息七至，舌苔黄厚而腻。证属暑热夹湿，内闭清窍，引动肝风。方投白虎汤加减。药物组成：生石膏120 g，天花粉20 g，山药15 g，忍冬藤30 g，茵陈15 g，全蝎3 g，蜈蚣3条，钩藤12 g，川黄连10 g，黄芩10 g，竹茹15 g，水牛角（先煎）30 g，甘草6 g。日1剂，水煎2次取汁500 mL，分6次服。安宫牛黄丸1丸，分2次，12小时1次，与上药同服。

2008年8月19日二诊：头部汗出，体温38.5 ℃。脉象一息六至，舌微白，神志转清，头痛大减，能进食，继以原方主之。

2008年9月11日三诊：汗出，体温降至正常，右侧眼睑麻痹亦有好转。后经调理，住院14日痊愈出院。

按：此例暑热夹湿，热深厥深，入营窍闭引动肝风，方以加减白虎汤佐芳香化湿之茵陈、苦寒燥湿之黄连，辅以芳香开窍、平肝息风之品，1剂得汗，神志转清，3剂体温降至正常。

2. 治高热案

刘某，男，20岁，民工。患者受凉后出现高热，体温波动在38.5～40.5 ℃，同时伴有头痛、身痛、汗出、全身困乏、口渴欲饮，大便干，2日未解。先后服用感冒通、螺旋霉素片等药物，并在附近诊所用头孢噻肟钠针、地塞米松针等药物治疗2日，诸症不解，夜间体温39.2 ℃而急诊求治。化验：白细胞$9.5 \times 10^9/L$，红细胞$5.0 \times 10^{12}/L$，血红蛋白150 g/L，中性粒细胞百分比75%，淋巴细胞百分比21%。意识清，心率96次/分，呼吸音粗，双肺未闻及明显干湿啰音，巴宾斯基征（－），脑膜刺激征（－）。发热，体温39.2 ℃，头痛连及颈项，时有汗出，口渴欲饮，小便利，大便干，舌质红、苔白，脉洪大有力。脉症合参，辨属阳明气分热盛证，方用白虎汤加味：生石膏30 g，知母9 g，甘草3 g，金银花20 g，连翘20 g，蔓荆子15 g，粳米9 g。1剂，水适量，武火急煎，以米烂为度，频服不拘时。服药后2小时，大便1次，4小时后体温渐降至37.8 ℃，6小时后恢复至正常体温，无反复，诸症若失。

按：本例高热，汗出，口渴欲饮，大便干，脉象洪大，是典型的阳明气分热盛之证。伤寒化热传阳明之经，邪从内传，里热正盛，故见壮热不恶寒；热灼津伤，乃见烦渴引饮；热蒸外越，故热汗自出。脉洪大，为热盛于经所致。本方君臣佐使，具有清热生津之功，使其热清烦除，津生渴止，诸症皆可顿挫。由于辨证精当，药专力宏，故效如桴鼓。

# （二）白虎加人参汤

【仲景方论】《伤寒论·辨太阳病脉证并治》："服桂枝汤，大汗出后，大烦渴不解，脉洪大者，白虎加人参汤主之。"

《金匮要略·血痹虚劳病脉证并治》："太阳中热者，暍是也。汗出恶寒，身热而渴，白虎加人参汤主之。"

【注家方论】1. 方有执《伤寒论条辨》："所以用白虎两解表里之热，加人参润其燥而消其渴也。"

2. 柯韵伯《伤寒来苏集》："白虎主西方金也，用以名汤者，秋金得令而暑清阳解，此四时之序也。更加人参，以补中益气而生津，协和甘草、粳米之补，承制石膏、知母之寒，泻火而火不伤，乃操万全之术者。"

3. 陈修园《长沙方歌括》："主以石膏之寒以清肺，知母之苦以滋水，甘草、粳米之甘，人参之补，取气寒补水以制火，味甘补土而生金，金者水之源也。"

4. 尤在泾《伤寒贯珠集》："方用石膏，辛甘大寒，直清胃热为君，而以知母之咸寒佐之，人参甘草粳米之甘，则以救津液之虚，抑以制石膏之悍也。曰白虎者，盖取金气彻热之义云耳。"

5. 王子接《绛雪园古方选注》："阳明热病化燥，用白虎加人参者，何也？石膏辛寒，仅能散表热，知母甘苦，仅能降里热，甘草、粳米仅能载药留于中焦，若胃经热久伤气，气虚不能生津者，必须人参养正回津，而后白虎汤乃能清化除燥。"

【经典配方】知母六两，石膏（碎，绵裹）一斤，甘草（炙）二两，粳米六合，人参三两。上五味，以水一斗，煮米熟汤成，去滓，温服一升，日三服。

【经典方证】大渴，舌上干燥，欲饮水数升，心烦，背微恶寒，脉洪大。

【推荐处方】知母18 g，生石膏30 g，炙甘草6 g，粳米1匙，人参9 g。上五味，以水2000 mL，煮米熟汤成，去滓，温服200 mL，日3次。

【方证提要】烦渴，饮水不解，脉芤；中暑，身热，汗出，恶寒，口渴恶心，尿赤。或时时恶风，或舌燥而背微恶寒。

【适用人群】中暑或遭受寒邪、温邪、热邪导致的阴液亏损、身体乏力，并且患者出现口渴、大量汗出、周身怕冷、精神萎靡、口渴感明显；无大热、无大汗，但以渴饮为主诉的慢性病；消瘦、食欲下降、全身状态差者。

【适用病证】

以下病证符合上述人群特征者，可以考虑使用本方。

（1）以烦渴为主要表现的疾病，如肺炎、结核性脑膜炎、风湿热、急性发热性疾病等，此类体力衰弱的患者，尤为适合。

（2）误治之后津液受伤、精神萎靡明显者。

（3）虽无大热、无大汗，但以渴饮为主诉的慢性病。

（4）白虎汤证中体质虚弱、形体消瘦、食欲不振、状态不佳者。

（5）气分热盛，气液两伤所致大热、大汗、大渴、舌红苔黄、脉大而虚等。

（6）治疗流行性出血热、流行性乙型脑炎、大叶性肺炎、肠伤寒、麻疹合并肺炎、中暑和糖尿病等疾病，辨证属气分热盛、气阴两伤型者。

【加减与合方】

（1）高热烦渴、神昏谵语、抽搐等症，加羚羊角、大量水牛角。

（2）兼寒热往来，热多寒少，加柴胡以增和解之功。

（3）高热、口渴、汗出、神昏谵语、大便秘结、小便赤涩者，加大黄、芒硝以泄热攻积，软坚润燥。

（4）消渴证而见烦渴引饮之属胃热者，加天花粉、芦根和麦冬。

【注意事项】

（1）凡脉浮，或口不见渴，背部恶寒较重者，皆不宜使用。

（2）凡大热、心烦口渴，同时表证症状明显，与脉浮、恶寒、头项强痛等症并见，不宜使用。

（3）白虎加人参汤方剂中的石膏质地坚实，难于煎出有效成分，故应打碎先煎沸20分钟，然后再入其他药同煎，再煎至沸后约15分钟，米熟去渣即可，温服。

（4）药液不可太多，一般每次服用150 mL即可，以免药液过多增加胃肠道负担。

【医案分析】

治高热案

窦某，男，70岁，离休干部，1996年12月20日会诊。患者因恶性淋巴瘤住院治疗，近1个月来每晚发热达37.2～38.5 ℃，次日上午渐退，用退热药、抗生素、输液、激素治疗皆无效，邀余会诊。诊见发热，背微恶寒，心烦，口烦渴，时时汗出，乏力，舌红，苔薄黄少津，脉数。证属内热炽盛，津气受伤。治宜清热益气养阴。方用白虎加人参汤加味：石膏50 g，知母15 g，人参（另煎）10 g，甘草6 g，麦冬15 g，沙参10 g，白花蛇舌草15 g，山药10 g，3剂，水煎服。

12月24日二诊：已不发热，汗亦少，仍口干、乏力，脉细数。原方石膏减至30 g，知母减至10 g，继服善后。后因淋巴瘤脑转移去省肿瘤医院治疗，但未再发热。

按：本案乃肿瘤发热，日久不退，耗气伤阴，屡用解热药、激素致汗出，更伤津气，故乏力、口烦渴；背微恶寒，非表不解，乃汗出肌疏所致。本方清热益气养阴，虽为阳明病而设，然杂病用之，其效亦佳。

# （三）竹叶石膏汤

【仲景方论】《伤寒论·辨霍乱病脉证并治》："伤寒解后，虚羸少气，气逆欲吐，竹叶石膏汤主之。"

**【注家方论】** 1. 成无己《注解伤寒论》: "辛甘发散而除热,竹叶、石膏、甘草之甘辛,以发散余热。甘缓脾而益气,麦冬、人参、粳米之甘,以补不足。辛者,散也,气逆者,欲其散,半夏之辛,以散逆气。"

2. 方有执《伤寒论条辨》: "竹叶清热,麦冬除烦,人参益气,甘草生肉,半夏豁痰而止吐,粳米病后之补剂,石膏有彻上彻下之功,故能佐诸品而成补益也。"

3. 许宏《金镜内台方议》: "伤寒解后,虚热不尽,则多逆气与吐也。故用竹叶为君,石膏为臣,以解虚邪内客也。以半夏为佐,以治逆气欲吐者。以人参、粳米、甘草、麦冬四者之甘,以补不足而缓其中也。"

4. 尤在泾《伤寒贯珠集》: "大邪虽解,元气未复,余邪未尽,气不足则因而生痰,热不除则因而上逆,是以虚羸少食,而气逆欲吐也。竹叶石膏汤乃白虎汤之变法,以其少气,故加参麦之甘以益气,以其气逆有饮,故用半夏之辛以下气蠲饮,且去知母之咸寒,加竹叶之甘凉,尤以胃虚有热者为有当耳。"

5. 张璐《伤寒缵论》: "按此汤即人参白虎去知母而益半夏、麦冬、竹叶也。病后虚烦少气,为余热未尽,故加麦冬、竹叶于人参、甘草之甘温益气药中,以清热生津。加半夏者,痰饮上逆欲呕故也。病后余热与伏气发温不同,故不用知母以伐少阴也。"

6. 张锡驹《伤寒直解》: "竹叶凌寒不凋,得冬木之寒气;石膏色白似肌,禀秋金之凉气;半夏生当夏半,感一阴之气而生。阴气足而虚热除,肌肉自不消铄而羸瘦矣。人参、甘草、粳米补中土而生津液;麦冬主治伤中伤饱,胃络脉绝,羸瘦短气。胃络和而气逆除,津液生而虚热去,吐自止矣。"

7. 王子接《绛雪园古方选注》: "竹叶石膏汤,分走手足二经,而不悖于理者,以胃居中焦,分行津液于各脏,补胃泻肺,有补母泻子之义也。竹叶、石膏、麦冬泻肺之热,人参、半夏、炙草平胃之逆,复以粳米缓于中,使诸药得成清化之功,是亦白虎、越婢、麦冬三汤变方也。"

8. 吴谦《医宗金鉴》: "是方也,即白虎汤去知母,加人参、麦冬、半夏、竹叶也。以大寒之剂,易为清补之方,此仲景白虎变方也。经曰:形不足者,温之以气;精不足者,补之以味。故用人参、粳米,补形气也。佐竹叶、石膏,清胃热也。加麦冬生津;半夏降逆,更逐痰饮;甘草补中,且以调和诸药也。"

9. 徐灵胎《伤寒论类方》: "此仲景先生治伤寒愈后调养之方也。其法专于滋养肺胃之阴气,以复津液。盖伤寒虽六经传遍,而汗、吐、下三者,皆肺胃当之。又《内经》云:人之伤于寒也,则为病热。故滋养肺胃,岐黄以至仲景不易之法也。后之庸医则用温热之药峻补脾肾,而千圣相传之精义,消亡尽矣。"

10. 陈修园《伤寒真方歌括》: "人身天真之气全在胃口,津液不足即是虚,生津液即是补虚。仲师以竹叶石膏汤治伤寒解后虚羸少气,以甘寒为主,以滋津为佐,是善后第一治法。"

**【经典配方】** 竹叶二把,石膏一斤,半夏(洗)半升,麦冬(去心)一升,人参二两,甘草(炙)二两,粳米半升。上七味,以水一斗,煮取六升,去滓,内粳米,煮米熟,汤成去米,温服一升,日三服。

**【经典方证】** 身热多汗,心胸烦闷,气逆欲呕,口干喜饮,或虚烦不寐,舌红苔少,脉虚数。

**【推荐处方】** 竹叶10 g,生石膏30 g,法半夏9 g,麦冬18 g,人参6 g,炙甘草6 g,粳米15 g。上七味,以水2000 mL,煮取1200 mL,去渣,再下粳米,煮成汤去米,分3次温服,每次200 mL。

**【方证提要】** 体虚发热汗多,心烦,少气,口干喜饮,气逆欲吐,舌干少津,脉虚数。或咽干咳嗽,苔黄少津。

**【适用人群】** 消瘦,面色苍白,腹壁菲薄,脉数无力;发热或不发热,但有多汗、口渴,口舌干燥,舌苔少;食欲差,食量小,或有干呕,大便干结,小便黄;大多是发热性疾病的后期,或是肿瘤消耗、营养不良者。

【适用病证】

以下病证符合上述人群特征者，可以考虑使用本方。

（1）发热性疾病的恢复期低热。

（2）小儿夏季厌食低热。

（3）瘦弱体质的肺炎、瘦人反复发作的口腔溃疡。

（4）肿瘤放疗化疗后的低热、口干舌燥。

【加减与合方】

（1）肿瘤后消瘦贫血者，合炙甘草汤。

（2）脾胃积热盛者，可加黄连 6 g。

（3）气阴虚甚者，加黄芪 20 g，生地黄 12 g。

（4）胃热津伤甚者，加石斛 10 g，玄参 6 g。

【注意事项】

（1）舌淡，大便不成形者慎用。

（2）形体消瘦，咽干口渴，喜冷饮，虚烦不得眠，舌质红、少苔，脉虚数，证属阴虚者，皆慎用。

（3）发热、多汗、少气欲呕，证属太阳少阳合病者，皆忌用。

（4）先用清水浸泡 30 分钟，再煎至沸后约 15 分钟去渣，加粳米，煮米熟成汤，去米即可温服。

（5）药液不可太多，一般每次服用 150 mL 即可，以免药液过多而增加胃肠道负担。

（6）服药期间，饮食不宜过多、过饱，慎食油炸、烧烤、辛辣、腌腊、海鲜等食物。

【医案分析】

治呃逆案

王某，男，32 岁，农民，1997 年 7 月 12 日初诊。患者于 1 个月前患大叶性肺炎失治，20 日后高热渐退，渐生呃逆，遂到县某医院诊治。先后给予氯丙嗪针、阿托品针肌内注射治疗 1 周无效，故于今日来诊。诊见：呃逆频频发作，呃声急促，声音低沉，午后低热，心烦，口渴喜冷饮，胃脘嘈杂不欲食，言语无力，倦怠嗜卧，气短，形体偏瘦，面唇发红，舌红乏津、无苔、舌体有裂纹，脉数无力。辨证为热病后期，伤津损气，胃失濡润，气失和降。治宜清热生津，和胃降逆。方用竹叶石膏汤加减：竹叶 10 g，生石膏 50 g，西洋参 8 g，麦冬 15 g，粳米 30 g，半夏 10 g，石斛 10 g，柿蒂 10 g，旋覆花（包煎）12 g，炙甘草 3 g。3 剂，水煎服。

1997 年 7 月 16 日二诊：服上方 3 剂后，呃逆、口渴、倦怠嗜卧、气短、嘈杂均有所减轻，饮食渐增，仍有午后低热，心烦。病有起色，效不更方，守原方继服 5 剂。

三诊时呃逆、午后低热消失，精神已振，纳食增加，唯感轻微口渴，舌质红有津、舌体裂纹减少。将原方中生石膏减为 30 g，以防寒凉太过，损伤胃气，继服 5 剂，以巩固疗效。

按：本例呃逆发于热病之后，症、舌、脉合参，为余热久羁，胃津劫夺，中气耗伤，胃气冲逆动膈所致。虽发月余，幸患者年值四八，肾气尚盛，元气未竭。故用竹叶石膏汤加减清热养阴，益气和胃，降逆止呃，标本兼顾，而获病愈。

## 参 考 文 献

[1] 张学林. 郭纪生应用白虎汤临床经验 [J]. 河北中医，2010，32（12）：1768 - 1770.

[2] 郭志生. 白虎汤治疗高热验案 [J]. 河南中医，2009，29（11）：1058 - 1059.

[3] 王绍印. 经方治发热验案 4 则 [J]. 国医论坛，1997（4）：12.

[4] 董德保. 竹叶石膏汤治验举隅 [J]. 河南中医，2003（1）：12 - 13.

# 八、葛根汤类方

## （一）葛根汤

**【仲景方论】**《伤寒论·辨太阳病脉证并治》："太阳病，项背强几几，无汗，恶风，葛根汤主之。"

《金匮要略·痉湿暍病脉证并治》："太阳病，无汗而小便反少，气上冲胸，口禁不得语，欲作刚痉，葛根汤主之。"

**【注家方论】** 1. 成无己《注解伤寒论》："《本草》云，轻可去实，麻黄葛根之属是也。此以中风表实，故加二物于桂枝汤中也。"

2. 许宏《金镜内台方议》："葛根性平，能祛风，行于阳明之经，用之为君；麻黄为臣，辅之发汗解表；桂枝、芍药为佐，通行于荣卫之间；甘草、大枣之甘，生姜之辛，以通脾胃之津为使。此方乃治其表实，而兼治其合病并病者也。"

3. 王子接《绛雪园古方选注》："葛根汤即桂枝汤加麻黄、葛根以去营实，小变麻桂之法也。独是葛根麻黄治营卫实，芍药桂枝治营卫虚。方中虚实重复者，其微妙在法先煮麻黄葛根，减二升，后纳诸药，则是发营卫之汗为先，而固表收阴袭于后，不使热邪传入阳明也。故仲景治太阳病未入阳明者，用以驱邪，断入阳明之路。若阳明正病中，未尝有葛根之方。东垣易老谓葛根是阳明经主药，误矣。"

4. 柯韵伯《伤寒附翼》："此开表逐邪之轻剂也。葛根味甘气凉，能起阴气而生津液，滋筋脉而舒其牵引，故以为君。麻黄生姜，能开玄府腠理之闭塞，祛风而出汗，故以为臣。寒热俱轻，故少佐桂芍，同甘枣以和里。此于麻桂二方之间，冲其轻重，而为调和表里之剂也。故用之以治表实，而外邪自解，不必治里虚，而下利自瘳。"

5. 吴谦《医宗金鉴》："是方即桂枝汤加麻黄、葛根也。麻黄佐桂枝，发太阳荣卫之汗；葛根君桂枝，解阳明肌表之邪。不曰桂枝汤加麻黄、葛根，而以葛根命名者，其意重在阳明，以呕利多属阳明也。二阳表急，非温服复而取汗，其表未易解也。或呕，或利，里已失和，虽啜粥而胃亦不能输精于皮毛，故不须啜粥也。"

6. 陈修园《长沙方歌括》："桂枝加葛根汤与此汤，俱治太阳经输之病，太阳之经输在背，《经》云：邪入于输，腰脊乃强。师于二方皆云治项背强几几……但前方治汗出，是邪从肌腠而入输，故主桂枝，此方治无汗，是邪从肤表而入输，故主麻黄。然邪既入输，肌腠亦病，方中取桂枝汤全方加葛根、麻黄，亦肌表两解之治，与桂枝二麻黄一汤同意，而用却不同，微乎！微乎！"

**【经典配方】**葛根四两，麻黄（去节）三两，桂枝（去皮）二两，生姜（切）三两，甘草（炙）二两，芍药三两，大枣（擘）十二枚。上七味，以水一斗，先煮麻黄、葛根减二升，去上沫，内诸药，煮取三升，去滓，温服一升，覆取微似汗，余如桂枝汤将息及禁忌，诸汤皆仿此。注：《金匮要略》载本方中芍药为二两。

**【经典方证】**项背强，自下利，无汗，肌肉痉挛。

**【推荐处方】**葛根 12 g，麻黄 9 g，桂枝 6 g，生姜 9 g，炙甘草 6 g，芍药 6 g，大枣 12 枚。上七味，以水 2000 mL，先煮麻黄、葛根，减 400 mL，去白沫，再下诸药，煮取 600 mL，去滓，温服 200 mL，覆被似汗。

**【方证提要】** 发热，恶风，无汗，身痛，项背强几几，苔薄白，脉浮紧，或喘，或下利，或呕吐。

**【适用人群】** 体格强健，肌肉厚实，脉象有力，体力劳动者或青壮年多见；面色黄暗或暗红，皮肤粗糙干燥，背部及面部多有痤疮；平时不易出汗，许多疾病在汗后减轻，有夏轻冬重的趋向；有疲劳感，困倦，嗜睡，反应比较迟钝；易有头项腰背拘急疼痛、耳鸣耳聋、痤疮、皮肤疮癣等；女性多见月经紊乱，表现为月经量少、月经周期较长或闭经、痛经。

**【适用病证】**

以下病证符合上述人群特征者，可以考虑使用本方。

（1）以发热、无汗为表现的疾病，如感冒、乳腺炎初期、疔疮初起。

（2）以项背、腰腿强痛为表现的疾病，如颈椎病、落枕、肩周炎、腰椎间盘突出症、急性腰扭伤、慢性腰肌劳损等。

（3）头面部的慢性炎症，如痤疮、毛囊炎、牙周脓肿、牙髓炎、鼻窦炎、过敏性鼻炎等。

（4）以五官感觉失灵为表现的疾病，如突发性耳聋、面神经麻痹、颞下颌关节紊乱综合征。

（5）以头昏重为表现的疾病，如脑梗死、高血压、脑动脉硬化症、醉酒。

（6）以月经不调为表现的疾病，如多囊卵巢综合征、月经逾期、闭经、痛经。

**【加减与合方】**

（1）闭经或月经后期、水肿者，合当归芍药散。

（2）腹痛及腰腿痛、月经不调或闭经、面红便秘者，合桂枝茯苓丸或桃核承气汤。

（3）头面部的疮疖、暴聋、牙痛、头痛、便秘者，加大黄 10 g，川芎 15 g。

（4）鼻炎、鼻窦炎者，加川芎 15 g，辛夷花 10 g。

**【注意事项】**

（1）体形瘦弱、体弱多病、瘦弱面白多汗、心功能不良及心律不齐者慎用。

（2）服用本方后，如有心悸多汗、有虚弱感者，需减量或停服。

（3）本方宜餐后服用。

（4）外感风寒表虚有汗者禁用。

（5）温病初起而见发热重、恶寒轻、口渴、脉浮数、舌边尖红者忌用。

**【医案分析】**

1. 治痉挛性斜颈案

唐某，男，53 岁，2020 年 3 月 5 日初诊。主因头部右侧旋转半个月就诊。患者半个月前因发热后出现项背部强直，颈部向一侧屈曲，头偏向右侧旋转，肌肉疼痛，身重。诊断：痉挛性斜颈。未予任何药物治疗。现症见：项背部强直，颈部向一侧屈曲，头偏向右侧旋转，肌肉疼痛，身重，恶寒肢冷，无汗，倦卧喜暖，小便清长，大便正常或稀溏，舌淡、苔白润，脉浮紧。西医诊断：痉挛性斜颈。中医诊断：痉病；证属风寒外袭，筋脉受阻。治以祛风散寒、柔肝息风止痉。方用葛根汤加止痉散加减，处方：葛根 20 g，麻黄、桂枝、生姜、甘草、大枣、僵蚕、地龙各 10 g，白芍 30 g，全蝎 3 g。14 剂，每日 1 剂，水煎，取汁 200 mL，每日 2 次，于早、晚服用。

2020 年 3 月 19 日二诊：服药后痉挛及扭转次数减少，仍有肌肉疼痛，但大便稀溏等兼证好转。守一诊方，加用羌活 10 g，薏苡仁 30 g。14 剂，煎服方法同上。

2020 年 4 月 3 日三诊：痉挛及扭转次数明显减少，无肌肉疼痛，无畏寒肢冷，二便正常。在上方的基础上减全蝎、地龙，继续服用 30 剂。后随访，患者诉痉挛情况好转。

按：痉挛性斜颈是一种以颈肌扭转或阵挛性倾斜为特征的锥体外系器质性疾病。《伤寒论》不仅以表实无汗和表虚有汗分为刚痉、柔痉，而且提出了误治致痉的理论，即表证过汗、风病误下、疮家误汗及产后血虚、汗出中风等，致使外邪侵袭，津液受伤，筋脉失养，均可致痉。本案患者发病病机与条文 31 所载相似，主要病机均为风寒束表，卫阳被遏，营阴郁滞。筋脉失去濡养，筋脉拘急可发为不自主的痉挛。故以葛根为主药，葛根性味甘辛微凉，有解肌退热之功，此外还可升津液、舒筋脉。葛根汤既可调和营卫，又可发汗，使痉挛得缓。周绍华教授结合经络辨证，颈部属太阳、阳明经所系，故擅用葛根汤治疗。筋脉拘急，加用全蝎、僵蚕、地龙以舒筋缓急。复诊时加用羌活疏风止痉，薏苡仁祛湿解表，通利关节。三诊时症状好转，在基础方的基础上减全蝎、地龙，防止搜风通络药物久用耗伤气血。

2. 治紧张性头痛案

孙某，女，27 岁，2021 年 5 月 7 日初诊。主因"反复头痛 2 年，加重 1 个月"就诊。患者 2 年前出现头痛，以顶枕部压榨性疼痛为主，不伴恶心呕吐、畏光畏声，每次头痛持续 2 天左右可缓解，劳累、受凉易诱发。近半个月来患者头痛持续不解，时轻时重，伴颈部僵硬疼痛，乏力，纳呆，失眠，舌质淡、苔薄白，脉细弱。西医诊断：紧张性头痛。中医诊断：头痛；辨证属气血亏虚。治以调补气血、柔筋缓急。方选四物汤加葛根汤加味，处方：葛根、白芍、熟地黄各 30 g，川芎、当归、党参、羌活、白术各 12 g，木瓜 20 g，桂枝、大枣、生姜各 10 g，甘草 6 g。7 剂，每日 1 剂，水煎取汁 200 mL，每日 2 次，于早、晚服用。

2021 年 5 月 14 日二诊：患者头痛项强明显好转，头痛时间缩短，用脑过度时感到轻微头痛，头痛不持续，但仍乏力，心烦，睡眠不实，舌淡、苔薄白，脉细弱。守一诊方加炙黄芪、茯神各 30 g，合欢花 15 g。14 剂，煎服方法同上。

2021 年 5 月 28 日三诊：患者已无头痛发作，纳可，眠安，舌淡红、苔薄白，脉细。继服原方 7 剂巩固疗效。

按：本案患者表现为顶枕部压榨性疼痛、颈部僵硬疼痛，符合紧张性头痛以颅周肌肉紧张的特点，《本草经疏》曰："葛根，……伤寒头痛，兼项强腰脊痛，及遍身骨疼者，足太阳也。"周绍华教授从症状和病因角度应用葛根汤以疏经通络，并加用羌活祛风止痛。紧张性头痛的疾病常伴有失眠、焦虑等症状，周绍华教授善于加用益气养血、祛风止痛、养心安神之品治疗。

患者素体虚弱，气血不足，本虚为主，加用四物汤养血活血，恢复损伤补益气血的同时，亦可以活血养血，使筋脉通畅。二诊患者头痛项强明显好转，头痛时间缩短，但患者乏力，心烦，睡眠不实，舌淡、苔薄白，脉细弱，属心脾两虚、气血不足，在一诊方的基础上加炙黄芪、茯神各 30 g，取归脾汤之义以调补气血，且加用合欢花理气行血，悦心安神。

# （二）葛根芩连汤

【仲景方论】《伤寒论·辨太阳病脉证并治》："太阳病，桂枝证，医反下之，利遂不止，脉促者，表未解也；喘而汗出者，葛根黄芩黄连汤主之。"

【注家方论】1. 成无己《注解伤寒论》："《内经》曰，辛甘发散为阳。表未解者，散以葛根、甘草之甘；苦以坚里，气弱者，坚以黄芩、黄连之苦。"

2. 许宏《金镜内台方议》："用葛根为君，以通阳明之津而散表邪；以黄连为臣，黄芩为佐，以通里气之热，降火清金而下逆气；甘草为使，以缓其中而和调诸药者也。且此方亦能治阳明大热大利者，又能治嗜酒之人热喘者，取用不穷也。"

3. 尤在泾《伤寒贯珠集》："无汗而喘，为寒在表；喘而汗出，为热在里也。是其邪陷于里者十之七，而留于表者十之三，其病为表里并受之病，故其法亦宜表里两解之法。葛根黄芩黄连汤，葛根解肌于表，芩连清热于里，甘草则合表里而并和之耳。"

4. 王子接《绛雪园古方选注》："是方即泻心汤之变，治表寒里热，其义重在芩连肃清里热，虽以葛根为君，再为先煎，无非取其通阳明之津，佐以甘草缓阳明之气，使之鼓舞胃气，而为承宣苦寒之使。清上则喘定，清下则利止，里热解，而邪亦不能留恋于表矣。"

5. 陈修园《长沙方歌括》："太阳桂枝证而反下之，邪由肌腠而内陷于中土，故下利不止；脉促与喘汗者，内陷之邪欲从肌腠外出而不能出，涌于脉道，如疾行而蹶为脉促；涌于华盖，肺主气而上喘；肺主皮毛而汗出。方主葛根，从里以达于表，从下以腾于上，辅以芩连之苦，苦以坚之，坚毛窍而止汗，坚肠胃以止泻，又辅以甘草之甘，妙得苦甘相合，与人参同味而同功，所以补中土而调脉道，真神方也。"

6. 章楠《伤寒论本旨》："桂枝证者，风伤卫也。风为阳邪，本易化热，误下而邪入阳明，风热疏泄，水液下溜，利遂不止；其脉促者，邪热未离营卫，闭于肺卫之间，故又喘而汗出；以肌肉为阳明之表，营卫在肉中，故曰表未解，非言太阳之表也。故以葛根之走肌肉者为君，先煎缓其轻扬之性，使与芩连甘草和合，同解肌表之郁热，义与前之麻杏甘膏汤相同。彼由寒伤营之变证，此由风伤卫之变证也。若是表寒，必当用生姜桂枝，不应用葛根之辛凉矣。至于泻心汤治痞，其邪在胃府之表也。承气汤，泻胃府之邪也；白虎汤，清胃经之热也；此方治邪在胃经之表也。故凡六经，各有表里浅深之异，仲景皆从脉证分辨。故读仲景书，愈读则愈见其精微，而立法之细密周至，尤为万世之范围，学者可不尽心体究哉！"

【经典配方】葛根半斤，黄芩三两，黄连三两，甘草（炙）二两。上四味，以水八升，先煮葛根，减二升，内诸药，煮取二升，去滓，分温再服。

【经典方证】项背强，腹泻，烦热，多汗，脉滑数者。

【推荐处方】葛根40 g，黄连5～15 g，黄芩10 g，生甘草10 g。以水1000 mL，煮沸后调至文火再煎煮30～40分钟，取汤液300 mL，分2～3次温服。

【方证提要】发热，项背强急，喘而汗出，口渴，下利多恶臭，肛门灼热感，苔黄，脉促或滑数，小便短赤，或心下痞，或心下悸。

【适用人群】体格比较壮实，肌肉相对发达厚实，有肥胖倾向，唇舌暗红，满面油腻；大便不成形或腹泻；全身困重，尤其以项背强痛不舒为特征；体检多见血糖高、血压高；应酬多、工作压力大的中年男性多见。

【适用病证】

以下病证符合上述人群特征者，可以考虑使用本方。

（1）以腹泻为表现的疾病，如急性肠炎、痢疾、小儿中毒性肠炎、肠伤寒等。

（2）以口腔疼痛为表现的疾病，如口腔溃疡、牙周炎、牙周脓肿等。

（3）以发热为表现的疾病，如麻疹、流行性乙型脑炎、流行性感冒。

（4）以头晕困重为表现的疾病，如糖尿病、高血压、冠心病、心律失常、颈椎病等。

【加减与合方】

（1）口干苦，食欲旺盛，血糖居高不下者，黄连可重用。

（2）烦躁、头痛、便秘或大便黏臭者，或有高血压、出血倾向，或牙周脓肿、牙痛者，加制大黄10 g。

（3）糖尿病导致腰腿无力、下肢皮肤发暗溃疡或性功能障碍者，加肉桂10 g，怀牛膝30 g。

（4）心下痞、恶心呕吐者，加半夏15 g。

【注意事项】

（1）精神倦怠，脉沉缓者慎用。

（2）下利而不发热，粪便清稀，脉沉迟，舌淡，证属虚寒者当忌用。

（3）下利而属热结旁流者，亦非本方所宜。

【医案分析】

*治过敏性肠炎案*

患者，女，50岁，工人。以反复腹泻5年，加重1个多月入院。患者于5年前因饮食不节致腹泻，经用庆大霉素治疗好转，而后反复腹泻，发无定时，迁延不止，再用抗生素治疗，其效不佳，1个月前食鸡蛋诱发腹泻加重，呈稀水样，色黄而臭，日数10次，伴脘腹胀满，口干欲饮，食欲减退，肛门灼热，小便短赤。检查：体温37.5℃，脉搏94次/分，呼吸21次/分，血压90/53 mmHg（1 mmHg≈0.133 kPa）。发育正常，营养中等，精神疲惫，面色潮红。舌质红绛而干，舌苔黄腻，脉滑细。腹平软，肝脾不大，胆囊术后愈合良好。左下腹轻度压痛，肠鸣音活跃。大便常规示未消化食物残渣（++），脂肪球（+）。下消化道钡餐阴影未见异常。西医诊断为过敏性肠炎。证属湿热下注胃肠，治以清热利湿。选葛根芩连汤，加赤芍10 g，生山楂、熟山楂、车前子各15 g，炒麦芽20 g，炒地榆30 g，米壳6 g，水煎，饭前温服，每日2次。

二诊：3剂后热证清，腹泻止。继续对症调理10日，食增神佳，痊愈出院，随访未复发。

按：湿胜则濡泄，湿盛日久则化热，湿热阻于大肠，大肠转化失职，清浊不分，挟杂而下。故选黄芩、黄连清热燥湿，赤芍清热凉血，葛根生津止泻，生熟山楂、炒麦芽消食导滞；治泻不利小便，非其治也，故而重用车前子，以消除肠黏膜充血水肿之炎性病变。古谓"有是病用是药则病受之"，故凡腹痛久泄加米壳、炒地榆涩肠止泻，祛病如神。

# （三）葛根加半夏汤

【仲景方论】《伤寒论·辨太阳病脉证并治》："太阳与阳明合病，不下利，但呕者，葛根加半夏汤主之。"

【注家方论】1. 成无己《注解伤寒论》："邪气外甚，阳不主里，里气不和，气下而不上者，但下利而不呕；里气上逆而不下者，但呕而不下利，与葛根汤以散其邪，加半夏以下逆气。"

2. 徐灵胎《伤寒论类方》："此条乃太阳阳明合病，故用葛根汤全方，因其但呕加半夏一味以止呕，随病立方，各有法度。"

3. 陆渊雷《伤寒论今释》："胃肠为津液之策源地，在肠之津液被迫，则下注而为利，在胃之津液被迫，则上逆而为呕，各从其近窍出也。下利者，得麻桂之启表，葛根之升津，而利自止。呕者，犹恐升津之力助其逆势，故半夏以镇之。"

4. 周扬俊《伤寒论三注》："中风伤寒，自有定责，今虽呕而无汗出证，所以不用桂枝葛根汤，而仍用葛根汤加半夏者，正以麻黄、葛根祛两经之寒邪，半夏主上气呃逆，消心膈痰饮也。可见同一邪也，呕者上逆，则不下走，葛根汤证下利，则不上逆，倘有兼之者，是其势已甚，又非此方可以治之也。"

5. 柯韵伯《伤寒来苏集》："太阳阳明合病，太阳少阳合病，阳明少阳合病，必自下利，则下利似乎合病当然之证。今不下利而呕，又似乎与少阳合病矣。于葛根汤加半夏，兼解少阳半里之邪，便不得为三阳合病。"

【经典配方】葛根四两，麻黄（去节）三两，甘草（炙）二两，芍药二两，桂枝（去皮）二两，生姜（切）二两，半夏（洗）半升，大枣（擘）十二枚。上八味，以水一升，先煮葛根、麻黄，减二升，去上沫，内诸药，煮取三升，去滓，温服一升，覆取微似汗。

【经典方证】不下利，但呕。恶寒发热，额头作痛，项背强，无汗，下利。

【推荐处方】葛根12 g，麻黄9 g，生姜6 g，白芍6 g，桂枝6 g，半夏9 g，大枣（炙）12枚，甘草6 g。上八味，以水2000 mL，先煮麻黄、葛根，减400 mL，去上沫，再下诸药，煮取600 mL，去滓，温服 200 mL。

**【方证提要】** 发热恶寒，头痛，无汗身痛，项背强急，面赤，额头作痛，不下利，呕吐苔白薄或根白厚，脉浮细或浮濡。

**【适用人群】** 平素头痛头晕，身疼腰痛，恶心呕吐，恶寒，并素有腹痛大便溏泄，浮数，苔白，项背强直拘急，口不渴，无汗，恶风；舌暗红、苔白，脉浮大而数；有明显的眶上神经沟压痛，有典型的眶上神经的痛区分布。

**【适用病证】**

以下病证符合上述人群特征者，可以考虑使用本方。

（1）以急慢性腹痛为表现的疾病，如急慢性肠胃炎、慢性非特异性溃疡性结肠炎、肠胃型感冒等。

（2）以咳嗽为表现的疾病，如慢性支气管炎等。

（3）以皮肤瘙痒为表现的疾病，如麻疹、丹毒、荨麻疹等。

（4）以机体炎症为表现的疾病，如脑膜炎初期、咽喉炎、耳下腺炎等。

**【加减与合方】**

（1）呕吐甚者，加紫苏 12 g，半夏加至 9 g。

（2）眩晕甚者，加天麻 9 g。

（3）无眼晕呕吐者，去半夏。

（4）痛剧者，加蔓荆子 12 g，川芎 9 g。

**【注意事项】**

（1）应恪守葛根、半夏用量相等及与他药的调配关系。

（2）审明方中芍药的作用，不可拘于太阳伤寒证不可用芍药，但据具体病情而定，不可执此而失彼。

（3）煎煮本方时，当先煮葛根、麻黄，去其白沫，以求药性平和而祛邪愈病。

（4）温热、湿热或无表证虚寒泄泻者忌用。

**【医案分析】**

1. 治下利案

藏某，女，22 岁，2010 年 5 月 21 日（16：00）来诊。主诉：下利伴恶心 1 天。患者自诉昨晚着凉，今晨起至今下利 5 次，清稀如水，腹痛不显。下利很畅快无不爽感觉，伴恶心欲呕，无明显恶寒发热。舌淡红、苔薄白，脉浮。思考：符合《伤寒论》"太阳与阳明合病，必自下利，葛根汤主之""太阳与阳明合病，不下利但呕者，葛根加半夏汤主之"。方药：葛根加半夏汤葛根 45 g，麻黄 10 g，桂枝 20 g，白芍 20 g，生姜 20 g，炙甘草 10 g，大枣 10 枚，半夏 20 g，1 剂，水煎分 2 次服，服后愈。

按：患者下利、恶心欲呕，葛根加半夏汤中麻黄、桂枝解表散寒以除外来之病因；葛根、芍药、炙甘草、大枣皆为解痉缓急而设，外可解头痛，内可解胃肠痉挛之急。生姜、大枣乃仲景和胃之常用品；生姜配半夏乃仲景小半夏汤，乃仲景治疗呕吐的专方（小柴胡汤、生姜泻心汤、大柴胡汤等皆用之），葛根汤加入半夏后降逆止呕之功大大增强。

2. 治风寒挟食滞案

陈某，男，22 岁，1961 年 6 月 22 日初诊。患者述 2 天前暴食西瓜及酒菜，食后即睡卧乘凉，夜即泄泻水样便，直射而出，一夜间达 6 次，兼有呕吐。至今 2 日，吐泻未止。发热 39 ℃，恶寒，头痛背痛，项背强急，口渴喜饮，无汗，舌苔薄黄微燥，脉浮数。腹硬满拒按，虽有里证，当先解表。处方：葛根 15 g，麻黄、芍药、炙甘草、生姜、法半夏各 10 g，桂枝 6 g，红枣 12 枚。1 剂。

1961 年 6 月 23 日二诊：昨日上午服药 2 次，下午 3 时测体温 37.5 ℃，泄泻亦止。仅感腰疼痛，其余各症均除。舌苔薄黄，不渴，热退净。前方去半夏，剂量减半，再服 1 剂，后愈。

按：经中有邪，就会使在里脏腑之气失和，所以胃气上逆而呕吐。本案选用葛根加半夏汤，葛根汤以解表散寒而和中，加半夏以降逆止呕涤饮而安胃气。临床上常用葛根加半夏汤治疗胃肠型感冒之呕吐、腹泻属于风寒所致者，疗效较好，实乃开"逆流挽舟"之先河。

## 参 考 文 献

［1］郭春莉，周绍华. 周绍华运用葛根汤加减治疗神经系统疾病医案 3 则［J］. 新中医，2022，54（14）：203 - 206.

［2］周雅莲. 葛根芩连汤新用［J］. 陕西中医，1994（1）：34.

［3］王惠君. 践行经方之医案四则［C］//第十三届中国科协年会第 4 分会场 - 中医药发展国际论坛论文集.［出版者不详］，2011：200 - 202.

［4］张志民，周庚生. 葛根汤三方用法初探［J］. 湖北中医杂志，1981（5）：24 - 25.

# 九、理中汤类方

## （一）理中汤

**【仲景方论】**《伤寒论·辨霍乱病脉证并治》："霍乱，头痛，发热，身疼痛，热多，欲饮水者，五苓散主之；寒多，不用水者，理中丸主之。"

《伤寒论·辨阴阳易差后劳复病脉证并治》："大病瘥后，喜唾，久不了了者，胸上有寒，当以丸药温之，宜理中丸。"

**【注家方论】**1. 成无己《伤寒明理论》："心肺在膈上为阳，肾肝在膈下为阴，此上下脏也。脾胃应土，处在中州，在五脏曰孤脏，属三焦曰中焦，自三焦独治在中，一有不调，此丸专治，故名曰理中丸。人参味甘温，《内经》曰：脾欲缓，急食甘以缓之。缓中益脾，必以甘为主，是以人参为君；白术味甘温，《内经》曰：脾恶湿，甘胜湿。温中胜湿，必以甘为助，是以白术为臣；甘草味甘平，《内经》曰：五味所入，甘先入脾，脾不足者，以甘补之。补中助脾，必先甘剂，是以甘草为佐；干姜味辛热，喜温而恶寒者，胃也，胃寒则中焦不治，《内经》曰：寒湿所胜，平以辛热。散寒温胃，必先辛剂，是以干姜为使。"

2. 吴昆《医方考》："寒者温之，故用干姜之辛热；邪之凑也，其气必虚，故用人参、白术、甘草之温补。"

3. 王子接《绛雪园古方选注》："理中者，理中焦之气，以交阴阳也。上焦属阳，下焦属阴，而中焦则为阴阳相偶之处。仲景立论，中焦热则主五苓以治太阳；中焦寒，则主理中以治太阴，治阳用散，治阴用丸，皆不及于汤，恐汤性易输易化，无留恋之能，少致和之功耳。人参、甘草甘以和阴也，白术、干姜辛以和阳也，辛甘相辅以处中，则阴阳自然和顺矣。"

4. 李中梓《伤寒括要》："阴厥者，初得病，无身热头疼，面寒肢冷，引衣蜷卧。见诸寒症而发厥者，轻则理中汤，重则四逆汤。"

5. 方有执《伤寒论条辨》："理，治也，料理之谓；中，里也，里阴之谓。参术之甘，温里也；甘草甘平，和中也；干姜辛热，散寒也。"

**【经典配方】**人参、甘草（炙）、白术、干姜各三两。上四味，捣筛为末，蜜和丸，如鸡黄大，以沸汤数合，和一丸，研碎，温服之。日三服，夜二服，腹中未热，益至三四丸，然不及汤。汤法，以四物，依两数切，用水八升，煮取三升，去滓，温服一升，日三服。

**【经典方证】**霍乱，头痛，发热，身疼痛。虚劳里急，悸，衄，腹中痛，梦失精，四肢酸痛，手足烦热，咽干口燥。男子黄，小便自利。妇人腹中痛。

**【推荐处方】**人参、甘草（炙）、白术、干姜各90 g。上药共研细末，炼蜜为丸，重9 g，每次1丸，温开水送服，每日2~3次。或做汤剂，水煎服，用量按原方比例酌减。

**【方证提要】**胃痛、腹痛、腹胀、汗多、腹泻、呕吐、心悸、神疲乏力、纳差。

**【适用人群】**精神萎靡、嗜睡者，面色萎黄，形体消瘦，畏寒肢冷，便溏及小便清长者；舌淡、苔薄白；脉沉细弱。

**【适用病证】**

以下病证符合上述人群特征者，可以考虑使用本方。

（1）消化系统疾病，如急慢性胃炎、胃及十二指肠溃疡、胃神经官能症、贲门失弛缓症、慢性肠胃炎、食管鳞状上皮癌术后呕吐、慢性阑尾炎、慢性喉炎、功能性消化不良、胃食管反流、胆石症、慢性顽固性腹泻、秋季腹泻、肠易激综合征、慢性结肠炎、术后粘连性肠梗阻等。

（2）循环系统疾病，如心律失常、冠心病等。

（3）妇科疾病，如痛经、慢性盆腔炎、阴道炎、妊娠呕吐等。

（4）呼吸系统疾病，如慢性咳嗽、顽固性咳嗽、肺炎等。

（5）神经系统疾病，如急性面神经炎等。

（6）泌尿系统疾病，如马兜铃酸肾病、特发性水肿等。

（7）其他疾病，如复发性口腔溃疡、顽固性痤疮、寒冷型多形红斑、口唇疱疹、虚寒牙痛、湿疹、口臭、脊髓亚急性联合变性等。

**【加减与合方】**

（1）面色白、精神不振、手足冰冷，加附子5 g，肉桂5 g。

（2）霍乱不止、泄利，去白术，加茯苓12 g，陈皮12 g，桂心9 g，黄芪6 g。

**【注意事项】**

（1）凡是急症吐下，非人参不愈。人参可以用生晒参，也可以用红参。

（2）服用本方后三四日，可能出现水肿，这表示药已中病，可继续服用本方，水肿可自然消失。

**【医案分析】**

1. 治胸痹案

刘某，男，51岁，1987年初夏就诊。患者述1年前不明原因胸部憋闷，某医诊断为冠心病，疗效不显，故来诊。胸部憋闷，形寒肢冷，自觉背恶寒处如掌大，咳嗽痰稀色白黏稠，食少纳呆，咽喉部有不适感，神疲乏力，大便时溏，腹胀触之柔软，小便调，口淡不渴，舌淡、苔白滑，脉沉细。证属中焦虚寒，脾虚失健，痰浊阻肺，胸阳不振。治以温中祛寒、化痰降浊、振奋胸阳，予以理中汤加味。药物组成：党参20 g，炒白术30 g，炮姜12 g，陈皮12 g，法半夏12 g，桂枝10 g，茯苓15 g，甘草10 g。守方连服10剂，胸部憋闷缓减，食欲增加，咳嗽缓解，咽喉部已无不适。继以理中汤原方：党参20 g，炒白术30 g，炮姜12 g，炙甘草10 g。连服20剂告愈，随访20余年未复发。

按：冠心病属中医学"胸痹"范畴，表现为胸痛、胸闷或有压迫感，病机为中阳虚衰，失于健运，水湿不化，聚湿成痰，痰浊阻肺，而致胸阳不振。治当温中祛寒、益气健脾、化痰降浊、振奋胸阳，方拟理中汤加味，寓二陈汤以助燥湿化痰降浊之功，加桂枝以振奋胸阳，方证合拍，药切病机，守方守法，故能获效。

2. 治虚劳案

患者，男，39岁。主因全身乏力、四肢疲倦反复发作3年，加重1周，于2016年6月9日就诊。患者3年前无明显诱因出现全身乏力、四肢困倦，休息后不得缓解。曾就诊于北京某中医医院，按"慢性疲劳综合征"给予口服中药汤剂治疗，效果不显。1周前，因工作劳累而疲乏无力明显加重。刻下症见：全身乏力，四肢疲倦，少气懒言，形寒怕冷，纳差便溏，每因受寒或饮食不慎而上述症状加剧，舌质淡、苔薄白，脉象沉弱。中医诊断：虚劳；辨证为脾胃虚寒，阳气衰弱；治法：温中散寒，补气健脾。药用理中汤加味，处方：党参30 g，炒白术30 g，炙甘草20 g，干姜30 g，生黄芪50 g，防风10 g，7剂，水煎服，分早中晚3次服用，每日1剂。5剂后，全身症状均明显减轻。效不更方，继以上方稍作加减，前后连续服用30余剂，乏力、疲倦、懒言、怕冷、纳差、便溏等症状全部消失。

按：虚劳是指由多种原因引起的，以脏腑虚损、气血阴阳不足为主要病机的一类疾病。对于虚劳的辨治，虽与五脏都有关联，但从历代医家的研究成果来看，与脾肾二脏关系最为密切。东汉张仲景以八味肾气丸治疗虚劳腰痛，北宋钱乙以六味地黄丸治疗五迟五软，金代李杲以补中益气汤治疗气虚发热，元代朱震亨以大补阴丸治疗阴虚火旺，明代薛己以六味、八味治疗肾命不足，明代张介宾以左归、右归治疗命门虚损……可见，脾肾二脏在虚劳论治中具有重要意义。本例患者乏力、疲倦、懒言、怕冷、纳差、便溏、舌淡、脉弱，虽症状表现繁多，但其病本为脾胃虚寒、阳气虚弱，故以理中汤合玉屏风散治疗而获显效。金代李杲于《脾胃论·脾胃虚则九窍不通论》中言："清气不升，九窍为之不利。"强调脾胃居于中焦，是精气升降运动的枢纽，升则上输于心肺，降则下归于肾肝。若脾胃不足，升降失常，则内而五脏六腑，外而四肢九窍，都会发生种种病证。本例虚劳患者，以温补脾胃而获显效，再次说明脾胃在虚损病论治当中的重要作用。

# （二）芍药甘草附子汤

【仲景方论】《伤寒论·辨太阳病脉证并治法中》："发汗，病不解，反恶寒者，虚故也，芍药甘草附子汤主之。"

【注家方论】1. 王子接《绛雪园古方选注》："太阳少阴方也。太阳致亡阳，本由少阴不内守，少阴表恶寒，实由太阳不外卫。故取芍药安内，熟附子攘外，尤必藉甘草调和，缓芍、附，从中敛戢真阳，则附子可招散失之阳，芍药可收浮越之阴。"

2. 李中梓《伤寒括要》："汗后病解，则不恶寒；汗后病不解，而表实者，亦不恶寒。今汗后不解，又反恶寒，营卫俱虚也。汗出则营虚，恶寒则卫虚，故以芍药之酸收，敛津液而益营；附子之辛热，固阳气而补卫；甘草调和辛酸而安正气。"

3. 方有执《伤寒论条辨》："已汗而恶寒，邪退而表虚，怯懦之恶也。盖汗出之后，大邪退散，荣气衰微，卫气疏慢，病虽未尽解，不他变而但恶寒，故曰虚，言表气新虚而非病变也。然荣者，阴也。阴气衰微，故用芍药之酸以收之。卫者，阳也，阳气疏慢，故用附子之辛以固之。甘草甘平，合荣卫而和谐之，乃国老之所长也。"

【经典配方】芍药三两，甘草（炙）三两，附子（炮，去皮，破八片）一枚。上三味，以水五升，煮取一升五合，去滓，分温三服。

【经典方证】恶寒，腹中拘急，手足挛急或手足麻木。

【推荐处方】芍药9 g，炙甘草9 g，炮附子4 g。以水1100 mL，煮沸后调至文火再煎煮40分钟，取汤液300 mL，分2~3次温服。

【方证提要】怕冷，腹痛，坐骨神经痛，头痛，肩痛，腰痛，疝痛，肠痉挛。

【适用人群】畏寒肢冷，尤其下肢、腰特别怕冷的人群；舌淡、苔薄白；脉沉虚细。

【适用病证】
以下病证符合上述人群特征者，可以考虑使用本方。
（1）痛证，如腰痛、头痛、关节疼痛等。
（2）痉挛，如肠痉挛、腓肠肌痉挛。

【加减与合方】
骨节痛烦、屈伸不利、痛处拒按、汗出恶风、短气、苔白、脉沉细者，减芍药，加白术6 g，桂枝12 g。

【注意事项】
风湿性关节炎急性期，关节红肿热痛不适。

**【医案分析】**

治畏寒案

张某，男，40岁，1986年8月21日就诊。时值酷暑盛夏，而病者却厚衣加身，仍打寒战。患者自述因天热贪凉，夜宿树下，晨起即感恶寒头痛、身痛、鼻塞流涕，自认为感冒，遂购复方阿司匹林3片服之，半小时后大汗淋漓，良久方止。自此，觉气短懒言，倦怠乏力，畏寒怕冷，倦卧欲被，动则汗出，半月未愈。舌红苔白，脉迟无力。此乃大汗伤阳耗阴所致。治以扶阳益阴。方药：白芍12 g，炙甘草10 g，附子15 g，服2剂，四肢转温，汗出停止，病愈体安。

按："汗而发之"，是治疗外感之常法，然汗不得法，往往变生他证。本案发汗太过，伤阳损阴，而见畏寒怕冷、动则汗出等症，以芍药甘草附子汤扶阳益阴以救误，属方证相对，故获良效。

# （三）吴茱萸汤

**【仲景方论】**《伤寒论·辨阳明病脉证并治法》："食谷欲呕，属阳明也，吴茱萸汤主之。得汤反剧者，属上焦也。"

《伤寒论·辨少阴病脉证并治法》："少阴病，吐利，手足厥冷，烦躁欲死者，吴茱萸汤主之。"

《伤寒论·辨厥阴病脉证并治法》："干呕，吐涎沫，头痛者，吴茱萸汤主之。"

**【注家方论】** 1. 张璐《伤寒缵论》："凡用吴茱萸汤，有三证：一为阳明食谷欲呕；一为少阴吐利，手足厥冷，烦躁欲死；此则干呕，吐涎沫，头痛。经络证候各殊，而治则一者，总之下焦浊阴之气，上乘于胸中清阳之界，真气反郁在下，不得安其本位，有时欲上不能，但冲动浊气，所以干呕，吐涎沫也。头痛者，厥阴之经与督脉会于巅也；食谷欲呕者，浊气在上也；吐利者，清气在下也；手足厥冷者，阴寒内盛也；烦躁欲死者，虚阳扰乱也，故主吴茱萸汤。以茱萸专主开豁胸中逆气，兼人参、姜、枣以助胃中之清阳，共襄祛浊之功，由是清阳得以上升，而浊阴自必下降矣。"

2. 王子接《绛雪园古方选注》："厥阴阳明药也。厥阴为两阴交尽，而一阳生气实寓于中，故仲景治厥阴以护生气为重。生气一亏，则浊阴上干阳明，吐涎沫、食谷欲呕，烦躁欲死，少阴之阳并露矣。故以吴茱萸直入厥阴，招其垂绝之阳，与人参震坤合德，以保生气，仍用姜枣调其营卫，则参茱因之以承宣中下二焦，不治心肺，而涎沫得摄，呕止烦宁。"

**【经典配方】** 吴茱萸（洗）一升，人参三两，生姜（切）六两，大枣（擘）十二枚。上四味，以水七升，煮取二升，去滓，温服七合，日三服。

**【经典方证】** 呕吐或干呕或吐涎沫；下利；手足厥冷；烦躁；头痛。

**【推荐处方】** 吴茱萸（洗）15 g，人参9 g，生姜（切）18 g，大枣（擘）3枚。以水1100 mL，煮沸后调至文火再煎煮40分钟，取汤液300 mL，分2~3次温服。

**【方证提要】** 肝寒犯胃型胃炎；眩晕；反流性食管炎；头痛；痛经；呕吐。

**【适用人群】** 畏寒肢冷，大便泄泻，或呕吐，或头痛，或烦躁者；舌淡、苔白滑；脉沉弦或迟。

**【适用病证】**

以下病证符合上述人群特征者，可以考虑使用本方。

（1）消化系统疾病，如慢性胆囊炎、慢性胃炎、呕吐、小儿腹泻、糖尿病性胃轻瘫等。

（2）神经系统疾病，如头痛、梅尼埃病、癫痫、神经症等。

（3）妇科疾病，如痛经、带下病、反复流产等。

（4）循环系统疾病，如心绞痛、原发性高血压等。

（5）其他疾病，如急性闭角型青光眼、失眠等。

【加减与合方】

（1）呕吐较甚者，可加半夏、陈皮、砂仁。

（2）头痛较甚者，可加川芎。

（3）肝胃虚寒重证，可加干姜、小茴香。

【注意事项】

（1）吴茱萸有毒，用量不宜过重。

（2）胃热呕吐、阴虚呕吐或肝阳上亢之头痛均禁用本方。

【医案分析】

1. 治头痛案

赵某，女，58岁，以"间断性头痛10余年，加重1周"为主诉入院。刻诊：神志清、精神倦怠，时有头痛发作，痛势如劈，位在巅顶，时时放射至前额及眉棱骨，发作时头晕、如坐舟船，不能站立，耳鸣，恶心欲呕，纳食尚可，夜寐欠安，二便可。舌淡、苔白腻，脉沉弦。上述症状每于受寒或情志抑郁时发作。患者曾多次诊治，效果不佳。既往有高血压病史20余年，最高血压达220/100 mmHg，现服用硝苯地平缓释片20 mg bid po、卡托普利片20 mg tid po以控制血压，血压在130～150/70～80 mmHg波动；患者形体肥胖，BMI：29.06 kg/m²，锥体束征（－）；头颅CT未见明显异常；脑血管彩超：椎-基底动脉供血不足；发作时血压在160～170/80～100 mmHg。患者头痛、头晕如坐舟船，耳鸣、恶心欲呕，形体肥胖，舌体胖大、边有齿痕、舌淡苔白腻，脉沉弦，考虑其病缘于脾虚生痰，加之肝风内动，风痰上扰清窍，为风痰上扰所致，予半夏白术天麻汤以化痰息风，用药3剂后，患者头晕稍有好转，但仍头痛剧烈，后考虑其乃阳虚阴盛，阴寒之气上犯清阳之位所致，予吴茱萸汤加减，处方：吴茱萸15 g，党参15 g，生姜4片，大枣4枚，桂枝6 g，蔓荆子10 g，藁本10 g，白芷10 g。以散寒止痛，通经活络。服用5剂后症状明显好转，继服3剂痊愈。

按：《伤寒论》曰："干呕，吐涎沫，头痛者，茱萸汤主之。"该患者头痛、眩晕、干呕、恶心欲呕等症，是厥阴肝经之脉上出于额，与督脉会于巅顶，阴寒之气循经上冲所致。吴茱萸汤正是应用于肝胃虚寒、浊阴上逆所致的头痛、眩晕、呕吐等症，故以吴茱萸温肝暖胃、散寒降浊为主，生姜辛散寒邪、暖胃止呕为辅；寒邪易耗元气，故用参、枣之甘缓，补脾胃以扶元气，且以制吴茱萸、生姜之辛燥，共为佐使药，桂枝温经散寒。蔓荆子、藁本、白芷为头痛引经药。以上诸药可使阴寒之邪消散，浊阴得以平降，而诸症可解。

2. 治多涎症案

洪某，男，13岁，2020年7月18日初诊。主诉：频吐口水2年余。患儿2年前出现频吐口水、量多色白、质清稀，饮用"冷饮"后吐涎明显增多，伴头痛，以巅顶痛为主，面色偏青，双手欠温，纳眠一般，大便每日1行，小便无殊，舌淡红、苔白略厚，脉细。中医诊断：多涎症，证属肝胃虚寒、浊阴上逆。治以暖肝温胃、降浊散饮，予以吴茱萸汤。药物组成：吴茱萸5 g，生晒参5 g，党参10 g，大枣30 g，生姜12 g。5剂，每日1剂，水煎取汁400 mL，分早晚2次温服。禁食冷饮、瓜果等。

2020年7月22日二诊：家长诉服药后吐涎频次明显减少，头痛缓解。效不更方，一诊方续服7剂，用法、注意事项同前。药后诸症消失，面色转润，双手回温。随访3个月未见复发。

按：多涎症是指唾液分泌过多，频繁吞咽或吐出，甚至自行流出口外的病证，可归属于中医学"痰饮"范畴。本案患儿主诉吐涎、头痛并伴寒象，与《伤寒论》第378条相合，病机亦契合。患儿因长期过食冷饮，寒入中焦，肝胃感邪，中阳不布，寒饮内生。《素问·至真要大论》曰："诸病水液，澄澈清冷，皆属于寒。"寒饮不化，胃失和降，浊气上逆，故见口吐涎沫，尤进食生冷后为著；中焦阳虚不布，故四肢不温，舌淡红、苔白略厚；足厥阴肝脉，夹胃属肝，上贯膈，布胁肋，上出与督脉会于巅顶，寒邪伤于厥阴，浊阴之气循经上逆，故见头痛，以巅顶部为甚。侯老师予以吴茱萸汤暖肝温胃散寒，降浊化饮止痛。方中吴茱萸为主药，《名医别录》言其"大热，有小毒。去痰冷，腹内绞痛。诸冷实不消，中恶"，为苦辛大热之品，入肝胃、暖肝胃、散阴寒、下逆气、降浊阴；重用生姜，主入胃经，温胃化饮消水、和中降逆止呕；生晒参、党参、大枣扶正祛邪。诸药合用，共奏温化寒饮、调和肝脾、益气祛邪之功，标本兼治，故疗效显著。

# （四）桂枝人参汤

【仲景方论】《伤寒论·辨太阳病脉证并治法下》："太阳病，外证未除，而数下之，遂协热而利，利下不止，心下痞硬，表里不解者，桂枝人参汤主之。"

【注家方论】1. 王子接《绛雪园古方选注》："理中加人参，桂枝去芍药，不曰理中，而曰桂枝人参者，言桂枝与理中表里分头建功也，故桂枝加一两，甘草加二两。其治外胁热而里虚寒，则所重仍在理中，故先煮四味，而后内桂枝。非但人参不佐桂枝实表，并不与桂枝相忤，宜乎直书人参而不讳也。"

2. 吴谦《医宗金鉴》："太阳病桂枝证，宜以桂枝解肌，而医反下之，利遂不止者，是误下，遂协表热陷入而利不止也。若表未解，而脉缓无力，即有下利而喘之里证，法当从桂枝人参汤以治利，或从桂枝加杏子厚朴汤，以治喘矣。"

3. 李中梓《伤寒括要》："仲景论太阳病桂枝症，医反下之，利遂不止，与葛根黄连黄芩汤。此又与桂枝人参汤。二症俱系表不解，而下之成利者，何故用药有温凉之异乎？二症虽同，是内虚热入，协热遂利，但脉症不同，故用药有别耳。前言脉促者，表未解，喘而汗出者，主葛根黄连黄芩汤。夫脉促为阳盛，喘汗为里热，用葛根芩连，理所宜也。且前症但曰下之，此曰数下之；前症但曰利下，此曰利不止。两论细味之，即有虚实之分矣。"

【经典配方】桂枝（别切）四两，甘草（炙）四两，白术三两，人参三两，干姜三两。上五味，以水九升，先煮四味，取五升，内桂，更煮取三升，去滓，温服一升，日再夜一服。

【经典方证】恶寒，中焦虚寒，利下不止，心下痞硬。

【推荐处方】桂枝（别切）12 g，甘草（炙）12 g，白术9 g，人参9 g，干姜9 g。以水1100 mL，煮沸后调至文火再煎煮40分钟，取汤液300 mL，分2~3次温服。

【方证提要】胃痛，发热，慢性腹泻，便秘，心绞痛，自汗，头痛。

【适用人群】大便泄泻，感冒同时患有胃溃疡、急慢性胃炎；冠心病心绞痛者；舌质淡、苔薄白，脉浮虚或沉微。

【适用病证】
以下病证符合上述人群特征者，可以考虑使用本方。
（1）消化系统疾病，如慢性腹泻、便秘。
（2）循环系统疾病，如冠心病心绞痛。
（3）其他疾病，如发热、过敏性鼻炎等。

【加减与合方】
（1）若口渴甚伴烦躁不安，重用红参，加白芍、乌梅。
（2）若小儿秋季肠炎，加车前子6 g。
（3）若习惯性头痛伴有呕吐，加法半夏。

【注意事项】
湿热泄利者禁用。

【医案分析】
1. 治发热案
周某，男，50岁，2012年3月4日以"发热伴恶风10日"为主诉初诊。患者10日前因受风寒发热，于当地西医诊所诊治，诊断为病毒性感冒，并予以静脉滴注阿昔洛韦及头孢类，安痛定 1 支退热，当晚身热见退，经 1 周治疗后，症状未见好转，发热又现，体温 38.9 ℃，伴恶风，无汗，无咳嗽及咽部不适感，伴身体倦怠，腹泻、每日泻 3～4 次、成水样便、色黄或青色、伴有腥味，胃脘胀满，喜温喜按，纳差，夜寐一般。舌质淡红、苔白底浮黄而厚，脉浮右弦左弱，四诊合参，中医诊断：发热；辨证为太阳病误治，使表寒内陷，表寒之邪直中太阴，协热下利。治从温中阳、透表寒之邪于外下手。拟桂枝人参汤加味，处方：桂枝 10 g，干姜 10 g，党参 12 g，炙甘草 6 g，炮附子 8 g，初诊服 4 剂，水煎服。

复诊：身热、恶风寒均除，略感剑突下痞满，较前有减轻，食欲好转，大便转为每日 1 次、色黄、成软条。无口渴等伤津液的表现。予上方并将干姜改为 12 g，党参改为 15 g，再进 5 剂，诸症消失，随访半年未见复发。

按：此发热属于外感发热，外感风寒经误治，太阳表邪不愈，表寒之邪直中太阴，太阴脾虚，脾不能健运，协热下利。风寒外束，卫阳被郁遏，故见发热、无汗；因风寒之中，风偏重，故恶风明显；太阳误治后，素体脾气不足，太阳表风寒越三阳经直中太阴经，太阴脾虚，脾不能健运，故腹泻。《伤寒论·太阳》有云："太阳之为病，脉浮，头项强痛而恶寒。"足见太阳证仍在，当解之予以汗法。《伤寒论·太阴》第 273 条云："太阴之为病，腹满而吐，食不下，自利益甚，时腹自痛。"故需表里双解，拟桂枝人参补中阳，透表寒。考虑患者有脾阳不足累及肾阳之势，故加炮温附子散下焦之寒。全方表里双解发热恶风、腹泻自止。

2. 治过敏性鼻炎案

蔡某，女，50 岁，患鼻炎 5 年，加重 3 年，于 2012 年 11 月 20 日再次发病就诊。喷嚏频作，流清涕，鼻腔痒，自汗，面色苍白，食欲一般，口不渴，大便日 1 行，便溏、色黄，夜眠一般。已绝经 4 年，无带下，易疲倦。舌质淡红、苔白，脉浮略缓。既往史：曾在当地医院经用抗组胺类药物、扩张鼻腔黏膜毛细血管的滴鼻液及抗生素类消炎，初期有缓解，但易复发。辅助检查：提示鼻腔黏膜充血水肿；查血常规示正常；过敏原检查为花粉、烟尘、螨虫过敏。中医诊断为鼻渊，辨证为中阳不足兼有表寒，予温补中阳、祛风宣肺。拟桂枝人参汤加减，处方：桂枝 10 g，白术 10 g，党参 10 g，干姜 10 g，炙甘草 6 g，苦杏仁 5 g，大枣 10 枚。服用中药期间停用西药，3 剂，水煎服。

二诊：药后病势稍缓，守上方进 5 剂。

三诊：诸症消失，查鼻腔黏膜恢复正常，过敏原阴性，上方继服 15 日，病未复发而告愈，嘱咐患者平时多食用牛肉、羊肉等甘温之品，少食生冷食物及饮料，加强锻炼，避风寒，随访至今未复发。

按：过敏性鼻炎属中医学"鼻渊"的范畴，中医辨证多属风热袭肺、脾经湿热、胆腑郁热、脾气虚弱、肺气虚寒。此案例为中阳不足兼有表寒，患者免疫力逐渐下降，年龄 50 岁，天癸已绝，患者 5 年来鼻炎反复发作，以及机体阴阳均各半，体虚反复感受风寒。《内经》有云："年四十，阴阳各半也……"细究病机为卫气不足，脾阳不足不能健运以致不能生金，受风寒所致，临床上常兼见桂枝人参汤证，故用桂枝人参汤温中阳、透表寒于外。鼻为肺之窍，土不能生金，肺气卫外功能下降，脾气不足渐发展为脾阳不足，故加苦杏仁、大枣；苦杏仁宣发肺气，大枣助脾之健运，调和诸药。

## （五）甘草干姜汤

【仲景方论】《伤寒论·辨太阳病脉证并治法上》："伤寒脉浮，自汗出，小便数，心烦，微恶寒，脚挛急，反与桂枝汤，欲攻其表，此误也，得之便厥。咽中干，烦躁，吐逆者，作甘草干姜汤与之，以复其阳。若厥愈、足温者，更作芍药甘草汤与之，其脚即伸。若胃气不和，谵语者，少与调胃承气汤。若重发汗，复加烧针者，四逆汤主之。"

【注家方论】1. 方有执《伤寒论条辨》："咽中干，烦躁吐逆者，误汗损阳，阳虚阴独盛也。甘草益气，干姜助阳，复其阳者，充其气之谓也。厥愈足温，阳气复也。"

2. 许宏《金镜内台方议》："脉浮，自汗出，恶寒者，为中风。今此又兼小便数者，心烦脚挛急，为阴阳之气虚，不可发汗。反与桂枝汤误汗之，得之便厥，咽中干，烦躁上逆也，此乃不可汗而误攻其表，营卫之气虚伤所致也。故与甘草为君，干姜为臣，二者之辛甘，合之以复阳气也。"

3. 陆渊雷《伤寒论今释》："干姜与附子，俱为纯阳大热之药，俱能振起机能之衰减。惟附子之效，偏于全身；干姜之效，限于局部。其主效在温运消化器官，而兼于肺，故肺寒、胃寒、肠寒者，用干姜；心脏衰弱，细胞之生活力减退者，用附子。吉益氏《药徵》谓附子逐水，干姜主结滞水毒。盖心脏衰弱者，往往引起郁血性水肿，其舌淡胖，如经水浸，用姜附以强心，则水肿自退，非姜附能逐水也。"

【经典配方】甘草（炙）四两，干姜（炮）二两。上二味，以水三升，煮取一升五合，去滓，分温再服。

【经典方证】伤寒误汗后，四肢厥冷，咽中干，烦躁及吐涎沫。

【推荐处方】甘草（炙）12 g，干姜（炮）6 g。以水 1100 mL，煮沸后调至文火再煎煮 40 分钟，取汤液 300 mL，分 2~3 次温服。

【方证提要】四肢厥冷、口干、咳嗽、烦躁、脚挛急、小便数、遗尿。

【适用人群】手足不温、面色苍白者。

【适用病证】

以下病证符合上述人群特征者，可以考虑使用本方。

（1）呼吸系统疾病，如慢性阻塞性肺疾病、支气管哮喘等。

（2）消化系统疾病，如慢性胃炎、胃十二指肠溃疡、慢性腹泻等。

（3）五官科疾病，如分泌性中耳炎、慢性鼻窦炎等。

（4）妇科疾病，如带下病、痛经等。

【加减与合方】

（1）若面色白、精神不振、手足冰冷，加附子、肉桂。

（2）若呕吐，加半夏、陈皮。

（3）若大便溏，加扁豆、莲子肉。

【注意事项】

忌海藻、菘菜。

【医案分析】

治畏寒案

患者，女，42 岁。2017 年 6 月 8 日因畏寒严重 2 月余前来就诊。患者着长衣长裤，面色淡白少华，自诉怕冷严重 2 月余，以胸口及两膝最重，不耐空调，加衣得缓；自觉有凉气自胸腔向外而出，胸口冷痛，平卧时胸口憋闷不舒，偶咳无痰，晨起胃痛，食后腹胀，指尖发麻，汗出，大便有不净感，小便频，口不干、不苦。舌淡红、苔薄，脉沉细。处方予干姜 10 g，炙甘草 15 g。

服上方 7 剂后二诊：患者诉服药 3 剂后畏寒稍减，后不慎受凉，畏寒如前；咳嗽加剧，无痰；晚间汗出，平卧自觉呼吸不畅，晨起胃疼，餐后胃胀，大便每日 1 行，成形，晚间周身起疹，瘙痒。舌淡红、苔薄，右脉沉细滑尺弱、左沉细。处方予干姜 10 g，炙甘草 15 g，桂枝 10 g。

三诊：服上方 7 剂后患者诉畏寒大减，衣物渐薄，夜间已无须覆被。故在此方基础上稍做加减继续使用。

按：患者初诊，以怕冷为主诉，添衣得减，面色淡白少华，口不干、不苦，应为阳虚畏寒证。患者形体偏瘦，面色淡白，平素体虚怕冷；起病于春夏，此时外界阳气渐盛，人体阳气渐趋于体表，腠理开，汗出多，阳气消耗亦多；素体不足，再加之汗出耗伤，故阳虚不能温煦，"阳虚则外寒"，故出现畏寒怕冷；"阳受气于上焦"，阳气不足，上焦受累最显，故以胸口发凉最为严重；胸阳不足，不荣则痛；阳气不足，气运不畅，故觉胸闷；晨起阴入阳出，阳尚不足，且自身阳虚，阳气不足以荣养胃腑，故晨起胃痛；中阳不足，脾虚失运，故食后腹胀；脾虚水湿运化不利，故大便不爽。四诊合参，辨证为肺脾阳虚，选用甘草干姜汤温复中阳，培土生金。二诊诉前方有效，效不更方。患者于受凉后出现咳嗽、夜间周身起疹瘙痒，考虑风邪侵袭，但未触及表证之典型脉象，故佐用一味桂枝，既可辛温解表、主上气咳逆，又可合干姜温脏祛寒、走守兼备；合甘草温通胸阳，温中补虚。从方剂角度看，加用桂枝有合用桂枝甘草汤之意——桂枝甘草汤一般用于心阳耗伤之轻证，用于此处也颇为恰切。一方面以甘草干姜汤补肺脾；另一方面以桂枝甘草汤温心阳，心肺同治，上焦当温。三诊患者症状改善明显，说明辨证准确处方有效。

## 参 考 文 献

[1] 李耀宗. 理中汤临床运用举隅 [J]. 中国中医急症，2010，19（1）：148 - 149.

[2] 翟小珊，张家玮. 理中汤治疗虚损病验案五则 [J]. 环球中医药，2019，12（8）：1206 - 1208.

[3] 何清湖. 伤寒论与临床案例 [M]. 太原：山西科学技术出版社，2019.

[4] 朱莉，金珍珍，侯春光. 侯春光主任医师运用吴茱萸汤治疗儿科验案 3 则 [J]. 中医儿科杂志，2023，19（1）：32 - 34.

[5] 熊燕，何晓晖. 桂枝人参汤临床运用举隅 [J]. 实用中西医结合临床，2014，14（2）：62 - 63.

[6] 孔维鑫，张立山，弓雪峰，等. 甘草干姜汤验案举隅 [J]. 天津中医药，2021，38（3）：366 - 368.

# 十、消导汤类方

## (一) 大承气汤

**【仲景方论】**《伤寒论·辨阳明病脉证并治》："阳明病，脉迟，虽汗出不恶寒者，其身必重，短气，腹满而喘，有潮热者，此外欲解，可攻里也。手足濈然汗出者，此大便已硬也，大承气汤主之。若汗多，微发热恶寒者，外未解也，其热不潮，未可与承气汤。若腹大满不通者，可与小承气汤，微和胃气，勿令至大泄下。"

《金匮要略·腹满寒疝宿食病脉证治第十》："问曰，人病有宿食，何以别之？师曰：寸口脉浮而大，按之反涩，尺中亦微而涩，故知有宿食，大承气汤主之。脉数而滑者，实也，此有宿食，下之愈，宜大承气汤。下利不欲食者，有宿食也，当下之，宜大承气汤。"

**【注家方论】** 1. 成无己《伤寒明理论》："承顺也。伤寒邪气入胃者，谓之入腑，腑之为言聚也。胃为水谷之海，营卫之源，水谷会聚于胃，变化而为营卫，邪气入于胃也。胃中气郁滞，糟粕秘结，壅而为实，是正气不得舒顺也。《本草》曰：通可去滞，泄可去邪，塞而不利，闭而不通，以汤荡涤，使塞者利而闭者通，正气得以舒顺，是以承气名之。王冰曰：宜下必以苦，宜补必以酸，言酸收而苦泄也。枳实苦寒，溃坚破结，则以苦寒为之主，是以枳实为君。厚朴味苦温，《内经》曰：燥淫于内，治以苦温，泄满除燥，则以苦温为辅，是以厚朴为臣。芒硝味咸寒，《内经》曰：热淫于内，治以咸寒，人伤于寒，则为病热，热气聚于胃，则谓之实，咸寒之物，以除消热实，故芒硝为佐。大黄味苦寒，《内经》曰：燥淫所胜，以苦下之，热气内胜，则津液消而肠胃燥，苦寒之物，以荡涤燥热，故以大黄为使，是以大黄有将军之号也。承气汤下药也，用之尤宜审焉，审知大满大实，坚有燥屎，乃可投之也。如非大满，则犹生寒热，而病不除，况无满实者，而结胸痞气之属，由是而生矣。是以《脉经》有曰：伤寒有承气之戒，古人亦特谨之。"

2. 方有执《伤寒论条辨》："阳明主胃，胃廪水谷为五脏六腑之海，百骸藉养于斯，而人之吉凶死生系焉。故病凡入阳明而胃不和，则无论轻重，皆当先以和胃为要务。承气者，和胃药也，胃凡不和，以此和之皆得愈，故古今通行和胃皆以之，世固有惧其大黄毒而不敢行者，殊不知本草大黄无毒，而药道之论良毒亦不在此。盖谓对病为良，苟不对病，虽良亦毒也。然药不自对，对之者医，主药而不主对，医云乎哉！近时俗习，争言药而不言对，夫药无非物也，用之于病之谓药，对不言矣，其如病何？其如争尚何，谓道不在厄，吾不敢允也。噫！可慨也已。"

3. 王子接《绛雪园古方选注》："芒硝入肾，破泄阴气，用以承气者何也，当知夺阴者芒硝，而通阴者亦芒硝。盖阳明燥结日久至于潮热，其肾中真水为阳明热邪吸引告竭，甚急矣。若徒用大黄、厚朴、枳实制胜之法以攻阳明，安能使下焦燥结急去，以存阴气。故用假途灭虢之策，借芒硝直入下焦，软坚润燥，而后大黄、朴实得破阳明之实，破中焦竟犯下焦，故称之曰大。因《经》言下不以偶，所以大黄、芒硝再分两次内煎，乃是偶方而用奇法，以杀其势，展转回顾有如此。"

4. 张璐《伤寒缵论》："仲景既言脉迟尚未可攻，而此证首言脉迟，复言可攻者，何也？夫所谓脉迟尚未可攻者，以腹中热尚未其，燥结未定，故尚未宜攻下，攻之必胀满不食，而变结胸痞满等证，须俟脉实结定后，方可攻之。此条虽云脉迟，而按之必实，且其证一一尽显胃实，故当攻下无疑。若以脉迟，妨碍一切下证，则大陷胸之下证最急者，亦将因循缩手待毙乎？"

5. 李中梓《伤寒括要》："承者，顺也。胃为水谷之海，邪气入胃，胃气壅滞，糟粕秘结，必荡涤之，正气乃顺，故有承气之名也，王冰曰：宜下必以苦，枳实苦平，溃坚破结为君；厚朴苦温，逐气泄满为臣；热浮于内，治以咸寒，芒硝除热软坚为佐；燥浮所胜，以苦下之，大黄荡涤润燥为使。王海藏云：厚朴去痞，枳实泄满，芒硝软坚，大黄泄实，惟痞满燥实，四症全具者，方可用之。若不宜下而误下之，变症不可胜数。"

6. 张锡纯《伤寒论讲义》："大承气汤方，所以通肠中因热之燥结也。故以大黄之性善攻下，且善泄热者为主药。然药力之行必恃脏腑之气化以斡旋之，故佐以朴、实以流通肠中郁塞之气化，则大黄之攻下自易为力矣。用芒硝者，取其性寒味咸，善清热又善软坚，且兼有攻下之力，则坚结之燥粪不难化为溏粪而通下矣。方中之用意如此，药味无多，实能面面精到，而愚对于此方不无可疑之点，则在其药味分量之轻重也。"

【经典配方】大黄（酒洗）四两，厚朴（炙，去皮）半斤，枳实（炙）五枚，芒硝三合。上四味，以水一斗，先煮二物，取五升，去滓，内大黄，更煮取二升，去滓，内芒硝，更上微火一两沸，分温再服，得下，余勿服。

【经典方证】阳明腑实证，大便不通，痞满，腹痛拒按，潮热谵语，手足溅然汗出，热结旁流，脐腹疼痛，按之坚硬有块，口舌干燥，热厥、痉病或发狂。

【推荐处方】生大黄20 g，厚朴30 g，枳实20 g，枳壳30 g，芒硝10 g。以水1100 mL，先煮枳实、枳壳、厚朴，取汤液500 mL；入大黄，再煎煮取汤液300～400 mL；将芒硝倒入，搅至融化，分2次温服。大便畅通后停服（剂量确定）。

【方证提要】腹满痛、不大便、谵语神昏或烦躁不安或头剧痛、发热多汗、脉滑数、口干燥者。

【适用人群】全腹部高度胀满，用手按压有明显的抵抗感及肌卫现象；大便秘结，有数日不解者，排气极为臭秽，或泻下物臭秽稀水或为黏液便；高热或潮热、手足汗出湿透；昏睡或昏迷，说胡话，或烦躁不安，其病势多危重；舌红起芒刺或裂纹、舌苔黄厚而干燥，或腻浊，或焦黑如锅巴状者；脉象沉实有力，或滑数，或脉数而软。

【适用病证】

以下病证符合上述人群特征者，可以考虑使用本方。

（1）以腹部高度胀满疼痛、大便不通为表现的急性病，如急腹症、粘连性肠梗阻、蛔虫性肠梗阻、粪石性肠梗阻、动力性肠梗阻、十二指肠壅积症、术后胃肠功能障碍、急性胰腺炎、急性胆管炎。

（2）其他重症，如急性肺炎、肺源性心脏病失代偿期胃肠功能衰竭、肠伤寒、流行性感冒、麻疹、脑炎等出现高热不退、急性呼吸窘迫综合征、肝昏迷、多系统器官功能衰竭等。

（3）以烦躁、大便不通为表现的杂病，如躁狂抑郁性精神病、精神分裂症、高血压、库欣综合征、肥胖症、消化不良、牙痛、头痛、面肌痉挛、破伤风、Fisher 综合征等。

【加减与合方】

（1）治疗肠梗阻屡攻而不下，形成硬结，大承气汤加苏叶30 g。

（2）治疗热结腑实之高热、神昏、谵语，大承气汤加石菖蒲12 g，郁金15 g，莲子心12 g。

（3）治疗肾结石，去厚朴易鸡内金30 g，配海金沙30 g，瞿麦18 g，滑石20 g，琥珀10 g，金钱草40 g。

【注意事项】

（1）只能煎煮1次，否则汤液会变得苦涩，不利排便。

（2）必须空腹服用。服后 1 小时内不宜进食，否则影响泻下效果。

（3）中病即止，不可久服。

（4）舌苔或薄白，提示肠道内无积滞，大黄要慎用。

（5）不拘泥于大便干结，有的患者可以泻下稀水甚至黏液，但并不影响用本方。关键是看腹证。

（6）小儿慎用，孕妇忌用或禁用。

（7）忌食辣椒及燥烈、油腻不消化的食物，忌饮酒类及含有酒精的饮料。

【医案分析】

1. 治肠梗阻案

患者，女，46 岁，2008 年 3 月 10 日住院。患者因同事家有事帮忙，席后出现腹痛、腹胀、恶心呕吐，吐物为胃内容物及黄绿苦水，且不排气排便。查体：体温 37 ℃，脉搏 86 次/分，呼吸 20 次/分，血压 110/70 mmHg，痛苦面容，扶入病房，腹软，上腹部叩诊呈鼓音，下腹部叩呈浊音，肠鸣音亢进。2008 年 3 月 10 日胸腹联透：心肺正常，膈下未见游离气体影，腹部见多个大小不等气流平面，呈阶梯状分布，未见阳性结石影。X 线胸部透视：未见异常，肠梗阻。西医诊断：不完全性肠梗阻；中医诊断：腹痛（燥热内结，腑气不通）。治疗除补液维持水电解质平衡、禁食、胃肠减压外，拟大承气汤通腑泄热，攻下内结：大黄 10 g，芒硝 15 g，枳实 10 g，厚朴 10 g。每日 1 剂，先煎枳实、厚朴，后下大黄。留取 150 mL 药液冲化芒硝，从直肠点滴，1 日 1 次，1 剂药后仍不排便排气，但恶心欲吐之症减轻，再进 1 剂，从胃管中注入，4～5 小时后排气，排便 5～6 次，腹痛、腹胀减轻，观察 2 日，从口中进食，未吐，腹痛、腹胀消失，病愈。

按：中医认为，"六腑以通为用""不通则痛"。观此症为宿食积结胃肠，郁而化热，使其通降失常，而见"腹痛、腹胀、恶心呕吐、便闭"。应用大承气汤以通腑泄热，攻下燥结。现代药理研究证明：大承气汤具有刺激兴奋胃肠、增加肠管蠕动的作用。

2. 治癫痫案

患儿，女，9 岁，以"发作性四肢抽搐 5 年"为主诉就诊，无既往史。患儿 5 年前无诱因出现四肢抽搐，双目上视，口吐涎沫，不伴意识丧失，无二便失禁，持续数秒钟缓解，每隔数日即发，服用丙戊酸钠片联合左乙拉西坦片治疗，症状控制欠佳，脑电图示未见异常脑电波，现患儿不欲饮食，口中臭秽，腹部胀满，大便秘结、多日 1 行，小便色赤，喜汗出，舌质红、苔厚，脉数而有力。西医诊断：癫痫，肌阵挛发作；中医诊断：痫证，阳明腑实证。治疗当急下祛痰息风，方宜大承气汤加味同时配合原抗癫痫要药。具体药物：大黄 8 g，芒硝（冲）4 g，厚朴 8 g，枳实 6 g，僵蚕 10 g，全蝎 6 g，钩藤（后下）10 g，胆南星 8 g，天竺黄 8 g。3 剂，水煎服，日 2 次。

二诊：服药后大便每日 2～3 次，臭秽，痫证未再发作。因该患儿舌红、苔仍黄厚，仍用前方无芒硝，减大黄为 5 g，继服 1 周，病证遂止。为防癫痫复发，乃嘱其家长每周服前方 1 剂，其病乃愈。

按：患儿不欲饮食，口中臭秽，腹部胀满，大便秘结、多日 1 行，小便色赤，喜汗出，舌质红、苔黄厚，脉数而有力，属热结便秘，阳明腑实证。里热炽盛，迫津外泄，则见汗出；热盛伤肝，筋脉失养，故见肢体抽搐。又《金匮要略》云："痉为病，胸满口噤，卧不着席，脚挛急，必齘齿，可与大承气汤。"大承气汤为峻下热结代表方，大黄泄热通便，荡涤胃肠；辅以芒硝咸寒软坚，润燥通便；热结便秘为有形实邪，气机阻滞，故佐以枳实、厚朴行气除满，助大黄、芒硝推荡之功；钩藤平肝降逆；胆南星、天竺黄清热化痰；僵蚕、全蝎息风止痉。由于本方泻下峻猛，得效即止，不可过量。

# （二）小承气汤

【仲景方论】《伤寒论·辨阳明病脉证并治》："阳明病，脉迟，虽汗出不恶寒者，其身必重，短气，腹满而喘，有潮热者，此外欲解，可攻里也。手足濈然汗出者，此大便已硬也，大承气汤主之。若汗多，微发热恶寒者，外未解也，其热不潮，未可与承气汤。若腹大满不通者，可与小承气汤，微和胃气，勿令至大泄下。"

《金匮要略·呕吐哕下利病脉证治》："下利谵语者，有燥屎也，小承气汤主之。"

【注家方论】1. 成无己《注解伤寒论》："经曰：潮热者，实也。其热不潮，是热未成实，故不可便与大承气汤，虽有腹大满不通之急，亦不可与大承气汤。与小承气汤微和胃气。"

2. 方有执《伤寒论条辨》："脉迟，不恶寒，表罢也。身必重，阳明主肌肉也。短气腹满而喘，胃实也。潮热，阳明主于申酉戌，故热作于此时，如潮之有信也。手足濈然汗出者，脾主四肢而胃为之合，胃中热甚而蒸发，腾达于四肢，故曰此大便已硬也。承气者，承上以逮下，推陈以致新之谓也。小承气者，以满未硬，不须软也，故去芒硝，而未复致大下之戒也。"

3. 王子接《绛雪园古方选注》："承气者，以下承上也，取法乎地，盖地以受制为资生之道，故胃以酸苦为涌泄之机。若阳明腑实，燥屎不行，地道失矣，乃用制法以去其实。大黄制厚朴，苦胜辛也，厚朴制枳实，辛胜酸也，酸以胜胃气之实，苦以化小肠之糟粕，辛以开大肠之秘结。燥屎去，地道通，阴气承，故曰承气。独治胃实，故曰小。"

4. 张璐《伤寒缵论》："多汗谵语，下证急矣。以其人汗出既多，津液外耗，故不宜大下，但当略与小承气汤，和其胃气，止其谵语而止，若过服反伤津液，后必复结也。"

5. 李中梓《伤寒括要》："小热微者，示亚于大热坚结也。惟其热不大甚，故去芒硝。结不至于坚，是以稍减枳朴也。"

6. 张锡纯《伤寒论讲义》："小承气汤所主之病为腹大满不通，是其病在于小肠而上连于胃，是以但用大黄、朴、实以开通其小肠，小肠开通下行，大便不必通下，即通下亦不至多，而胃中之食可下输于小肠，是以胃气得和也。"

【经典配方】大黄四两，厚朴（炙，去皮）二两，枳实（大者，炙）三枚。上三味，以水四升，煮取一升二合，去滓，分温二服。初服汤当更衣，不尔者，尽饮之，若更衣者，勿服之。注：《金匮要略》载本方中厚朴为三两。

【经典方证】谵语潮热，大便秘结，胸腹痞满，舌苔黄，脉滑数，痢疾初起，腹中疼痛，或脘腹胀满，里急后重者。

【推荐处方】大黄（酒洗）12 g，厚朴（炙，去皮）6 g，枳实（大者，炙）9 g。上药三味，以水800 mL，煮取400 mL，去滓，分2次温服。

【方证提要】谵语、便硬、潮热、胸腹痞满、舌苔老黄、脉滑、痢疾初期、腹痛难忍或胸闷、里急后重者。

【适用人群】不吐不泻，心烦，多汗，感觉胃部干燥，大便硬，胡言乱语，畏寒呃逆，舌苔黄厚，脉滑同时感觉脉搏中血液的流速很快；或热积肠胃之痢疾初起，腹中胀痛，里急后重者。

【适用病证】
以下病证符合上述人群特征者，可以考虑使用本方。

（1）传染性疾病，如急性黄疸型肝炎、乙型肝炎、菌痢、肠炎、肠伤寒、流行性乙型脑炎、伤寒、副伤寒、出血热等。

（2）急腹症，如粘连性肠梗阻、小儿麻痹性肠梗阻、蛔虫性肠梗阻、产后麻痹、吐肠梗阻、手术后肠梗阻、急性阑尾炎、急性胰腺炎、胆结石、胆囊炎、小儿胆道蛔虫症、溃疡病穿孔、慢性胃扭转等。

（3）其他疾病，如五官科的结膜炎、角膜炎、扁桃体炎、舌炎、牙周脓肿等；脱肛、痔疮、过敏性紫癜、肾衰竭、肺源性心脏病、哮喘性支气管炎、食管炎、慢性胃炎、食物中毒等也可运用本方。

**【加减与合方】**

（1）中风，兼便秘者，加羌活 12 g（三化汤）。

（2）气虚者，加党参 10 g，白术 10 g。

（3）血虚者，加首乌 6 g，当归 10 g。

（4）兼痰涎壅盛者，合小陷胸汤。

**【注意事项】**

（1）只要达到预期效果，解下稀便，即应停药，一般用药一次即可。

（2）小儿慎用，孕妇忌用或禁用。

（3）忌食辣椒及燥烈、油腻不消化的食物，忌饮酒类及含有酒精的饮料。

**【医案分析】**

1. 治肠功能障碍案

刘某，女，40 岁，因火灼伤全身多处 90 分钟于 2010 年 3 月 17 日入院。患者既往无特殊病史，全身 56% 皮肤Ⅱ～Ⅲ度火灼伤。入院后 6 日未解大便，发热，腹胀，体温 38.1 ℃，腹微隆，无压痛，肠鸣音弱，舌红苔薄，脉细弦。血常规见白细胞 $13.6 \times 10^9$/L。予以通腑泄热法，方用小承气汤加味。处方：生大黄 10 g，枳实 10 g，厚朴 10 g，木香 10 g，莱菔子 15 g，白术 10 g，当归 10 g，粉甘草 10 g。煎成 200 mL，每日 2 次口服。服药当日即排大便 400 g，后每 2 日排便 1 次，白细胞渐下降至正常，后经 4 次手术，痊愈出院。

按：本病属中医学"肠结""阳明腑实"等范畴，以痛、胀、吐、泻为主要表现，病机为胃肠腑气不通，气滞血瘀，热结津伤。患者火灼伤全身多处伤津耗气，脾虚运化失司，无力助肠运化，蕴而生热，阴液亏虚，肠失所养，热结肠燥，腑实不通，不通则痛，则致发热、腹胀痛、大便秘结。用小承气汤加味，方中以生大黄急下存阴、祛除瘀毒；配以厚朴、枳实、木香、莱菔子通利腑气，助大黄通腑下泄；白术、当归、甘草调护中焦气血。诸药合用，通腑祛瘀，理气扶正，以阻断急性胃肠功能衰竭的发生发展，促使重度烧伤患者病情向好转归。

2. 治急性胰腺炎合并肠梗阻案

许某，男，32 岁，2016 年 12 月 20 日初诊。主诉：上腹部剧烈疼痛 6 小时。病史：患者昨日夜间食用烧烤、啤酒后出现上腹部剧烈疼痛，疼痛呈持续性，连及后背，无反酸烧心，无嗳气，无排便排气，无恶寒发热，舌红少苔，脉沉实。患者有胆囊炎、胆囊结石病史，患者于我院急诊查全腹 CT：急性胰腺炎，伴胰腺周围大量渗出，肠道大量积粪，不完全性肠梗阻。血淀粉酶及脂肪酶均高出 10 倍以上。诊断：急性胰腺炎，不完全性肠梗阻。随即收住入院。入院后予禁食、胃肠减压、抗感染、抑制胰酶分泌、抑酸、解痉止痛、补液营养支持等治疗。经治疗后，患者疼痛稍有缓解，但腹部胀满明显，3 日未有排气排便。叶柏教授查房，指出此为阳明燥结成实，腑气不通，当通便导滞，行气除满，加用小承气汤治疗。考虑患者急性胰腺炎，药物进入胃内，促进胃液分泌而加重胰腺炎，予以患者置入鼻肠管，给予中药鼻饲。具体处方：大黄 20 g，厚朴 20 g，枳实 20 g。3 剂，浓煎鼻饲。并加用原方 3 剂灌肠。后 3 日，患者排出大量恶臭粪便，腹胀明显缓解，疼痛改善。

二诊：患者腹胀较前缓解，但仍然肠道积气明显，每日均有排气，予原方减量，以兹巩固。具体方药：大黄 10 g，厚朴 10 g，枳实 10 g。3 剂，浓煎鼻饲、灌肠。并加用芒硝粉 500 g 敷腹部。

三诊：患者稍感腹胀，腹痛明显改善，复查腹部 B 超：胰腺周围少量液体渗出。淀粉酶指标均明显下降。原方继用，半个月后，患者康复出院。

按：小承气汤出自《伤寒论》，功效为清下热结、消痞除满，主治伤寒阳明腑实证，症见谵语潮热、大便秘结、胸腹痞满、舌苔黄、脉滑数、痢疾初起、腹中疼痛或脘腹胀满、里急后重者。方中大黄泄热通便，厚朴行气散满，枳实破气消痞，诸药合用，可以轻下热结，除满消痞。本案患者以腹痛腹胀伴停止排气、排便为主，为常见急腹症之一，经西医禁食、胃肠减压、抗感染、抑制胰酶分泌、抑酸、解痉止痛、补液营养支持等治疗后，收效甚微，患者仍感腹痛腹胀明显。患者因进食肥甘油腻食物后出现腹痛腹胀、大便硬结，腑气不通、结于肠腑、气滞显著而见腹痛腹胀，此乃伤寒阳明腑实证，但未见谵语、潮热、脉沉实有力等症，概因里虽实满而尚未燥坚。《伤寒论》有云："腹大满不通者，可与小承气汤。"此方由大黄、厚朴、枳实组成。大黄苦寒，泻热去实、推陈致新；厚朴苦辛而温，行气除满；枳实苦而微寒，理气消痞，共成通便导滞之剂。《伤寒论》有云："若更衣，勿服之"，是言中病即止，不可过用，以免损伤正气。故本案见患者排气排便后予减量使用，以免损伤患者正气。芒硝主要成分为无水硫酸钠，是将朴硝同其他药物同煮，结晶后再脱水风化而成，具有泄热通便、软坚散结、清热解毒、清肺解暑、消积和胃的功效。主要治疗实热积滞、大便不通、目赤肿痛、咽肿口疮、痈疽肿毒。外用敷腹部，有助于胰腺周围渗液的吸收，缓解腹胀症状，临床应用，疗效显著。

## （三）大陷胸汤

【仲景方论】《伤寒论·辨太阳病脉证并治》："太阳病，脉浮而动数，浮则为风，数则为热，动则为痛，数则为虚。头痛发热，微盗汗出，而反恶寒者，表未解也。医反下之，动数变迟，膈内拒痛（一云头痛即眩），胃中空虚，客气动膈，短气躁烦，心中懊憹，阳气内陷，心下因硬，则为结胸，大陷胸汤主之。若不结胸，但头汗出，余处无汗，剂颈而还，小便不利，身必发黄。"

【注家方论】1. 成无己《注解伤寒论》："动数皆阳脉也，当责邪在表。睡而汗出者，谓之盗汗，为邪气在半表半里，则不恶寒，此头痛发热，微盗汗出反恶寒者，表未解也，当发其汗。医反下之，虚其胃气，表邪乘虚则陷。邪在表则见阳脉，邪在里则见阴脉，邪气内陷，动数之脉所以变迟，而浮脉独不变者，以邪结胸中，上焦阳结，脉不得而沉也。客气者，外邪乘胃中空虚入里，结于胸膈，膈中拒痛者，客气动膈也。《金匮要略》曰：短气不足以息者，实也。短气烦躁，心中懊憹，皆邪热为实。阳气内陷，气不得通于膈，壅于心下，为硬满而痛，成结胸也。与大陷胸汤，以下结热。若胃中空虚，阳气内陷，不结于胸膈，下入于胃中者，遍身汗出，则为热越，不能发黄；若但头汗出，身无汗，剂颈而还，小便不利者，热不得越，必发黄也。"

2. 方有执《伤寒论条辨》："太阳之脉本浮，动数者，欲传也。浮则为风四句，承上文以释其义。头痛至表，未解也，言前证。然太阳本自汗，而言微盗汗。本恶寒，而言反恶寒者，稽久而然也。医反下之，至大陷胸汤主之，言误治之变与救变之治。膈，心胸之间也。拒，格拒也。言邪气入膈，膈气与邪气相格拒而为痛也。空虚，言真气与食气，皆因下而致亏损也。客气，邪气也。短气，真气不足以息也。懊憹，悔恨之意，心为邪乱而不宁也。阳气，客气之别名也，以本外邪，故曰客气。以邪本风，故曰阳气。里虚而入，故曰内陷。阳性上浮，故结于胸，以胸有凶道而势大也。故曰：大陷胸汤。芒硝之咸，软其坚硬也。甘遂之甘，达之饮所也。然不有勇敢之才，定乱之武，不能成二物之功用，故必大黄之将军，为建此太平之主将。若不结胸至末，以变之亦有轻者言。盖谓邪之内陷，或不结于胸，则无有定聚。但头汗出者，头乃诸阳之本。阳健其用，故汗出也。余处无汗者，阴脉上不过颈，阳不下通，阴不任事，故汗不出也。小便不利者，阳不下通，阴不任事，化不行而湿停也。湿停不行，必反渗土而入胃，胃土本湿，得渗则盛，既盛且停，必郁而蒸热，湿热内发，色必外夺。身之肌肉，胃所主也。胃土之色黄，所以黄发于身为可必也。发黄可必而不言其治者，以有其条也。"

3. 王子接《绛雪园古方选注》："大陷胸汤，陷胸膈间与肠胃有形之垢，并解邪从心下至少腹硬满而痛不可近，邪不在一经矣。胸膈为阳明之维，太阳之门户，太阳寒水之气结于阳明，当以猛劣之剂竟从阳明攻陷。大黄陷热结，甘遂攻水结，佐以芒硝之盐制二者之苦，不令直行而下，使其引入硬满之处，软坚破结，导去热邪。"

4. 张璐《伤寒缵论》："脉浮而动数，虽主风热，亦主正虚。虚故邪持日久，头痛发热，恶寒，表终不解。医不知其邪持太阳，未传他经，反误下之，于是动数之脉变迟，而在表之证变结胸矣。动数变迟三十六字，形容结胸之状殆尽。盖动数为欲传之脉，变迟则力绵势缓而不能传，日有结而难开之象。膈中之气，与外实之邪两相格斗，故为拒痛，胃中水谷所生之精悍，因误下而致空虚，则不能藉之以卫开外邪，反为外邪冲动其膈，于是正气往返邪逼之界，觉短气不足以息，更烦躁有加，遂至神明不安，无端而生懊侬，凡此皆阳邪内陷所致也。"

5. 李中梓《伤寒括要》："然谓之结者，固结在胸中，非虚烦膈实者比也。上焦为高邪，必陷下以平之，故曰陷胸。荡平邪寇，将军之职也，所以大黄为君：咸能软坚，所以芒硝为臣；彻上彻下，破结逐水，惟甘遂有焉，所以为佐。此惟大实者，乃为合剂。如挟虚，或短气，或脉浮，不敢轻投也。"

6. 张锡纯《衷中参西》："结胸之证，虽填塞于胸中异常满闷，然纯为外感之风热内陷，与胸中素蓄之水饮结成，纵有客气上干至丁动膈，然仍阻于膈而未能上达，是以若枳实、厚朴一切开气之药皆无须用。惟重用大黄、芒硝以开痰而清热，又虑大黄，芒硝之力虽猛，或难奏效于顷刻，故以少佐以甘遂，其性以攻决为用，异常迅速，与大黄、芒硝化合为方，立能清肃其空旷之府，使毫无障碍。制此方者，乃霹雳手段也。"

【经典配方】大黄（去皮）六两，芒硝一升，甘遂一钱匕。上三味，以水六升，先煮大黄取二升，去滓，内芒硝，煮一两沸，内甘遂末，温服一升，得快利止后服。

【经典方证】心下疼痛，拒按，按之硬，或从心下至少腹硬满疼痛，手不可近。伴见短气烦躁，大便秘结，舌上燥而渴，日晡小有潮热，头汗出。

【推荐处方】大黄9 g，芒硝6 g，甘遂1~1.5 g。上三味，以水1200 mL，先煮大黄，取400 mL，去滓，下芒硝，煮一二沸，再下甘遂末，温服200 mL（剂量确定）。

【方证提要】心下痛，按之石硬，舌上燥热，心中懊侬，短气烦躁，或头汗出，大便干燥，或口渴不多饮。

【适用人群】痛苦面容，腹痛拒按，时有吐水，腹胀急满无矢气，有压痛、反跳痛，无肌紧张，不排便，按腹如柔面感，脐周刺痛，腰部有紧束感，昼轻夜重，午后潮热，小有盗汗，形体消瘦，身倦乏力，面艳如妆，舌嫩红少苔，脉细数，头痛项微强，热甚气促，不咳。

【适用病证】
以下病证符合上述人群特征者，可以考虑使用本方。
（1）水肿及痢疾初起者。
（2）结胸。症见胸中硬痛，呼吸不利，项背拘急，俯仰为难，脉弦有力，舌苔白厚而腻。
（3）胸膈有湿痰、肠胃有积热之证，上下双解，辄收奇效。
（4）脚气、急性胃炎、水肿，或痢疾之初起，体壮实者。
（5）十二指肠溃疡并发穿孔、弥漫性腹膜炎、肠梗阻。
（6）脑膜炎。症见发热气急，呕吐频频，迷睡昏沉，角弓反张，手足抽搐，胃脘坚硬如石。

【加减与合方】
（1）气滞甚者，加厚朴、木香各12 g。
（2）瘀血明显者，加丹皮、桃仁各12 g。
（3）治疗肠梗阻伴水便结聚者，加厚朴30 g，枳实30 g，桃仁15 g。
（4）卵巢囊肿暗区有积液，加桂枝15 g，茯苓40 g，桃仁12 g，水红花子30 g，鳖甲30 g。
（5）治疗急性胰腺炎，加柴胡15 g，郁金12 g，枳实15 g，赤芍15 g，双花40 g。

【注意事项】
（1）脉数、脉浮大者，忌用。

（2）烦躁不安者，忌用。

（3）舌上白苔滑者，忌用。

（4）体质虚弱，或病后未复者，忌用。

【医案分析】

治急性胰腺炎案

患者，男，31 岁，于 2000 年 3 月 12 日入院。患者昨日饮酒后自觉心下胀痛，第 2 天加重，查体上腹部压痛，腹肌紧张，反跳痛（+），伴有恶心、呕吐，发热恶寒，大便秘结，小便短赤，舌质红、苔黄，脉数。实验室检查：白细胞 $15.2 \times 10^9$/L，中性粒细胞百分比 78%，淋巴细胞百分比 22%，血清淀粉酶 140（温氏单位）。诊为急性胰腺炎。给予青霉素 800 万单位，同时口服大陷胸汤以泄热攻里，破结散瘀。方用大黄、芒硝、栀子各 10 g，甘遂 3 g，蒲公英 20 g，金银花 15 g。

二诊：服药 1 剂，大便通畅，诸症减轻；连服 3 剂后，腹痛明显减轻，体温恢复正常。再上方去甘遂、芒硝，大黄减半，加郁金 15 g，金钱草、柴胡各 10 g，进行调治，连服 7 剂，诸症消失而愈。

按：急性胰腺炎系热结肠道，郁结不通，用大黄、芒硝、甘遂攻下通里，荡涤肠热，又佐以蒲公英、金银花、栀子清热解毒，加以柴胡、郁金疏肝理气，从而使肠通热解而痛消。

# （四）大陷胸丸

【仲景方论】《伤寒论·辨太阳病脉证并治》："病发于阳，而反下之，热入因作结胸；病发于阴，而反下之（一作汗出），因作痞也。所以成结胸者，以下之太早故也。结胸者，项亦强，如柔痉状，下之则和，宜大陷胸丸。"

【注家方论】1. 成无己《注解伤寒论》："大黄、芒硝之苦咸，所以下热；葶苈、杏仁之苦甘，所以泄满；甘遂取其直达，白蜜取其润利，皆以下泄满实物也。"

2. 方有执《伤寒论条辨》："名虽曰丸，犹之散耳，较之于汤，力有加焉，此诚因病制胜之良规，辟则料敌添兵之妙算。"

3. 王子接《绛雪园古方选注》："捣为丸者，唯恐药性峻利，不能逗留于上而攻结也。不与丸服者，唯恐滞而不行也。以水煮之再内白蜜者，又欲其缓攻于下也。"

4. 陈修园《长沙方歌括》："太阳之脉，上循头项，太阳之气，内出于胸膈，外达于皮毛，其治法宜从汗解。今应汗而反下之，则邪气因误下而结于胸膈之间，其正气亦随邪气而内结，不能外行于经脉，以致经输不利，而头项强急如柔痉反张之状。取大黄、芒硝苦咸以泄火热，甘遂苦辛以攻水结。其用杏仁、葶苈奈何？以肺主皮毛，太阳亦主皮毛，肺气利而太阳之结气亦解也。其丸而纳蜜奈何？欲峻药不急于下行，亦欲毒药不伤其肠胃也。"

5. 梅国强《伤寒论讲义》："本方为大陷胸汤加葶苈子、杏仁、白蜜而成。大黄、芒硝泄热破结以荡实邪，甘遂逐水饮，葶苈、杏仁泻肺利气，白蜜甘缓和中，共奏泻热逐水之效。本方之力虽峻，但改汤为丸，又制小其服，并用白蜜同煎，是变峻泻为缓攻，且加入宣肺利气之品，故利于结胸证而邪结偏上者。"

【经典配方】大黄半斤，葶苈子（熬）半升，芒硝半升，杏仁（去皮、尖，熬黑）半升。上四味，捣筛二味，内杏仁芒硝，合研如脂，和散，取如弹丸一枚，另捣甘遂末一钱匕。白蜜二合，水二升，煮取一升，温顿服之，一宿乃下，如不下，更服，取下为效，禁如药法。

【经典方证】热实结胸，胸中硬满而痛，颈项强直，自汗出，大便不通，小便短少。阳明热喘及水肿初起形实者。胸胁积水，痞满疼痛。

【推荐处方】大黄 25 g，葶苈子（熬）17 g，芒硝 17 g，杏仁（去皮、尖，熬黑）17 g。上四味，捣筛 2 味，纳杏仁、芒硝，合研如脂，和散，取如弹丸 1 枚；另捣甘遂末 1 g，白蜜 20 mL，用水 200 mL，煮取 100 mL，温顿服之。一宿乃下。如不下，再服，取下为效。

**【方证提要】** 胸膈心下硬满疼痛，颈项强，头汗出，发热，短气，脉沉紧者。

**【适用人群】** 胸腹胀满疼痛，时有吐水，腹胀急满无矢气，有压痛、反跳痛，无肌紧张，不排便，颈项不能前屈后仰，脐周疼痛，腰部有紧束感，渴不欲饮，头上汗出，热甚气促，不咳。

**【适用病证】**

以下病证符合上述人群特征者，可以考虑使用本方。

（1）以膈间留饮为表现的疾病，如胸胁胀满、咳嗽痰多、气喘。

（2）感冒之后，饮食过量，胸脘结痛。

（3）胸腔积液、小儿喘息性支气管炎、绞窄性膈疝、癫狂等。

**【加减与合方】**

（1）气滞甚者，加厚朴、木香各 15 g。

（2）瘀血明显者，加丹皮、桃仁 12 g。

**【注意事项】**

（1）施用本方既要及时，又要防止下利过度，有伤正气，大便通利，即停止续服。

（2）若平素体虚或病后，不任攻伐者禁用。

**【医案分析】**

1. 治胸腔积液案

李某，男，32 岁，1992 年 9 月 10 日初诊。主诉：胸胁胀痛 50 天。50 天前患者因外伤脾破裂，在解放军某医院行脾切除术，术后渐感左胸胁胀痛，未引起重视，伤口愈合后即出院调理。后因疼痛逐渐加剧，于 8 月 15 日在市某院 B 超检查：左侧胸腔积液；脾区包裹性积液。即行胸腔抽液，抽出黄色混浊液体 300 mL，细菌培养（-），9 月 3 日再次抽出液体 300 mL，胸痛仍不减轻，方求治中医。刻下：胸胁胀痛尤甚，不能左侧卧位，并咳嗽，乏力自汗，腹胀纳差，小便黄少，大便干结，舌质红、苔黄腻，脉虚弦。此为术后气血两伤，脾运失常，痰水热结聚于胸胁所致。拟逐水破结，益气健脾之法。方用大陷胸丸加味：大黄 5 g，芒硝（冲服）3 g，葶苈子 6 g，杏仁 10 g，生黄芪 15 g，当归 15 g，白术 10 g，云苓 30 g，甘遂末（冲服）0.5 g。7 剂，水煎服。药后胸痛明显减轻，饮食增加，大便通畅，惟见咳嗽。以原方加川贝母 10 g，炙冬花 15 g。继服 7 剂后胸胁胀痛消失，咳嗽已止。胸部 X 线：胸腔积液消失，未见脾区包裹性积液。遂以益气健脾之品善后，至今正常。

按：患者身体素壮，阳热偏盛，骤然阳气大伤，脾运失常，肺失宣通，痰水内生，使痰水与内陷之阳热互结，而成结胸证。用大陷胸丸泄热破结，逐上焦之水结；加黄芪、当归培补气血，白术、云苓运脾化湿，标本兼治，逐水不伤正，补虚不碍邪，故获效速捷。

2. 治结胸案

罗某，素有茶癖，每日把壶长饮，习以为常。身体硕胖，面目光亮，每以身健而自豪。冬季感受风寒后，自服青宁丸与救苦丹，病不效而胸中硬痛，呼吸不利，项背拘急，仰俯为难。经人介绍来诊。其脉弦而有力，舌苔白腻而厚。辨为伏饮居于胸膈，而风寒之邪又化热入里，热与水结于上，乃大陷胸丸证。药物组成：大黄 9 g，芒硝 6 g，葶苈子 9 g，杏仁 9 g，水 2 碗、蜜半碗，煎成多半碗，后下甘遂末 1 g。服 1 剂，大便泻下 2 次，而胸中顿爽。又服 1 剂，泻下 4 次。从此病告而愈，而饮茶之嗜亦淡。

按：张仲景在临床诊治中，十分重视患者的个人体质。比如"酒客不喜甘""喘家作桂枝汤加厚朴杏子"及"淋家""疮家"不可过汗等。此案足可为仲景增"茶客"一项。茶自古为养生家所喜，但过犹不及，多饮为害。《本草纲目·果之四·茗》里，李时珍曾自述："早年气盛，每饮新茗必至数碗，轻汗发而肌骨清，颇觉痛快。中年胃气稍损，饮之即觉为害，不痞闷呕恶，即腹冷洞泄。"茶虽是而人已非，年老久服难免伤中折胃。该患者常年豪饮茶水，损伤阳气使水湿失于运化成饮，外邪一来，热与水结而作结胸证，其人兼有病位偏高、表邪未尽，因此予大陷胸丸。

## （五）调胃承气汤

【仲景方论】《伤寒论·辨阳明病脉证并治》："阳明病，不吐不下，心烦者，可与调胃承气汤。"

【注家方论】1. 成无己《注解伤寒论》："《内经》曰，热淫于内，治以咸寒，佐以甘苦。芒硝咸寒，以除热，大黄苦寒以荡实，甘草甘平，助二物推陈而缓中。"

2. 柯韵伯《伤寒附翼》："不用气药而亦名承气者，调胃即所以承气也。经曰：平人胃满则肠虚，肠满则胃虚，更虚更实，故气得上下，今气之不承，由胃家之热实。必用硝、黄以濡胃家之糟粕，则气得以下；同甘草以生胃家之津液，而气得以上，推陈之中，便寓致新之义，一攻一补，调胃之法备矣。胃调则诸气皆顺，故亦得以承气名之。前辈见条中无燥屎字，便云未坚硬者可用，不知此方专为燥屎而设，故芒硝分两多于大承气……此方全在服法之妙，少少服之，是不取其势之锐，而欲其味之留中，以濡润胃府而存津液也。"

3. 王子接《绛雪园古方选注》："调胃承气者，以甘草缓大黄、芒硝留中泄热，故曰调胃，非恶硝、黄伤胃而用甘草也。泄尽胃中无形结热，而阴气亦得上承，故亦曰承气。其义亦用制胜，甘草制芒硝，甘胜咸也；芒硝制大黄，咸胜苦也。去枳实厚朴者，热邪结胃劫津，恐辛燥重劫胃津也。"

4. 吴谦《医宗金鉴》："方名调胃承气者，有调和承顺胃气之义，非若大小承气专攻下也。经曰：热淫于内，治以咸寒；火淫于内，治以苦寒。君大黄之苦寒，臣芒硝之咸寒，二味并举，攻热泻火之力备矣。恐其速下，故佐甘草之缓。"

5. 李中梓《伤寒括要》："阴阳俱停，是阴阳和已，可以弗药而愈，阳脉微者，阴胜也，有汗则解。设或无汗，大都宜温，阴脉微者，阳胜也，非下之，何以解其亢阳乎。经曰：热淫于内，治以咸寒，佐以苦寒。芒硝咸寒为君，大黄苦寒为臣，正合此法也。加甘草以缓之和之，监其峻烈，虽则有承顺其气之势，复有调和其胃之功矣，故名调胃承气。"

6. 张锡纯《伤寒论讲义》："大黄虽为攻下之品，原善清血分之热，心中发烦实为血分有热也。大黄浸以清酒，可引其苦寒之性上行，以清心之热而烦可除矣。证无大便燥结而仍用芒硝者，《内经》谓：热淫于内，治以咸寒。芒硝味咸性寒，实为心家对宫之药（心属火，咸属水，故为心家对宫之药），其善清心热，原有专长，故无大便燥结证而亦加之也。用甘草者，所以缓药力之下行，且又善调胃也。不用朴、实者，因无大便燥结及腹满之证也。"

【经典配方】甘草（炙）二两，芒硝半斤，大黄（清酒洗）四两。上三味，切，以水三升，煮二物至一升，去滓，内芒硝，更上微火一二沸，温顿服之，以调胃气。

【经典方证】大便不通，口渴心烦，蒸蒸发热，或腹中胀满，或为谵语，胃肠热盛而致发斑吐衄，口齿咽喉肿痛。

【推荐处方】大黄（去皮，酒浸）12 g，甘草（炙）6 g，芒硝15 g。上三味，以水600 mL，煮取200 mL，去滓，再入芒硝，再煮两沸，食前服，一次温服50～60 mL（剂量确定）。

【方证提要】腹胀满，大便不通，蒸蒸发热，口渴心烦，或谵语，或咽喉肿痛。

【适用人群】体格壮实，面红唇厚，心烦，谵语，发热，腹胀，大便秘结、数日不解，排气臭秽，手足汗出湿透，舌红苔黄，脉滑数；胃气不和，有时心烦、胸痛，大便反溏。

【适用病证】
以下病证符合上述人群特征者，可以考虑使用本方。
（1）急腹症。

（2）五官科疾病，如牙周炎、牙周脓肿、牙髓炎、结膜炎、扁桃体炎、舌炎、口腔溃疡等。

（3）皮肤科疾病，如过敏性紫癜、接触性皮炎、稻田皮炎、湿疹、疥疮、系统性红斑狼疮、荨麻疹等。

（4）其他还可治疗不明原因的发热、脑炎、肺炎、痔疮、糖尿病、哮喘及神经系统的精神分裂症、癫痫、焦虑症等。

**【加减与合方】**

（1）见热盛者，加知母 9 g，石膏 6 g。

（2）血热妄行者，加生地黄 6 g，白茅根 9 g，藕节 9 g。

（3）风热在上者，加桑叶 9 g，白菊花 9 g。

（4）腹胀满甚，加枳壳 6 g，厚朴 9 g。

（5）有瘀血者，加丹皮 12 g，桃仁 6 g，赤芍 6 g。

**【注意事项】**

（1）本方泻下作用颇强，故孕妇、产妇、年老体弱、病后伤津及亡血（失血）者，均应慎用，得效即止，不可过用，以免伤正。

（2）胃部喜按或脉沉迟无力之大便不通者忌之。因此系虚寒之证，不适于硝黄之攻下。

（3）兼有表寒证皆不可用。因此系攻里之方，误用之易使外邪内陷。

**【医案分析】**

1. 治老年便秘案

患者，男，72 岁，于 1990 年患脑梗死后致肢体活动不利，常年卧床，大便秘结，开塞露导之不下，子女常以手掏之，此孝亲之所难也。乃疏方为之治：生大黄（后下）、芒硝、甘草、木香各 6 g，郁李仁、火麻仁、麦冬、枸杞子各 12 g，当归 9 g。服 1 剂即便通神爽，病者及子女欣慰，后投以麻仁丸调治月余，告愈。

按：老年人久卧床褥，气机凝滞，胃肠蠕动减弱，致食少而便秘；或大肠津液干枯，令传导之腑缺乏濡润而便结难出，即古人所谓无水舟停者也。前贤吴塘创增液汤、增液承气汤等方剂，于热病津伤之便难，尤多神益。然于老年便秘，则非所宜。医者以调胃承气汤加味，治疗观察多例，每获良效，虽为治标，亦权宜不可少。

2. 治非典型热结旁流案

患者，男，68 岁，1998 年 3 月 15 日就诊。主诉：腹泻纯稀水便伴腹痛 5 日。患者 10 日前发热，体温 38～39 ℃，伴恶寒、身痛、咳嗽等症，某医院按感冒治疗（具体用药不详），延 5 日，虽发热、身痛、咳嗽消失，但出现腹泻，泻下稀水，伴有腹痛，遂按肠炎治疗，未效而来我处就诊。时下症：腹泻，纯稀水便，日行 3～4 次，腹痛隐隐，不思饮食，舌暗淡、苔薄黄，脉沉。左脐周轻度压痛，无腹肌紧张及反跳痛。

考虑或系先前治疗过用寒凉，损伤脾胃，遂诊为脾虚泄泻。选方参苓白术散加减：党参 15 g，白术 10 g，薏苡仁 20 g，白扁豆 15 g，茯苓 15 g，山药 10 g，陈皮 10 g，黄芪 15 g，泽泻 10 g，厚朴 10 g，葛根 10 g，甘草 3 g。3 剂后，症状并未改观。余思应是辨证失误，再细询病史，揣摩再三，虑或有实邪作祟，姑且投石问路，予调胃承气汤：大黄 10 g，芒硝 20 g，甘草 3 g。1 剂，嘱患者务必复诊。次日，患者满面春风，言服药后肠中雷鸣，旋即泻下粪块数枚，状如羊屎，恶臭无比，诸症遂消，病瘥。余始恍然大悟，此热结旁流之证也。

按：本案为调胃承气汤的正治法。调胃承气汤证为燥热结实所致。患者初病为邪袭肌表，然未能及时外解，反内陷胃肠。积滞与内传邪热搏结，终成燥屎，内阻胃肠，粪水自旁而下，形成热结旁流证。典型症状应为日晡潮热，时有谵语，腹满胀痛拒按，下利纯稀水，苔黄燥，脉沉有力等。而本病例既无发热谵语，又仅见腹痛不著，压痛轻微。是以医者首诊误认脾虚见证，投参苓白术散以健脾止泻，无效后试投调胃承气汤，燥屎得下方安。典型热结旁流证应以大承气汤治疗，而本病患者属非典型者，燥屎初结，程度不重，故投调胃承气汤能迅速取效。

## （六）桃核承气汤

**【仲景方论】**《伤寒论·辨太阳病脉证并治》："太阳病不解，热结膀胱，其人如狂，血自下，下者愈。其外不解者，尚未可攻，当先解其外；外解已，但少腹急结者，乃可攻之，宜桃核承气汤（后云，解外宜桂枝汤）。"

**【注家方论】** 1. 成无己《注解伤寒论》："甘以缓之，辛以散之。少腹急结，缓以桃仁之甘；下焦蓄血，散以桂枝之辛。大热之气，寒以取之。热甚搏血，故加二味于调胃承气汤中也。"

2. 方有执《伤寒论条辨》："然则五物者，太阳随经入府之轻剂也。先食，谓先服汤，而饮食则续进也。"

3. 许宏《金镜内台方议》："以桃仁为君，能破血结，而缓其急。以桂枝为臣，辛热之气，而温散下焦蓄血。以调胃承气汤中品味为佐为使，以缓其下者也。此方乃调胃承气汤中加桃仁、桂枝二味，以散其结血也。"

4. 尤在泾《伤寒贯珠集》："此即调胃承气汤加桃仁、桂枝，为破瘀逐血之剂。缘此证热与血结，故以大黄之苦寒，荡实除热为君，芒硝之咸寒，入血软坚为臣，桂枝之辛温，桃仁之辛润，擅逐血散邪之长为使；甘草之甘，缓诸药之势，俾去邪而不伤正为佐也。"

5. 柯韵伯《伤寒附翼》："治病必求其本，气留不行，故君大黄之走而不守者，以行其逆气。甘草之甘平者，以调和其正气。血结而不行，故用芒硝之咸以软之，桂枝之辛以散之，桃仁之苦以泄之，气行血濡，则小腹自舒，神气自安矣，此又承气之变剂也。此方治女子月事不调，先期作痛，与经闭不行者最佳。"

6. 陈修园《长沙方歌括》："桃得阳春之生气，其仁微苦而涌泄，为行血之缓药，得大黄以推陈致新，得芒硝以清热消瘀，得甘草以主持于中，俾诸药遂其左宜右有之势，桂枝用至二两者，注家以为兼解外邪，而不知辛能行气，气行而血乃行也。"

**【经典配方】** 桃仁（去皮、尖）五十个，大黄四两，桂枝（去皮）二两，甘草（炙）二两，芒硝二两。上五味，以水七升，煮取二升半，去滓，内芒硝，更上火，微沸下火，先食温服五合，日三服，当微利。

**【经典方证】** 少腹急结，小便自利，神志如狂，甚则烦躁谵语，至夜发热，以及血瘀经闭、痛经，脉沉实而涩者。

**【推荐处方】** 桃核 12 g，大黄 12 g，桂枝 6 g，炙甘草 6 g，芒硝 6 g。以水 1400 mL，煮取 500 mL，去滓，下芒硝，再微沸，先食温服 100 mL，日 3 服（剂量确定）。

**【方证提要】** 少腹急结胀满，大便色黑，小便自利，谵语烦渴，夜发热，或如狂，或下瘀块。

**【适用人群】** 面色暗红有光泽，或睑腺炎、痤疮、毛囊炎等，或眼睛充血或翼状胬肉，唇暗红，舌质暗红或紫；下腹部充实，两少腹压痛，特别是左下腹部可有较明显压痛或触及包块，大多便秘，或有痔疮；狂躁不安，或神志不清，记忆力下降，注意力不集中，失眠，头痛等；月经不调，甚至闭经，经前烦躁，痛经，下血紫黑等。

**【适用病证】**
以下病证符合上述人群特征者，可以考虑使用本方。
（1）以狂躁为表现的疾病，如精神分裂症、抑郁症、躁狂症等。
（2）以剧烈头痛为表现的疾病，如颅内出血、脑水肿、流行性脑脊髓膜炎、脑震荡后遗症、脑出血、高血压等。

（3）以面红、大小便不通为表现的疾病，如流行性出血热、糖尿病肾病、急性肾衰竭、肾病综合征等。

（4）以下腹痛、盆腔瘀血为表现的疾病，如难产、产后恶露不止、胎盘残留、急性盆腔炎、输卵管结扎术后综合征、阴道血肿、异位妊娠、痛经、闭经等。

（5）以下腹部疼痛、便秘为表现的男科疾病，如前列腺炎、睾丸炎、前列腺肥大等。

（6）以头面部充血为表现的疾病，如睑腺炎、翼状胬肉、痤疮、毛囊炎、酒渣鼻、牙龈出血、龋齿疼痛、脱发、肩周炎等。

**【加减与合方】**

（1）失眠、抑郁，合柴胡加龙骨牡蛎汤。

（2）肌肤甲错、疾病慢性化者，合桂枝茯苓丸。

（3）气虚甚者，加人参 12 g，另炖冲服。

（4）大便秘结者，加厚朴 15 g，红花 12 g。

**【注意事项】**

（1）饭后温服，使药力下行。

（2）服后得需微微发汗，令邪有出路。

（3）表证未解者，当先解表，而后用本方。

（4）因本方为破血下瘀之剂，故孕妇禁用。

**【医案分析】**

1. 治血尿案

李某，女，54 岁，天津人，2012 年 8 月 29 日初诊。主诉：突发肉眼血尿，加重 2 天。患者自述平素有憋尿习惯，每次解小便必回到家中。前天因外出办事，回家解小便时，发现小便红色带血块，并持续加重，无尿痛。自觉会阴部酸胀，大便干结难下，3 日 1 次，饮食、睡眠尚可。刻诊：舌质红、有点状瘀斑、苔黄腻、脉弦滑；尿常规：白细胞（＋＋＋），蛋白质（＋＋），潜血（＋＋＋），镜下白细胞 10～15 个/HPF，镜下红细胞充满视野。辨证为瘀热互结下焦膀胱，兼有湿热。治疗以逐瘀泄热、化瘀止血、清利湿热为主，方以桃核承气汤加减。处方：桃仁 20 g，桂枝 10 g，白茅根 20 g，阿胶珠 10 g，三七粉（分冲）5 g，滑石 10 g，车前子（包煎）30 g，通草 5 g，蒲黄 10 g，藕节 10 g，熟大黄 10 g，柴胡 5 g，小蓟 10 g。3 剂，每日 1 剂，水煎分 2 次服。嘱切勿憋尿，卧床休息，忌食辛甘厚味。

9 月 1 日二诊：尿液颜色淡黄，会阴部酸胀减轻，大便 1 日 1 次，舌质瘀斑消失，脉滑；尿常规：白细胞（＋＋），镜下白细胞 5～6 个/HPF。前方白茅根减为 10 g，加炙甘草 10 g，去阿胶珠、藕节。3 剂。患者复诊，余症皆除。

按：中医认为本病主要为风热袭肺、阴虚火旺、湿热内蕴、脾不统血、肾气不固及瘀血阻络等病机所致，治疗上根据相关病机，随证加减，辨证施治。李岩主任医师认为，此患者由于长期憋尿，尿液停聚于膀胱，腑气不通，因"六腑以通为用""气为血之帅"，而致气滞血瘀于膀胱；气血瘀滞日久则化热，导致瘀热互结；尿为阴，郁久而为湿热；气滞、瘀血、湿热阻碍气血运行，加之热邪内灼血络，使血不循经，溢于脉外，从尿道排出而为血尿。综上辨本病为瘀热互结下焦膀胱，兼有湿热。治疗以桃核承气汤加减，配伍清热利湿止血之品；用桃核承气汤中桃仁、桂枝、熟大黄为主药，以逐瘀泄热，配白茅根、滑石、车前子、通草、蒲黄以清热利湿、化瘀止血，加柴胡以行气，最终收获良效。

2. 治经期发狂案

患者，女，24 岁，未婚。患者每到月经来潮时即成癫狂状态，妄见妄言，哭笑无常，夜寐不安，月经过后，不治自愈，数月以来皆是如此。经患者的母亲回忆，患者有痛经史，曾于数月前重感冒一次，那时正是月经期，以后即患此病。患者来就诊时，正是发病的时候，也正在月经期。虽然胡言乱语，嬉笑不常，但在问诊时还能够控制，准确地回答问题。经服桃核承气汤加减4剂而愈。随访数月，概未复发。

按：本例患者平素有痛经史，结合当时的证候，显然有瘀血阻滞，正值经期发生了感冒发热，外感热邪侵入下焦血分，以致瘀血不行，而引起发狂。其发病机制和《伤寒论》中的蓄血证相同，即"瘀热"所致。如瘀血不与火热结合，仅能为癥积而已，不能发狂，只有热与瘀相挟，瘀浊才能上行清道而扰及神明。如徐灵胎的《伤寒论类方》中说："热甚则血凝而上干心包，故神昏如狂。"故用桃核承气汤攻瘀兼清热，取得了速效。但是，这和《伤寒论》中所载的热入血室有根本上的区别，此有瘀血，彼无瘀血。所以在治疗方面，蓄血证是以驱瘀为主，而热入血室则是以疏解（小柴胡汤）针刺（期门）泄肝热为主。

# （七）抵当汤

【仲景方论】《伤寒论·辨太阳病脉证并治》："太阳病六七日，表证仍在，脉微而沉，反不结胸，其人发狂者，以热在下焦，少腹当硬满，小便自利者，下血乃愈。所以然者，以太阳随经，瘀热在里故也。抵当汤主之。"

《金匮要略·妇人杂病脉证并治》："妇人经水不利下，抵当汤主之。"（亦治男子膀胱满急，有瘀血者）

【注家方论】1. 成无己《伤寒明理论》："人之所有者，气与血也。气为阳气，流而不行者则易散，以阳病易治故也。血为阴血，畜而不行者则难散，以阴病难治故也。血畜于下，非大毒駃剂则不能抵当其甚邪，故治畜血曰抵当汤。水蛭味咸苦微寒，《内经》曰：咸胜血。血畜于下，胜血者必以咸为主，故以水蛭为君。虻虫味苦微寒，苦走血，血结不行，破血者必以苦为助，是以虻虫为臣。桃仁味苦甘平，肝者血之源，血聚则肝气燥。肝苦急，急食甘以缓之，散血缓急，是以桃仁为佐。大黄味苦寒，湿气在下，以苦泄之。血亦湿类也，荡血逐热，是以大黄为使。四物相合，而方剂成。病与药对，药与病宜。虽苛毒重疾，必获全济之功矣。"

2. 方有执《伤寒论条辨》："抵，至也。水蛭虻虫，攻坚而破瘀，桃仁大黄，润滞而推热。四物者，虽曰比上则为较剧之重剂，然亦至当不易之正治也。"

3. 王子接《绛雪园古方选注》："抵当者，至当也。蓄血者，死阴之属，真气运行而不入者，故草木不能得治其邪，务必以灵动嗜血之虫为之向导，飞者走阳络，潜者走阴络，引领桃仁攻血，大黄下热，破无情之血结，诚为至当不易之方，毋惧乎药之险也。"

4. 柯韵伯《伤寒论注》："蛭，昆虫之饮血者也，而利于水。虻，飞虫之吮血者也，而利于陆。以水陆之善取血者，用以攻膀胱蓄血，使出乎前阴，佐桃仁之苦甘而推陈致新，大黄之苦寒而荡涤邪热，名之曰抵当者，直抵其当攻之处也。"

5. 尤在泾《伤寒贯珠集》："抵当汤中水蛭、虻虫食血去瘀之力，倍于芒硝，而又无桂枝之甘辛，甘草之甘缓，视桃仁承气汤为较峻矣。盖血自下者，其血易动，故宜缓剂，以去未尽之邪。瘀热在里者，其血难动，故须峻药，以破固结之势也。"

【经典配方】水蛭（熬）、虻虫（去翅、足，熬）各三十个，桃仁（去皮、尖）二十个，大黄（酒洗）三两。上四味，以水五升，煮取三升，去滓，温服一升。不下，更服。

【经典方证】下焦瘀血结滞所致发狂喜忘，小腹硬满，小便自利，大便易解、色黑，脉沉结；妇人经水不利，癥瘕积聚，少腹肿块硬满痛、拒按，身黄暗发狂，痛经、经闭及跌打损伤等瘀血实证。

【推荐处方】水蛭6 g，虻虫6 g，桃仁9 g，大黄9 g，上四味，以水500 mL，煮取200 mL（每煎取100 mL），去滓，温服100 mL（剂量确定）。

【方证提要】下焦蓄血，少腹硬满疼痛，小便自利，喜忘发狂，大便色黑，舌淡紫、苔白，脉沉迟或弦细涩。

【适用人群】精神异常，狂躁不安，下腹部急满硬痛，按之腹中有硬块，大便秘结或下黑便，或身有黄疸，月经不调，舌质紫绛，脉沉结或沉涩。

【适用病证】

以下病证符合上述人群特征者，可以考虑使用本方。

（1）以神志失常为特征的疾病，如精神分裂症、脑外伤、癫痫、蓄血发狂等。

（2）用于动脉粥样硬化性血栓性脑梗死恢复期，中医辨证为中风中经络血瘀证者，症见半身不遂、口舌㖞斜、舌强语謇或不语、偏身麻木，舌质暗淡有瘀斑，脉沉细或沉弦。

（3）女性瘀滞盆腔炎、闭经、痛经、子宫内膜异位症、死胎引产、产后静脉炎、前列腺炎、乳糜尿、睾丸炎、阴茎血肿、嵌顿疝、泌尿系结石、肠梗阻、痔疮、脑血栓、血小板增多症。

【加减与合方】

（1）气虚者，加黄芪、党参、山药各 12 g。

（2）发热者，加玄参、麦冬各 9 g。

（3）血虚者，加熟地黄 6 g，何首乌 9 g，黄芪 9 g。

（4）腹部胀满甚者，加香附 9 g，小茴香 9 g。

【注意事项】

（1）月经过多或血虚无滞的经闭者和孕妇，均当慎用或忌用。

（2）饮食宜清淡和富于营养，忌肥甘厚味和刺激性食物。

（3）药力猛烈，只可暂用，不可久服，以免损伤正气。

（4）蓄血不下者，需再服一剂。

（5）年老体虚者慎用。

【医案分析】

治瘀血案

余尝诊一周姓少女，住小南门，年约十八九，经事三月未行，面色萎黄，少腹微胀，证似干血劳初起。因嘱其吞服大黄䗪虫丸，每服三钱，日三次，尽月可愈。自是之后，遂不复来，意其瘥矣。越三月，忽一中年妇人扶一女子来请医。顾视此女，面颊以下几瘦不成人，背驼腹胀，两手自按，呻吟不绝。余怪而问之，病已至此，何不早治？妇泣而告曰：此吾女也，三月之前，曾就诊于先生，先生令服丸药，今腹胀加，四肢日削，背骨突出，经仍不行，故再求诊！余闻而骇然，深悔前药之误。然病已奄奄，尤不能不一尽心力。第察其情状，皮骨仅存，少腹胀硬，重按痛益甚。此瘀积内结，不攻其瘀，病焉能除？又虑其元气已伤，恐不胜攻，思先补之。然补能恋邪，尤为不可。于是决以抵当汤予之：虻虫一钱，水蛭一钱，大黄五钱，桃仁五十粒。

明日母女复偕来，知女下黑瘀甚多，胀减痛平。惟脉虚甚，不宜再下，乃以生地黄、黄芪、当归、潞党、川芎、白芍、陈皮、茺蔚子活血行气，导其瘀积。一剂之后，遂不复来。后六年，值于途，已生子，年四五岁矣。

按：丸药之效否，与其原料之是否道地，修合之是否如法，储藏之是否妥善，在在有关，故服大黄䗪虫丸而未效者，不能即谓此丸竟无用也。

# （八）抵当丸

【仲景方论】《伤寒论·辨太阳病脉证并治》："伤寒有热，少腹满，应小便不利，今反利者，为有血也，当下之，不可余药，宜抵当丸。"

【注家方论】1. 方有执《伤寒论条辨》："名虽丸也，犹煮汤焉。夫汤，荡也；丸，缓也。变汤为丸而犹不离乎汤，其取欲缓不缓，不荡而荡之意欤？"

2. 尤在泾《伤寒贯珠集》："此条证治，与前条大同，而变汤为丸，未详何谓，尝考其制，抵当丸中水蛭、虻虫，减汤方三分之一，而所服之数，又居汤方十分之六，是缓急之分，不特在汤丸之故矣。此其人必有不可不攻，而又有不可峻攻之势，如身不发黄，或脉不沉结之类。"

3. 张锡驹《伤寒直解》："余者，多也，以三分余之汤药而分为四丸，是丸少于汤也，故曰不可余药，言其少也。"

4. 陈修园《长沙方歌括》："师又立抵当丸法者，著眼在有热二字，以热瘀于里而仍蒸手外，小腹又满，小便应不利而反自利，其证较重，而治之不可急边，故变汤为丸，以和洽其气味，令其缓达病所。曰不可余药者，谓连泽服下，不可留余，庶少许胜多许，俟醉时下血，病去而正亦无伤也。"

5. 吕震名《伤寒寻源》："同一抵当而变汤为丸，另有精义。经云：伤寒有热，少腹满，应小便不利，今反利者，为有血也，当下之，宜抵当丸。盖病从伤寒而得，寒生凝泣，血结必不易散，故煮而连滓服之，俾有形质相着得以逗留血所，并而逐之，以视汤之专取荡涤者，不同也。"

6. 熊曼琪《伤寒学》："抵当丸的药物组成与抵挡汤完全相同，但减少了水蛭、虻虫的用量，加重了桃仁的用量，并且将汤剂改成丸剂，使其攻逐瘀血的作用比抵挡汤缓和，为逐瘀泄热的和缓之剂。"

【经典配方】水蛭（熬）二十个，虻虫（去翅、足，熬）二十个，桃仁（去皮、尖）二十五个，大黄三两。上四味，捣分四丸，以水一升，煮一丸，取七合服之，晬时当下血，若不下者更服。

【经典方证】下焦蓄血所致之发狂、如狂，少腹硬满，小便自利，喜忘，大便色黑易解，脉沉结及女性经闭，少腹硬满拒按者。

【推荐处方】水蛭6 g，虻虫3 g，桃仁9 g，大黄9 g。上四味，捣分4丸。吞服1丸，或水煎1丸。若不下，再用（剂量确定）。

【方证提要】下焦蓄血。少腹满痛，而小便自利，精神发狂，大便易而色黑，脉沉结。

【适用人群】少腹胀痛或刺痛，痛处不移并可触及包块，或尿中带血；舌质紫黯或见瘀斑。精神异常，胡言乱语，口渴，头痛头胀，下腹部急满硬痛，按之腹中有硬块，大便秘结或下黑便，或身有黄疸，月经不调，舌质紫绛，脉沉结或沉涩。

【适用病证】

以下病证符合上述人群特征者，可以考虑使用本方。

（1）瘀血日久，积聚成顽固坚实之瘀积肿块，且形体壮实可以攻逐者。

（2）消化系统疾病，如慢性结肠炎、慢性胃炎、慢性肝炎、慢性胰腺炎等。

（3）妇科疾病，如急性盆腔炎、急性附件炎、胎盘滞留、子宫肌瘤、痛经、闭经等。

（4）男科疾病，如前列腺炎、前列腺肥大、睾丸结核等。

（5）泌尿系统疾病，如急性尿潴留、输尿管炎、肾盂肾炎等。

【加减与合方】

（1）瘀滞严重，疼痛剧烈者，加乳香、没药、延胡索各9 g。

（2）气虚者，加党参、黄芪各12 g。

（3）阴茎内热，加天冬12 g，玄参6 g，沙参12 g。

（4）阳虚者，加桂枝6 g，干姜6 g，附子3 g。

（5）气滞者，加香附10 g，川芎10 g。

【注意事项】

（1）月经过多或血虚无滞的经闭者和孕妇，均当慎用或忌用。

（2）饮食宜清淡和富于营养，忌肥甘厚味和刺激性食物。

（3）药力猛烈，只可暂用，不可久服，以免损伤正气。

（4）年老体虚者慎用。

**【医案分析】**

**1. 治发狂案**

张意田医案：冉门焦姓人，七月间患壮热舌赤，少腹闷满，小便自利，目赤发狂已三十余日。初用解散，继则攻下，但得微汗，而病终不解。诊之脉至沉微，重按疾急。夫表证仍在，脉反沉微者，邪陷于阴也。重按疾急者，阴不胜真阳，则脉流薄疾，并乃狂矣。此随经瘀血结于少腹也，宜服抵当汤。乃自制虻虫、水蛭，加桃仁、大黄煎服。服后下血无算，随用熟地黄一味捣烂煎汁，时时饮之，以救阴液。

按：壮热舌赤，里有热也；少腹闷满，病在于下也；小便自利，其人发狂，血证谛也；脉沉而微，重按疾急，瘀热内结也。此蓄血重证，当下瘀血，宜服抵当汤。本案识证准确，叙理甚明，果断用药而不拖泥带水，正中其病，故疗效非凡，一剂竞愈。

**2. 治癥积案**

曹颖甫医案：常熟鹿苑钱钦伯之妻，经停九月，腹中有块攻痛，自知非孕。医予三棱、术多剂未应。当延陈保厚先生诊。先生曰：三棱、术仅能治血结之初起者，及其已结，则力不胜矣。吾有药能治之，顾药有反响，受者幸勿骂我也。主人诺。当予抵当丸三钱，开水送下。入夜，病者在床上反复爬行，腹痛不堪，果大骂医者不已。天将旦，随大便下污物甚多，其色黄白红夹杂不一，痛乃大除。次日复诊，陈先生诘曰："昨夜骂我否？"主人不能隐，具以情告，乃予加味四物汤调理而安。

按：蓄血既久，根深蒂固，必用虫药攻破，否则药力不及，无异隔靴搔痒，必不能应。而抵当丸虽为峻药缓攻，但毕竟为破血耗气之品，故中病即止，随之应以养血之品善后。

# （九）麻子仁丸

**【仲景方论】**《伤寒论·辨太阳病脉证并治》："跌阳脉浮而涩，浮则胃气强，涩则小便数，浮涩相抟，大便则硬，其脾为约，麻子仁丸主之。"

《金匮要略·五脏风寒积聚病脉证并治》："跌阳脉浮而涩，浮则胃气强，涩则小便数，浮涩相抟，大便则坚，其脾为约，麻子仁丸主之。"

**【注家方论】**1. 成无己《注解伤寒论》："《内经》曰，脾欲缓，急食甘以缓之，麻子、杏仁之甘，缓脾而润燥。津液不足，以酸收之，芍药之酸以敛津液。肠燥胃强，以苦泄之，枳实、厚朴、大黄之苦，下燥结而泄胃也。"

2. 成无己《伤寒明理论》："约者，结约之约，又约束之约也。《内经》曰：饮入于胃，游溢精气，上输于脾，脾气散精，上归于肺，通调水道，下输膀胱，水精四布，五经并行，是脾主为胃行其津液者也。今胃强脾弱，约束津液，不得四布，但输膀胱，致小便数而大便硬，故曰其脾为约。麻仁味甘平，杏仁味甘温，《内经》曰：脾欲缓，急食甘以缓之。麻仁、杏仁，润物也，《本草》曰：润可去枯。脾胃干燥，必以甘润之物为之主，是以麻仁为君，杏仁为臣。枳实味苦寒，厚朴味苦温，润燥者必以甘，甘以润之；破结者必以苦，苦以泄之。枳实、厚朴为佐，以散脾之结约。芍药味酸微寒，大黄味苦寒，酸苦涌泄为阴，芍药、大黄为使，以下脾之结燥。肠润结化，津液还入胃中，则大便利、小便少而愈矣。"

3. 方有执《伤寒论条辨》："麻子、杏仁能润干燥之坚，枳实、厚朴能导固结之滞，芍药敛液以辅润，大黄推陈以致新，脾虽为约，此之疏矣。"

4. 柯韵伯《伤寒附翼》："凡胃家之实，多因于阳明之热结，而亦有因太阴之不开者，是脾不能为胃行其津液，故名为脾约也。承气诸剂，只能清胃，不能扶脾。如病在仓卒，胃阳实而脾阴不虚，用之则胃气通而大便之开阖如故。若无恶热、自汗、烦躁、谵语、潮热等症，饮食小便如常，而大便常自坚硬，或数日不行，或出之不利，是谓之孤阳独行，此太阴之病不开，而秽污之不去，乃平素之蓄积使然也。

慢而不治，则饮食不能为肌肉，必至消瘦而死。然腑病为客，脏病为主，治客须急，治主须缓。病在太阴，不可荡涤以取效，必久服而始和，盖阴无骤补之法，亦无骤攻之法。故取麻仁之甘平入脾，润而多脂者为君；杏仁之降气利窍，大黄之走而不守者为臣；芍药之滋阴敛液，与枳、朴之消导除积者为佐。炼蜜为丸，少服而渐加焉，以和为度。此调脾承气，推陈致新之和剂也。使脾胃更虚更实，而受盛传道之官，各得其职，津液相成，精血相生，神气以清，内外安和，形体不敝矣。"

5. 尤在泾《伤寒贯珠集》："大黄、枳实、厚朴，所以泻令胃弱；麻仁、杏仁、芍药，所以滋令脾厚。用蜜丸者，恐速下而伤其脾也。盖即取前条润导之意，而少加之力，亦伤寒下药之变法也。"

6. 陈修园《长沙方歌括》："脾为胃行其津液也，今胃热而津液枯，脾无所行而为穷约，故取麻仁、杏仁多脂之物以润燥，大黄、芍药苦泄之药以破结，枳实、厚朴顺气之药以行滞。以蜜为丸者，治在脾而取缓，欲脾不下泄其津液，而小便数已，还津液于胃中，而大便难已也。"

【经典配方】麻子仁二升，芍药半斤，枳实（炙）半斤，大黄（去皮）一斤，厚朴（炙）一斤，杏仁（去皮、尖，熬，别作脂）一斤。上六味，蜜和丸如梧桐子大，饮服十丸，日3服，渐加，以知为度。注：《金匮要略》载本方中枳实为一斤。

【经典方证】胃肠燥热，脾津不足，大便干结，小便频数，口渴咽燥，腹部胀满，苔黄干，脉滑数。

【推荐处方】麻子仁500 g，芍药250 g，炙枳实250 g，大黄500 g，厚朴250 g，杏仁250 g。上药为末，炼蜜为丸，每次6 g，每日1~2次温开水送服。

【方证提要】大便硬结，数日不行，小便数或正常。无腹胀满疼痛，或腹微胀而不痛，饮食如常。舌苔黄或薄黄，脉细涩。

【适用人群】经常腹满腹胀，口渴，大便干结难下，小便频繁；痔疮便秘、蛔虫性肠梗阻、手术后大便燥结、呃逆、失眠等病证，辨证属肠胃燥热、津液不足型者。

【适用病证】

以下病证符合上述人群特征者，可以考虑使用本方。

（1）以便秘为表现的疾病，表现为大便干结，小便短赤，面红身热，或兼有腹胀腹痛，口干口臭，舌红苔黄或黄燥，脉滑数。

（2）以肺热肠燥为表现的咳嗽，典型表现为外感初愈后，咽痒，咳嗽气急，咳吐黄脓痰，口干，便秘、2~3日1行。舌红苔黄，脉浮数等。

（3）以痰热壅盛为表现的急性支气管炎，表现有咳嗽频剧，喉间痰鸣，痰黄而黏、不易咳出，咳甚胸痛，心烦难寐，小便自利，大便干硬，舌淡尖红、舌苔薄黄中心厚，脉弦细数等。

（4）以脾虚阴亏为表现的化脓性脑膜炎，表现为大便数日不行，小便短赤，伴发热、头痛、呕吐，舌红苔薄黄、前部剥脱，六脉皆软等。

（5）习惯性便秘，产后便秘，痔疮术后便秘，手术后便秘，高血压便秘，冠心病便秘，以及支气管哮喘、肺气肿、老年性慢性支气管炎、肺炎、肺源性心脏病所致便秘。

【加减与合方】

（1）治疗习惯性便秘，加郁李仁15 g，决明子30 g。

（2）治疗大病之后或温病后期，津亏肠燥便秘，加肉苁蓉15 g，麦冬30 g，玄参15 g，当归30 g。

（3）产后亡血伤津引发肠燥便结者，重加当归60 g，肉苁蓉30 g。

（4）治疗肠寒气虚面大便秘结者，加党参30 g，附子12 g，干姜15 g。

【注意事项】

（1）凡小便清长、腰膝酸软、便秘，证属肾阳虚衰型者，皆忌用。

（2）凡大便不畅、脘腹胀满、不思饮食，证属脾胃气虚型者，皆忌用。

（3）凡大便秘结、腹痛、手足厥冷，证属寒积里实型者，皆忌用。方中药物大黄、枳实、芍药等，性多属寒，易伤阳气而加重内寒。

（4）凡孕妇便秘，皆慎用。方中大黄能活血祛瘀，厚朴、枳实能行气，恐致胎漏、胎动不安，甚至滑胎，故应慎用。

（5）麻子仁丸为蜜和丸，服时应逐渐加大剂量，方不失通润缓下之义，若改作汤剂，药力必增强，不逊于小承气汤方剂，故宜适当减少剂量。

（6）服药期间，饮食不宜过多、过饱，可进食含粗纤维多的食物及蜂蜜、蜂王浆和香蕉等润肠通便食物。

（7）多饮水，忌食辣椒、燥烈、油腻及不消化的食物。

**【医案分析】**

治脾约案

患者，男，75岁，2012年6月26日就诊。主诉：大便干结，小便量少不爽，每晚夜尿4~5次；神疲乏力，睡眠易醒梦多（平均1~2小时就醒）。舌淡红、苔腻，脉细弦。有高血压、高血脂、糖尿病、前列腺肥大等病史。中医诊断：脾约证；西医诊断：前列腺肥大。处方用麻子仁丸加减：杏仁12 g，火麻仁15 g，白芍15 g，厚朴12 g，枳实12 g，制大黄12 g，合欢皮15 g，夜交藤30 g，枣仁15 g，苍术12 g，黄柏12 g，薏苡仁15 g，川牛膝15 g，覆盆子12 g，生黄芪30 g，7剂。

7月3日二诊：大便通畅，小便无力，夜尿减为1次，睡眠改善，舌脉同上。原方去覆盆子、合欢皮、夜交藤，加王不留行10 g，车前子15 g，7剂。

7月24日三诊：患者因药后得效而自行停药2周后，大便又秘结，夜尿又恢复至4~5次，睡眠欠佳，舌淡红、苔黄腻，脉细弦。首诊方去四妙散、覆盆子、生黄芪，加瞿麦12 g，败酱草30 g，丹皮12 g，蒲公英30 g，7剂。

7月31日四诊：大便1日1行，仍觉欠畅，夜尿3~4次，睡眠略有改善，今添诉耳鸣耳聋，原方加石菖蒲12 g，7剂。

药后大便日通，夜尿2~3次。后专治其耳鸣耳聋。

按：本案大便干结的同时伴有小便频数，可以看作为脾约证的临床表现。故以麻子仁丸为主治疗。以大黄、枳实、厚朴之苦寒而泻下，以麻仁、杏仁、芍药之甘缓而润燥，通腑润肠并解脾之约束，使脾恢复布散水津的功能，从前后二阴适度分消，故药后大便畅而小便减。首诊似不能完全排除合用四妙散清热通淋，并以黄芪、覆盆子补肾益气缩泉对夜尿频数的影响，但三诊及以后去除这些药物后，大小便依然能够得到改善，且取效于再度起用麻子仁之后，说明麻子仁丸治疗脾约证的疗效是值得肯定的。

**参 考 文 献**

[1] 刘赴蒲．大承气汤临床应用举隅［J］．中国民间疗法，2010，18（9）：40-41．

[2] 唐小笛，李相儒，金杰．大承气汤加减治疗脑病医案3则［J］．中医临床研究，2020，12（6）：1-2．

[3] 许婵娟，喜新．通腑法治疗危重症患者肠功能障碍验案1则［J］．江苏中医药，2011，43（3）：61．

[4] 许波．叶柏教授治疗消化病医案3则［J］．光明中医，2018，33（4）：569-570．

[5] 唐凯，石建民，慕建华．大陷胸汤治疗中医急症三则［J］．吉林中医药，2001，21（4）：57．

[6] 刘渡舟．新编伤寒论类方［M］．太原：山西人民出版社，1984：81．

[7] 周平．调胃承气汤临床应用举隅［J］．陕西中医，2000，21（2）：88．

[8] 何清湖．伤寒论与临床案例［M］．太原：山西科学技术出版社，2019．

[9] 付源鑫，李岩，程素利，等．桃核承气汤加减治疗血尿1例［J］．四川中医，2013，31（5）：124．

[10] 曹颖甫．经方实验录［M］．北京：中国医药科技出版社，2019．

[11] 魏之琇．续名医类案［M］．北京：人民卫生出版社，1997．

[12] 曹颖甫．经方实验录［M］．北京：中国医药科技出版社，2019．

[13] 周丹，蒋健，李欣，等．蒋健教授论脾约证［J］．中国医药导刊，2017，19（8）：838-841．

# 十一、栀子豉汤类方

## （一）栀子豉汤

【仲景方论】《伤寒论·辨太阳病脉证并治》："发汗吐下后，虚烦不得眠；若剧者，必反复颠倒，心中懊憹，栀子豉汤主之。若少气者，栀子甘草豉汤主之；若呕者，栀子生姜豉汤主之。"

《金匮要略·呕吐哕下利病脉证并治》："下利后更烦，按之心下濡者，为虚烦也，栀子豉汤主之。"

【注家方论】1. 成无己《注解伤寒论》："枳实栀子豉汤，则应吐剂，此云复令微似汗出者，以其热聚于上，苦则吐之；热散于表者，苦则发之。《内经》曰：火淫所胜，以苦发之。此之谓也。"

2. 方有执《伤寒论条辨》："枳实宽中破结，栀子散热除烦，香豉能解虚劳之热，清浆则又栀子之监制，故协三物之苦寒，同主劳伤之复热，而与发初病之实热不同论也。宿食，陈宿之积食也。食能生热，故须去之，大黄者，去陈以致新也。"

3. 许宏《金镜内台方议》："以枳实为君以下气，以栀子为臣而散劳热，以豉为佐而泄热。若有宿食者，加大黄以利之也。此本栀子豉汤加枳实，则应吐下，今反吐汗者，乃热聚于表，若以发之也。"

4. 王子接《绛雪园古方选注》："栀子为轻剂，以吐上焦虚热者也。第栀子本非吐药，以此二者生熟互用，涌泄同行，而激之吐也。盖栀子生则气浮，其性涌，香豉蒸窨熟腐，其性泄。涌者，宣也；泄者，降也。既欲其宣，又欲其降，二者气争于阳分，自必从宣而越于上矣。余以生升熟降为论，柯韵伯以栀子之性屈曲下行。淡豉腐气上蒸而为吐，引证瓜蒂散之吐，亦在于豉汁。吾恐瓜蒂亦是上涌之品，吐由瓜蒂，非豉汁也。存之以侯君子教我。"

5. 张志聪《伤寒论集注》："栀子凌冬不凋，得冬令水阴之气，味苦色赤，形圆小而像心，能启阴气上资于心，复能导心中之烦热以下行。豆乃肾之谷，色黑性沉，窨熟而成轻浮，主启阴藏之精上资于心胃。阴液上涨于心而虚烦自解，津液还入胃中而胃气自和。"

6. 陈修园《长沙方歌括》："此汤！日本有得吐止后服等字，故相传为涌吐之方，高明如柯韵伯，亦因其说，唯张隐庵、张令韶极辨其讹，曰：瓜蒂散二条，本经必曰吐之，栀子汤六节，并不言一吐字，且吐下后虚烦，岂有复吐之理乎？此因瓜蒂散内，用香豉二合而误传之也。愚每用此方，服之不吐者多，抑或有时而吐，要之吐与不吐，皆药力胜病之效也。其不吐者，所过者化，即雨露之用也。一服即吐者，战则必胜，即雷霆之用也。方非吐剂，而病间有因吐而愈者，所以为方之神妙。栀子色赤像心，味苦属火，性寒导火热之下行。豆形像肾，色黑入肾，制造为豉，轻浮引水液之上升，阴阳和，水火济，而烦热、懊憹、结痛等症俱解矣。"

【经典配方】栀子十四枚，香豉四合。上二味，以水四升，先煮栀子，得二升半，内豉，煮取一升半，去滓，分为二服，温进一服，得吐者，止后服。

【经典方证】热郁胸膈证。心中懊憹，虚烦不得眠。烦热，胸中窒塞。心中结痛，嘈杂不欲食，按之心下濡，舌红、苔微黄，脉数。

【推荐处方】栀子9 g，香豉9 g。上2味，以水800 mL，先煮栀子，得500 mL，再下香豉，煮取

300 mL，去滓，分 2 次服。

【方证提要】虚烦不得眠，心中懊侬，舌苔黄腻。胸中空，心下濡，或心中结痛，饥不欲食，或身热，手足温，但头汗出，或反复颠倒。

【适用人群】头痛烦躁，胸膈处暴热，触摸肌肤能感觉到灼热，手足局部多汗，胡言乱语或说话不太正常，频传矢气，尿红便干，舌红、苔黄褐，脉象弦数；感冒后头痛，恶心，寒热往来，咽干口渴思凉饮，心中烦躁，苔白而干、舌尖红，脉滑数；猛然喝大量冷水造成的郁热留扰胸膈，导致出现胸闷憋气不痛快，同时伴有喘息。

【适用病证】

以下病证符合上述人群特征者，可以考虑使用本方。

（1）以热扰胸膈为表现的疾病，见胸中烦闷不舒，彻夜不眠，口干，舌尖红，脉细数。

（2）以慢性萎缩性胃炎为表现的疾病，见胃脘灼热疼痛，痛无规律，纳后腹胀，口干且苦，大便不畅，舌红、苔薄黄，脉小数。

（3）以神经系统病变为表现的疾病，如神经症、癔症、感染性精神病、精神分裂症、癫痫等。中医属癫证、狂证、郁证、不寐、虚烦、热扰胸膈等。

（4）以外感病为表现的疾病，如流行性感冒、中暑、副伤寒、流行性脑脊髓膜炎等。中医属伤寒、春温、冬温、暑温、湿温等。

（5）以循环系统病变为表现的疾病，如病毒性心肌炎、心包炎等。中医属发热、心悸等。

【加减与合方】

（1）加甘草 6 g，名栀子甘草豉汤，治前证兼少气者。

（2）加生姜 15 g，名栀子生姜豉汤，治前证兼呕者。

（3）除淡豉，加干姜 6 g，名栀子干姜汤，治伤寒误下，身热不去，微烦者。

（4）除淡豉，加厚朴 12 g，枳实 9 g，名栀子厚朴汤，治伤寒下后，心烦腹满。

（5）加大黄 3 g，枳实 15 g，名栀子大黄汤，治酒疸发黄，心中懊侬或热痛；亦治伤寒食复。

【注意事项】

（1）脾胃虚寒，大便溏者不宜用本方。

（2）服用本方可能会有呕吐、汗出症状。

（3）症状缓解后，可减半服用。

【医案分析】

1. 治慢性胃炎性失眠案

胡某，女，34 岁，2019 年 1 月 12 日初诊。主诉：胃脘部隐痛伴失眠半个月。半个月前患者因饮食无常出现胃脘部隐痛，按之稍舒，伴失眠。既往有慢性非萎缩性胃炎病史。诊见：胃脘部隐痛，阵发性，心下痞满，无灼热感，恶心欲呕，心烦，纳呆，寐差，二便调。舌淡红、苔薄白，脉细数。西医诊断：慢性胃炎；睡眠障碍。中医诊断：不寐；辨证属脾失健运；治宜健脾和胃，养阴清热。处方：茯苓 30 g，麸炒白术、当归、蜜远志、炒酸枣仁、龙眼肉、人参（生晒参片）各 10 g，炙甘草 5 g，炒栀子、枳实、淡豆豉各 15 g。7 剂，每日 1 剂，水煎，分早、晚 2 次服。

1 月 19 日二诊：服药后患者诸症渐愈，未予方。嘱患者按时进餐，勿过饥过饱。电话随访 1 个月未再发。

按：慢性胃炎是一种由多种因素引起的胃黏膜慢性炎症的消化系统疾病。中医学认为，胃痛多因脾胃虚弱、饮食不节、寒温失调致使脾胃之气受损。临床上，慢性胃炎患者常常伴有睡眠障碍。《黄帝内经》曰："胃不和则卧不安。"对此张介宾认为："阳明为水谷之海，气逆不降，则奔迫而上，所以不得卧。不安，反复不宁之谓。今人有过于饱食，或病胀满者，卧必不安，此皆胃气不和之故。"朱丹溪曰：

"胃强多食，脾弱不能运化，停滞胃家，成饮成痰，中脘之气，窒塞不舒，阳明之脉，逆而不下，而不得卧之症作。"患者素体脾胃虚弱，运化失职，寒热留恋，升降失调，遇饮食失节，气机不畅，不通则痛，遂发胃痛；脾胃为仓廪之官，主受纳和运化水谷，脾胃受损，运化升降失职，清阳不升，浊气不降，故纳呆，心下痞满，恶心欲呕。《景岳全书》云："寐本乎阴，神其主也，神安则寐，神不安则不寐。"饮食不当，更伤脾胃，心脾两虚，气血不足，心失所养，故心烦，寐寝不安。宜用栀子豉汤清透郁热，清虚热，除心烦。患者有心下痞满、恶心欲呕，故去黄芪、木香，加枳实破气消积散痞，药证相符，效如桴鼓。

2. 治心悸案

刘某，男，15岁。主诉：心悸眠差3天。患者1周前感冒发热，服感冒药后好转。3天前自觉发热又起，继服前药，热未退，反觉得心悸眠差。刻诊：患者体温37.8℃，心烦闷，心悸眠差，纳呆，恶心呕吐，二便正常，舌红、苔薄黄，脉弦数。中医诊为心悸，证属郁火内羁，热扰心神。治宜清宣郁热、降逆和胃以安心神，方用栀子生姜豉汤加味：山栀子10 g，淡豆豉15 g，生姜2片，竹茹8 g。服药3剂后体温正常，心悸眠差大减，但仍纳差，舌脉同前，上方加鸡内金8 g，神曲10 g，再进3剂后诸症悉除，故获愈。

按：《伤寒论》原文76条："发汗后，水药不得入口为逆，若更发汗，必吐下不止。发汗吐下后，虚烦不得眠，若剧者，必反复颠倒，心中懊憹，栀子豉汤主之。若少气者，栀子甘草豉汤主之；若呕者，栀子生姜豉汤主之。"患者因外感治疗不当，邪热怫郁于胸膈，以致内扰心神，火郁之证，当清之、发之，故取栀子清之功、淡豆豉发之用；配合生姜、竹茹和胃降逆；鸡内金、神曲和胃消食。全方清宣发越、开郁通闭，郁结得开，则气能畅达，邪热顺遂其性，泄越外出，郁火则散。

# （二）栀子干姜汤

【仲景方论】《伤寒论·辨太阳病脉证并治》："伤寒，医以丸药大下之，身热不去，微烦者，栀子干姜汤主之。"

【注家方论】1. 成无己《注解伤寒论》："苦以涌之，栀子之苦以吐烦。辛以润之，干姜之辛以益气。"

2. 方有执《伤寒论条辨》："栀子酸苦，涌内热而除烦；干姜辛热，散遗毒而益气。吐能散滞，辛能复阳，此之谓也。"

3. 王子接《绛雪园古方选注》："烦皆由热，而寒证亦有烦，但微耳。干姜和太阴在里之伤阳，而表热亦去，栀子清心中之微热，而新烦亦除。立方之义，阴药存阴，阳药存阳，是调剂阴阳，非谓干姜以热散寒也。"

4. 钱潢《伤寒溯源集》："以身热微烦，用栀子之苦寒，以涌胸中之邪。误下伤胃，取干姜之辛热，以守胃中之阳，则温中散邪之法尽矣。"

5. 张锡驹《伤寒直解》："此热在上而寒在中也，故用栀子导阳热以下行，用干姜温中土以上达，上下交而烦热止矣。按，栀子干姜一寒一热，亦调剂阴阳，交媾坎离之义也。"

【经典配方】栀子（擘）十四个，干姜二两。上二味，以水三升半，煮取一升半，去滓，分二服，温进一服。得吐者，止后服。

【经典方证】身热不去，微烦，便溏。

【推荐处方】栀子9 g，干姜6 g。上二味，以水700 mL，煮取300 mL，去滓，分2次服。

【方证提要】身热，微烦，舌红黄，脉弦数。腹满或腹痛，食少便溏。

【适用人群】自觉心胸中烦闷躁扰，舌尖红，又见脘腹冷痛，饮食减少，或下利，口苦，容易长痘，上火，口腔溃疡，胃中寒冷，隐隐作痛，大便溏泄，手脚冰凉，怕冷，若上火明显则舌红苔黄，脉数，虚寒明显则舌淡红、苔白、可有齿痕，脉弱。

**【适用病证】**

以下病证符合上述人群特征者，可以考虑使用本方。

（1）以心热脾寒证为表现的疾病，如心烦、发热、难眠、便溏、腹痛、肠鸣、下利等。

（2）以肝热脾寒证为表现的疾病，如乙肝、丙肝、肝硬化等，症见胁痛、黄疸表现、口苦、便溏、腹痛、肠鸣、下利。

（3）以胆热脾寒证为表现的疾病，如胆囊炎、胆石症、胰腺炎等，症见胁胀痛、牵引右肩背痛或中上腹痛、口苦、墨菲征（＋）、便溏、腹痛、肠鸣、下利。

（4）以肺热脾寒证为表现的疾病，如急慢性支气管炎、肺炎等，症见咳嗽、咳浓稠痰、胸闷、胸痛、胸腔积液、痰中带血、便溏、腹痛、肠鸣、下利、四肢厥冷等。

（5）以胃热脾寒证为表现的疾病，如慢性胃炎、胃溃疡、消化不良等，症见胃脘热痛、口渴、反酸、嗳气、口苦、口臭、牙龈肿痛、口腔溃疡等、便溏、腹痛、肠鸣、下利。

**【加减与合方】**

（1）若心烦较甚，加豆豉6 g宣散透邪以除烦。

（2）若胃脘痛，加枳壳6 g以行气止痛。

（3）若兼肝郁化火，加川楝子9 g以疏肝清热。

（4）与泻心汤及黄连汤合用，治寒热错杂之胃脘痛。

**【注意事项】**

（1）脾胃阴虚证，慎用本方。

（2）素体阳虚、大便溏者慎用。

（3）孕妇及有表证见发热恶寒脉浮者禁用。

（4）脏器虚寒者及有形实邪者，不宜单用。

**【医案分析】**

*治胃痛案*

冯某，男，41岁，商人，2002年4月22日初诊。患者1周前经商外出，路途中因心中烦躁，遂恣饮冰冻饮料2瓶，当天夜里感胃脘冷痛，而心烦依旧。服西药解痉止痛剂，仅能临时止痛，于是急忙返回家来。查其面色苍黄，脘腹微胀，不欲饮食。舌质淡、舌尖红、舌白苔厚腻，脉弦迟。诊为胃痛，辨证为心中有火，胃蕴寒湿。治宜清心暖胃，健脾燥湿，行气止痛。用栀子干姜汤加味，处方：生栀子10 g，干姜10 g，苍术10 g，厚朴15 g，沉香（后下）2 g。水煎服。服3剂。心烦、胃痛诸症均消失。

按：患者于春季温暖时令经商外出，此时节令为春分以后、小满之前，正值少阴君火之时主气为二之气。因患者体质偏热，又受外在君火之气的影响，出现心中烦躁，复因恣饮冰冷饮料伤及脾胃之阳，致脾失健运，寒湿内生，凝滞气机，出现胃痛且胀。治以栀子干姜汤加味，以栀子清心火，干姜温脾胃，加苍术、厚朴以健脾燥湿消胀满，沉香以行气止痛。

## （三）栀子厚朴汤

**【仲景方论】**《伤寒论·辨太阳病脉证并治》："伤寒下后，心烦腹满，卧起不安者，栀子厚朴汤主之。"

**【注家方论】**1. 成无己《注解伤寒论》："酸苦涌泄。栀子之苦，以涌虚烦；厚朴、枳实之苦，以泄腹满。"

2. 尤在泾《伤寒贯珠集》："下后心烦，症与上同，而加腹满，则邪入较深矣……故去香豉之升散，而加枳、朴之降泄。若但满而不烦，则邪入更深，又当去栀子之轻清，而加大黄之沉下矣；此栀子厚朴汤所以重于栀豉而轻于承气也。"

3. 张志聪《伤寒论集注》："此言伤寒下后，余热留于胸腹胃者，栀子厚朴汤主之也。夫热留于胸则心烦，留于腹则腹满，留于胃则卧起不安。"

4. 吴谦《医宗金鉴》："热与气结，壅于胸腹之间，故宜栀子、枳、朴涌其热气，则胸腹和而烦自去，满自消矣。此亦吐中寓和之意也。"

5. 左季云《伤寒论类方法案汇参》："热气入胃之实满，以承气汤下之；寒气上逆之虚满，以厚朴生姜甘草半夏人参汤温之，然皆下后满而不烦也。热邪入胃之虚烦，以竹叶石膏汤清之；懊恼欲吐之心烦，以栀子豉汤吐之，然皆下后烦而不满也。今因妄下既烦且满，既无三阳之实证，又非三阴之虚证，惟热与气结壅于胸腹之间，故用栀子厚朴枳实汤，涌其热气，则胸腹和而烦自去，满自消矣，此亦吐中寓和之意也。"

【经典配方】栀子（擘）十四个，厚朴（炙，去皮）四两，枳实（水浸，炙令黄）四枚。上三味，以水三升半，煮取一升半，去滓，分二服，温进一服，得吐者止后服。

【经典方证】心中烦热，卧起不安，腹胀不痛，苔黄，脉数。

【推荐处方】栀子9 g，厚朴12 g，枳实9 g。上三味，以水700 mL，煮取300 mL，去滓，分2次服。

【方证提要】口苦，舌质红、苔薄黄，脉数，可能伴随口渴，或烦躁不安，或呕吐，或腹痛，或大便干结，或小便短赤。

【适用人群】营养状况较好，眉头紧锁，烦躁不安，胸闷，失眠，腹胀满，多汗，或鼻衄，或咽痛，或小便黄短或尿痛，咽喉充血，舌尖红，脉滑数。

【适用病证】

以下病证符合上述人群特征者，可以考虑使用本方。

（1）以精神系统病变为表现的疾病，如焦虑症、抑郁症、神经症、睡眠障碍、精神分裂症、老年性痴呆等。

（2）以消化系统病变为表现的疾病，如急性食道黏膜损伤、食道炎、急慢性胃炎、胆囊炎、胆道感染等。

（3）以呼吸系统病变为表现的疾病，如慢性支气管炎、支气管哮喘等。

【加减与合方】

（1）胸闷烦躁、多汗者，加连翘30 g。

（2）胸闷气喘、腹胀、腹痛者，合半夏厚朴汤。

（3）上腹满痛、呕吐者，合大柴胡汤。

（4）睡眠障碍、眩晕、心悸、易惊恐者，合温胆汤。

（5）黄疸者，合茵陈蒿汤。

【注意事项】

（1）本方久服，可能致眼圈发黑或面色发青，停服后可以消退。

（2）有报道称栀子内服出现荨麻疹或粟粒样丘疹的过敏反应。

【医案分析】

治便秘案

林某，男，30岁，2011年2月19日初诊。患者形体壮实，肤黄色润；神情紧张而烦忧，眼睛有神而灵动，思维敏捷，语速快。习惯性便秘多年，多方求治不效。就诊时症见：大便干结，时有便血，并有排不尽感，腹胀，矢气少；易出汗，晨起口中涎多，心烦难静；舌红、苔厚腻。既往有急性前列腺炎病史。查体：咽部暗红，腹肌紧。处方：栀子 20 g，厚朴 20 g，枳壳 20 g，连翘 30 g。每日 1 剂，水煎，分 3 次服；症状缓解后，隔日 1 剂。

二诊：断续服药 20 余剂后，大便已恢复正常，现已停药 3 周；服药时常感饥饿。近因小腹部时有胀感不适、按之疼痛来诊，诉洗澡时小便频数达四五次，夜有磨牙；舌苔中部厚腻。予原方加六一散 20 g，7 剂。

按：本例顽固性便秘实为焦虑性神经症的肠道表现。栀子厚朴汤是黄煌教授临床应用率较高的理气除烦方，有良好的抗焦虑效果。该方在《伤寒论》中用于"伤寒下后，心烦腹满，卧起不安者"。方中栀子除心烦，厚朴消胸腹胀满，枳实除心下痞闷。其清透理气，则室火自散。黄师用本方治疗以烦热、胸闷、腹胀、舌红苔黏腻而厚为特征的疾病。

## （四）枳实栀子豉汤

**【仲景方论】**《伤寒论·辨阴阳易差后劳复病脉证并治》："大病瘥后，劳复者，枳实栀子豉汤主之。"

**【注家方论】** 1. 成无己《注解伤寒论》："枳实栀子豉汤，则应吐剂，此云覆令微似汗出者，以其热聚于上，苦则吐之；热散于表者，苦则发之。《内经》曰：火淫所胜，以苦发之。此之谓也。"

2. 方有执《伤寒论条辨》："枳实宽中而破结，栀子散热除烦，香豉能解虚劳之热，清浆则又栀子之监制，故协三物之苦寒，同主劳伤之复热，而与发初病之实热不同论也。宿食，陈宿之积食也。食能生热，故须去之，大黄者，去陈以致新也。"

3. 许宏《金镜内台方议》："以枳实为君以下气，以栀子为臣而散劳热，以豉为佐而泄热。若有宿食者，加大黄以利之也。此本栀子豉汤加枳实，则应吐下，今反吐汗者，乃热聚于表，苦以发之也。"

4. 汪琥《伤寒论辨证广注》："劳复证，以劳则气上，热气浮越于胸中也。故用枳实为君，以宽中下气；栀子为臣，以除虚烦；香豉为佐，以解劳热，煮以清浆水者，以瘥后复病，宜助胃气也。"

5. 尤在泾《伤寒贯珠集》："大病新瘥，血气未复，余热未尽而强力作劳，为其余热之气因劳而外浮也。枳实、栀子所以下热，豆豉所以散热，盖亦表里之剂，而气味轻薄，适宜于病后复发之体耳。"

6. 吴谦《医宗金鉴》："是方也，用清浆水七升，空煮至四升者，是欲水之熟而趋下，不欲上涌作吐也。下豉煮五六沸即去滓者，取其清腐之气走表，易于取汗也。太阳用之以作吐，劳复用之以作汗。仲景用方之妙，药品虽同，煎法各异，故施用不同也，于此可类推矣。"

**【经典配方】** 枳实（炙）三枚，栀子（擘）十四个，豉（绵裹）一升。上三味，以清浆水七升，空煮取四升，内枳实、栀子，煮取二升，下豉，更煮五六沸，去滓，温分再服，覆令微似汗。

**【经典方证】** 大病或久病初愈，因过劳而病复发。

**【推荐处方】** 枳实 6 g，栀子 9 g，香豉 12 g。上 3 味，以清浆水 1400 mL，空煮取 800 mL，下枳实、栀子，煮取 400 mL，再下香豉。

**【方证提要】** 发热，口干口渴，心烦懊恼，心下痞硬，或胸胁胀满，腹痛拒按，苔黄，脉滑或数。

**【适用人群】** 大病痊愈后，身体虚弱，头发黄而细软、稀少；脉缓无力，心率不快；舌质柔嫩，舌苔薄白；易饥饿，一吃就饱，食量小，进食慢；又因过分劳累而自觉心口烦闷、腹部胀满，或发热而上火，甚至大便不通。

**【适用病证】**
以下病证符合上述人群特征者，可以考虑使用本方。
（1）以虚火上扰为表现的疾病，如虚烦、失眠、心胸难受、胸中憋闷。
（2）以腹痛为表现的疾病，如慢性胃炎、慢性肝炎、慢性胰腺炎。
（3）以消化不良为表现的疾病，如腹胀、便秘。

**【加减与合方】**

（1）兼有宿食者，见腹满，按之腹紧，且伴有便秘者，加大黄5~6枚。

（2）黄疸病，加枳实2枚。

（3）加生首乌9 g，治便秘。

**【注意事项】**

（1）平素大便稀溏脾胃虚寒的人不适合使用。

（2）服后微微出汗效果更好。

**【医案分析】**

1. 治感后复食案

近翁同道友也，夏月患感证，自用白虎汤治愈。后因饮食不节，病复发热腹胀，服消导药不效，再服白虎汤亦不效，热盛口渴，舌黄便闭。予曰：此食复也。投以枳实栀豉汤，加大黄，一剂和，二剂已。仲景祖方，用之对证，无不桴鼓相应。

按：《素问·热论》云："病热少愈，食肉则复，多食则遗，此其禁也。"《伤寒论》云："患者脉已解，而日暮微烦，以病新瘥人强与谷，脾胃气尚弱，不能消谷，故令微烦，损谷则愈。"即因饮食不节而致疾病复发。患者夏月感邪，为阳明热盛而入气分之实证，以身大热、汗大出、口大渴、脉洪大为辨证要点，故服白虎汤而愈。阳明属胃，热盛则耗气伤阴，愈后应注意饮食，否则易引起"食复"。食复后患者病情发生变化，虽有热盛、口渴、舌黄之象，但腹胀、便闭症状非白虎汤证的临床表现，未变之方对已变之证，当疗效不佳。枳实栀子豉汤见于《伤寒论》："大病瘥后，劳复者，枳实栀子豉汤主之。"枳实栀子豉汤中，栀子泻火除烦，清热利湿；重用豆豉宣透郁热，益胃和中；枳实辛开苦泄，宽中下气，散结消痞；清浆水煮药，生津止渴，开胃化滞。枳实栀子豉汤加大黄泻下攻积，通腑导滞，以消腹胀，通小便。

2. 治失眠案

宁某，女，59岁，2014年4月11日初诊。患者6年来夜间睡眠极差，每晚仅能睡1小时左右，夜间辗转反侧，身汗出，手足心热，胃脘胀，大便稀、日1次、多在凌晨5~6点排便，舌质偏红、边有齿痕、苔黄厚腻，脉弦。病机：热扰胸膈，气机痞塞。辨证属枳实栀子豉汤证。治以清热除烦，解郁安神。药用：栀子、淡豆豉、枳实、郁金、柴胡各10 g，川连6 g，茯神15 g。7剂，每日1剂，水煎分2次服用。

4月18日二诊：睡眠改善，夜间能睡约3小时醒后汗止，手足心发热减轻，腹胀改善不明显，且有胃灼热吐酸，大便仍稀不成形、日1次，小便正常，舌质红、边有齿痕、苔白腻脉弦。于上方加远志6 g，川朴10 g，乌贼骨30 g，继服7剂。

4月25日三诊：睡眠改善，每晚睡4小时左右，醒后汗出较前减少，腹胀减，胃灼热除，饮食正常，大便日1次、仍不成形，舌脉同前。调整处方为栀子、川连各9 g，淡豆豉、枳实各10 g，茯神15 g，远志6 g，生龙骨、生牡蛎各30 g，继服10剂。

按：栀子豉汤证以"虚烦不眠"为主证，兼见心中懊恼、反复颠倒、胸中阻塞不通感、舌苔黄厚腻等兼证。《伤寒论》76条谓："……发汗吐下后，虚烦不得眠，若剧者，必反复颠倒，心中懊恼，栀子豉汤主之。"指出了病机是余热未清，热扰胸膈，导致虚烦不得眠。文中"反复颠倒"即翻来覆去、颠来倒去，与患者辗转反侧有相似之处；栀子豉汤加枳实即为枳实栀子豉汤，《伤寒论》中用于"大病愈后劳复者"，以方测证，还是热扰胸膈，气机不畅。本案患者兼胃脘胀是气机不畅的表现，舌红、苔黄腻是胃有湿热。畅达先生抓住主要病机，以枳实栀子豉汤为主方，用黄连清胃热并可燥湿，柴胡、郁金加强行气解郁之力。二诊时已收效，加远志宁心安神，佐龙骨、牡蛎安神敛汗，腹胀、大便稀加川朴温中行气燥湿，加乌贼骨制酸止痛。

## （五）栀子柏皮汤

【仲景方论】《伤寒论·辨太阳病脉证并治》："伤寒身黄，发热，栀子柏皮汤主之。"

【注家方论】1. 许宏《金镜内台方议》："此身黄发热者，为表里有热，其热未宣，不可汗之，故与栀子为君，能泻相火，去胃热，利小便；黄柏为臣，能去郁滞之热；甘草为佐为使，能缓其中，以泻经中之热也。"

2. 舒驰远《伤寒论集注》："栀子苦寒，能使瘀壅之湿热屈曲下行，从小便而出，故以为君。黄柏辛苦入肾，益水以滋化源，除湿清热为臣，甘草和中，为清解湿热之佐使也。"

3. 钱潢《伤寒溯源集》："栀子苦寒，解见前方。黄柏苦寒，《神农本草》治五脏肠胃中结热黄疸，泄膀胱相火，故用之以泻热邪，又恐苦寒伤胃，故以甘草和胃保脾，而为调剂之妙也。"

4. 李中梓《伤寒括要》："身黄者，本于湿热，去湿热之道，莫过于清膀胱，故投黄柏直入少阴，以达膀胱之本；投栀子导金水而下济；甘草入中宫，调和升降，剖别清浊，庶几直捣黄症之巢矣。"

5. 柯韵伯《伤寒附翼》："因于伤寒而肌肉发黄者，是寒邪已解而热不得越，当两解表里之热，故用栀子以除内烦，柏皮以散外热，佐甘草以和之，是又茵陈汤之轻剂矣。"

6. 王子接《绛雪园古方选注》："栀子、柏皮，表剂也，以寒胜热，以苦燥湿，已得治黄之要矣，而乃缓以甘草者，黄必内合太阴之湿化。若发热者，热已不瘀于里，有出表之势，故汗下皆所不必，但当奠安脾土，使湿热二邪不能复合，其黄自除。"

【经典配方】栀子十五个，甘草一两，黄柏二两。上三味，以水四升，煮取一升半，去滓，分温再服。

【经典方证】周身面目发黄，发热，心烦口渴，汗出不彻，小便黄赤，大便通利，苔黄腻，脉数。

【推荐处方】栀子15 g，甘草5 g，黄柏10 g。以水1000 mL，煮沸后调文火再煎煮40分钟，取汤液300 mL，分2~3次温服。

【方证提要】身目俱黄，小便黄赤，发热，心中懊恼，苔黄，脉弦数或弦大滑实，心烦，无汗或汗出不彻，小便不利。

【适用人群】体格壮实，面有油光，多汗易汗，身热，烦躁。或黄疸，或黄汗，或尿黄，或分泌物发黄，或皮肤瘙痒、发红、流黄水，或身体发热，或关节红肿热痛者。女性多有黄带淋漓，男性脚气多汗。舌苔黄腻。

【适用病证】

以下病证符合上述人群特征者，可以考虑使用本方。

（1）以皮肤瘙痒为表现的疾病，如湿疹、皮炎、脓疱疮、毛囊炎、各种真菌感染等。

（2）以消化系统病变为表现的疾病，如急性肝炎、胆道感染等。

（3）以五官感染疼痛为表现的疾病，如结膜炎、角膜炎、睑腺炎、睑缘炎、虹膜炎、鼻窦炎、慢性鼻炎、中耳炎等。

（4）以生殖系统病变为表现的疾病，如宫颈糜烂、盆腔炎、阴道炎、膀胱炎、尿路感染等。

（5）以关节痛为表现的疾病，如类风湿关节炎、痛风性关节炎等。

【加减与合方】

（1）皮肤瘙痒流水者，加麻黄10 g，杏仁15 g，薏苡仁30 g，生石膏30 g，连翘30 g。

（2）肝病发黄或胆道感染发黄，合大柴胡汤、茵陈蒿汤。

（3）黄带淋漓或尿频、尿急、尿痛者，合猪苓汤。

**【注意事项】**

（1）本方久服，可能出现眼圈发黑，停药后可消退。

（2）此方可煎汤外洗。

（3）本方只宜湿热之阳黄疸证；寒湿之阴黄疸证不宜使用。

**【医案分析】**

*治黄疸案*

孙某，男，38 岁，工人，1998 年 6 月 11 日初诊。患者 1 周前在劳累之后，渐出现发热、眼黄、身黄、尿黄，急到本市某医院，经 B 超、血化验等检查，诊为急性胆囊炎，患者不愿住院，西医以抗菌、利胆治疗 2 周，病情有缓解，发热已退但黄疸如故，于是来我院求中医治疗。现症：面黄，身黄，尿黄，口苦，腹胀，纳差，右胁肋部有痛感，厌食油腻，脉弦细。中医诊为黄疸，辨证为湿热偏盛、少阳枢机不利。治宜清热燥湿，和解少阳，利湿退黄。用栀子柏皮汤合小柴胡汤加减，处方：生栀子 10 g，黄柏 6 g，厚朴 15 g，柴胡 12 g，黄芩 10 g，清半夏 10 g，赤白芍各 10 g，党参 10 g，茵陈 30 g，生姜 6 g，大枣 4 枚。水煎服。

二诊：上药服 5 剂，黄疸已退大半，继以前药又服 10 剂，病愈。复经 B 超和血化验检查，均属正常。

按：本例黄疸（急性胆囊炎）患者，起初单以西药治疗，病情虽有缓解，但黄疸不退，以中药治疗后，黄疸很快消退，足以证明中药退黄作用之可靠。中医辨为湿热内盛、少阳枢机不利，以栀子柏皮汤治其湿热内盛，小柴胡汤治其少阳枢机不利，去甘草以避免恋湿，加赤白芍以化瘀止痛，厚朴、茵陈以助燥湿消胀、利湿退黄。

# （六）茵陈蒿汤

**【仲景方论】**《伤寒论·辨阳明病脉证并治》："阳明病，发热汗出者，此为热越，不能发黄也，但头汗出，身无汗，剂颈而还，小便不利，渴引水浆者，此为瘀热在里，身必发黄，茵陈蒿汤主之。"

《金匮要略·黄疸病脉证并治》："谷疸之为病，寒热不食，食即头眩，心胸不安，久久发黄，为谷疸，茵陈蒿汤主之。"

**【注家方论】**1. 成无己《伤寒明理论》："王冰曰，小热之气，凉以和之；大热之气，寒以取之。发黄者，热之极也，非大寒之剂，则不能彻其热。茵陈蒿味苦寒，酸苦涌泄为阴，酸以涌之，苦以泄之，泄其热者，必以苦为主，故以茵陈蒿为君。心法南方火而主热，栀子味苦寒，苦入心而寒胜热，大热之气，必以苦寒之物胜之，故以栀子为臣。大黄味苦寒，宜补必以酸，宜下必以苦，推除邪热，必假将军攻之，故以大黄为使。苦寒相近，虽甚热，大毒，必祛除，分泄前后，复得利而解矣。"

2. 方有执《伤寒论条辨》："茵陈逐湿郁之黄，栀子除胃家之热，大黄推壅塞之瘀，三物者，苦以泄热，热泄则黄散也。"

3. 柯韵伯《伤寒来苏集》："茵陈禀北方之色，经冬不凋，受霜承雪，故能除热邪留结。栀子以通水源，大黄以调胃实，令一身内外之瘀热，悉从小便出，腹满自减，而津液无伤，此茵陈汤为阳明利水之妙剂也。"

4. 钱潢《伤寒溯源集》："茵陈性虽微寒，而能治湿热黄疸及伤寒滞热，通身发黄，小便不利。栀子苦寒泻三焦火，除胃热时疾黄病，通小便，解消渴，心烦懊憹，郁热结气。更入血分，大黄苦寒泄下，逐邪热，通肠胃，三者皆能蠲湿热，去郁滞，故为阳明发黄之首剂云。"

5. 王子接《绛雪园古方选注》："茵陈散肌表之湿，得大黄则兼泻中焦之热；山栀逐肉理之湿，得大黄则兼泻上焦之郁热。唯其性皆轻浮，故与大黄俱入气分，泄热利小便，建退黄之功，与调胃承气仅泻无形之热同义。无积实、芒硝，不能疾行大便，故不得妄称为下法。"

【经典配方】茵陈蒿六两，栀子（擘）十四枚，大黄（去皮）二两。上三味，以水一斗，先煮茵陈，减六升，内二味，煮取三升，去滓，分温三服。小便当利，尿如皂荚汁状，色正赤，一宿腹减，黄从小便去也。

【经典方证】发热，但头汗出，齐颈而止，身无汗，小便不利，渴饮水浆，身发黄。腹微满，小便不利而赤。

【推荐处方】茵陈18 g，栀子9 g，大黄6 g。上3味，以水2400 mL，先煮茵陈，减1200 mL，再下余2味，煮取600 mL，去滓，分3次服。

【方证提要】身目尽黄、色如橘子而鲜明，小便不利、色黄而短少，舌苔黄腻，脉滑数。

【适用人群】严重的皮肤瘙痒，有的是从手脚心痒开始，然后逐渐全身都痒；吃的稍微饱点儿就犯恶心、想吐，尤其是吃的偏油腻一些，症状就更明显，经常感觉胃胀，有些还伴有右上腹部隐隐作痛；身目黄染色鲜明，黄红隐隐，色如橘皮；兼有身热便结、口干烦躁，舌红脉数等热象。

【适用病证】

以下病证符合上述人群特征者，可以考虑使用本方。

(1) 以消化系统病变为主要表现的疾病，如急性病毒性肝炎、黄疸型肝炎、重症肝炎等。

(2) 以皮肤瘙痒为主要表现的疾病，如过敏性皮炎、血液透析伴皮肤瘙痒、牛皮癣、荨麻疹等。

(3) 以小儿患者为主要表现的疾病，如新生儿溶血、小儿胆汁黏稠症、新生儿高胆红素血症等。

【加减与合方】

(1) 黄疸、身热、皮肤痒者，合栀子柏皮汤。

(2) 胆道感染、腹痛腹胀者，合大柴胡汤。

(3) 胆囊炎或寒热往来、胸胁苦满、默默不欲饮食、心烦喜呕者，合小柴胡汤。

【注意事项】

(1) 阴黄除肌肤黄色晦暗外，尚有神倦少食、肢体逆冷，皆禁用。

(2) 凡脾胃气虚虽见有阳黄黄疸者，亦当慎用。

(3) 凡孕妇，皆忌用。

(4) 三药不宜放在一起下锅煎熬，其中茵陈蒿宜先用水浸透后，并另外先煎。

(5) 攻下、利尿功用颇强，不可久用、过用，恐伤及正气。

【医案分析】

1. 治胆囊炎案

患者，男，36岁。昨夜10点突然发生右上腹阵发性疼痛，经急诊止痛、消炎后缓解，但数小时后又再次发作，右上腹绞痛难忍，转动身体时尤剧，痛时连及胸胁，并向右背部放射，伴有发热、畏寒、恶心呕吐。平素大便干结，今大便已经4日未行。B超检查：胆囊壁毛糙水肿，未见实性光团，诊断为胆囊炎（单纯性）。中医辨证为肝胆湿热、阳明腑实，治宜清利湿热、宣通阳明。茵陈蒿汤合芍药甘草汤：茵陈蒿、白芍各30 g，大黄（后下）15 g，栀子、生甘草各10 g。水煎2次，每日3~5次服用。

二诊：药后3小时即得快利1次，自述随着大便通畅，疼痛明显缓解。再进2剂，大便已通畅，诸症缓解。

按：胆绞痛可见于胆石症、胆囊炎、胆道蛔虫等疾病，是胆囊疾病的一种常见症状，在饮食、运动、情绪或体位改变等诱因下可发作。突然发生右上腹部或中上腹部的剧烈疼痛，发作时多为逐渐加重的持续性上腹部疼痛，有时疼痛向右侧肩区放射，疼痛剧烈难忍，同时伴有恶心呕吐、面色苍白、大汗淋漓。中医学认为，胆为中清之腑，与肝互为表里，以通降疏泄为顺。若情志失调，肝气郁结，或劳伤过度，或过食肥腻，酒食不节，皆可损伤脾胃，健运失司，湿浊内停，郁而化热，湿热阻滞于胆道，胆汁流动不畅而引发疼痛，里热消灼津液，糟粕积聚，燥粪结积于肠中，则成腑实之证。茵陈蒿汤虽药味不多，但茵陈蒿清利湿热，大黄荡涤胆腑，栀子宣通三焦，实为治疗胆绞痛的有效方，临床运用时还可加入芍药甘草汤，则疗效更佳。

2. 治肝癌阻塞性黄疸案

周某，女，68 岁。患者进行性皮肤、巩膜出现黄染 1 个月，伴腹胀不适，既往乙肝病史 30 余年。肝脏 MRI：肝脏左叶见一大小约 3 cm × 2 cm 的肿块，信号不均匀，边界不清，肝硬化，脾大，少量腹腔积液，胆管扩张。生化系列：总胆红素 89.2 μmol/L，直接胆红素 62.9 μmol/L，间接胆红素 26.3 μmol/L，白蛋白 26 g/L，其他无异常。肿瘤标志物：甲胎蛋白 200 μg/L，糖类抗原 19 989.3 μ/L。血常规：白细胞计数 $2.9 \times 10^9$/L，红细胞计数 $2.31 \times 10^{12}$/L，血红蛋白 77 g/L，血小板计数 $61 \times 10^9$/L。医院告知患者预后不佳，遂来本院诊治。诊见：患者行动不便，消瘦面貌，躯干骨骼可见，皮肤、巩膜黄染，双上肢因皮肤瘙痒抓痕有瘀点，双下肢水肿，气短，自诉头晕，腹胀不适，食之无味，食后胃胀，大便偏软，小便黄，舌暗红无苔，脉细弦。中医诊断：黄疸（阳黄），肝郁脾虚、湿热内蕴。西医诊断：肝癌；阻塞性黄疸；肝硬化。治法以清热利湿退黄为主。方予以柴胡疏肝散合茵陈蒿汤加减，药物：柴胡、焦栀子、金钱草各 15 g，白芍、郁金、白术、枳壳、鸡血藤、赤芍、丹参、虎杖、茯苓、大腹皮各 10 g，茵陈 30 g，14 剂。因患者白蛋白底下，予人血白蛋白针 10 g，静脉滴注 5 天。

二诊：复查生化系列示总胆红素 56.7 μmol/L，直接胆红素 25.7 μmol/L，间接胆红素 31 μmol/L，白蛋白 36 g/L。诊见：患者皮肤、巩膜黄染减轻，精神仍乏力明显，纳食不佳，双下肢水肿减轻，小便较之前增多。上方中加黄芪 30 g，党参 15 g，继续服用半个月。

三诊：复查生化系列示总胆红素 54.5 μmol/L，直接胆红素 32.1 μmol/L，间接胆红素 22.4 μmol/L，白蛋白 40 g/L。诊见：肉眼所见全身黄疸基本消失，双下肢水肿缓解，仍腹胀不适，上方中加以香附、苏梗各 15 g，继续服用。

按：阻塞性黄疸的病因若持续存在，胆红素将持续升高，不但会引起巩膜、皮肤深度黄染，全身瘙痒，严重时甚至会导致肝功能恶化，预后不佳，因此降低胆红素、消退黄疸是本病的关键。中医学将身目黄染等症状统归于“黄疸”，病因为湿邪困于脾胃，壅塞肝胆，致使肝胆疏泄失常，湿聚为热，胶结化瘀，胆汁不循常道，泛溢于肌表。治法为疏肝理气，利湿退黄。故方予柴胡疏肝散疏肝理气，健脾祛湿，同时合用茵陈蒿汤。茵陈蒿汤出自《伤寒论》，主治湿热发黄。本案取茵陈蒿汤中之茵陈、栀子清热祛湿退黄。近代张锡纯治疗黄疸，分析茵陈蒿时指出其“能入肝胆，既善泄肝胆之热，又善达肝胆之郁，为理肝胆最要之品，为治黄疸最要之品”。因患者黄疸明显，湿热较重，恐方中退黄利湿不力，却敌难胜，故加用金钱草、虎杖、大腹皮等利湿中药。清代唐容川在《金匮要略浅注补正》中曾指出：“瘀热以行。一个瘀字，便见黄皆发于血分，凡气分之热不得称瘀。”故血瘀亦是形成本病的病理产物，也是导致疾病发展的病因。因此，“治黄必治血，血行黄易却”，故治疗方药中予以赤芍、丹参、鸡血藤等活血化瘀药，尤其对于热重于湿、蒸湿化瘀的黄疸，运用活血化瘀的中药，能促使其瘀散而湿化，对其利湿起到很好的促进作用，增强其治疗效果，也能收到满意的治疗效果。

## 参考文献

[1] 骆春花，杨海玉．栀子豉汤合归脾汤化裁治疗失眠医案 3 则 [J]．新中医，2020，52（13）：204－206.
[2] 陈文桂，杜少雄．“火郁发之”验案三则 [J]．光明中医，2009，24（3）：517.
[3] 刘含堂．经方治病经验录 [M]．北京：学苑出版社，2008.
[4] 薛蓓云，李小荣，黄煌．黄煌经方内科医案（七）——便秘治验 3 则 [J]．上海中医药杂志，2012，46（7）：28－29.
[5] 吴彦，常永龙，石海平．程杏轩辨治前医误治案 4 则 [J]．中国民间疗法，2022，30（9）：102－104.
[6] 潘卫峰，李祥林，畅达．畅达运用汤方辨证治疗失眠经验 [J]．山西中医，2015，31（7）：3－5.
[7] 宁为民．茵陈蒿汤的临床新用 [J]．湖南中医杂志，2005，21（4）：67.
[8] 凌仕良，栾智宇，黄琼．柴胡疏肝散合茵陈蒿汤治疗肝癌阻塞性黄疸 1 例 [J]．浙江中医杂志，2015，50（12）：889.

# 十二、杂病方

## （一）炙甘草汤

【仲景方论】《伤寒论·辨太阳病脉证并治》："伤寒，脉结代，心动悸，炙甘草汤主之。"

【注家方论】1. 成无己《注解伤寒论》："补可以去弱，人参、甘草、大枣之甘，以补不足之气；桂枝、生姜之辛，以益正气。《圣济经》曰：津耗散为枯，五脏痿弱，荣卫涸流，温剂所以润之。麻仁、阿胶、麦门冬、地黄之甘，润经益血，复脉通心也。"

2. 方有执《伤寒论条辨》："脉结代而心动悸者，虚多实少，譬如寇欲退散，主弱不能遣发而反自榜徨也。人参、甘草、麦冬益虚以复结代之脉；地黄、阿胶、麻仁，生血以宁动悸之心。桂枝和荣卫以救实，姜枣健脾胃以调中，清酒为长血气之助，复脉乃核实义之名。然则是汤也，必欲使虚者加进，而驯至于实，则实者自退散，而还复于元之意也。"

3. 柯韵伯《伤寒附翼》："厥阴伤寒，则相火内郁，肝气不舒，血室干涸，以致营气不调，脉道涩滞而见结代之象。凡厥阴病，则气上冲心，故心动悸，此悸动因于脉结代，而手足不厥，非水气为患矣。不得甘寒多液之品，以滋阴而和阳，则肝火不息，而心血不生。心不安其位，则悸动不止；脉不复其常，则代结何以调。故用生地黄为君，麦冬为臣，炙甘草为佐，大剂以峻补真阴，开来学滋阴之一路也。反以甘草名方者，藉其载药入心，补离中之虚以安神明耳。然大寒之剂，无以奉发陈蓄秀之机，必须人参桂枝，佐麦冬以通脉；姜枣佐甘草以和营；胶、麻佐地黄以补血；甘草不使速下，清酒引之上行，且生地黄、麦冬，得酒力而更优也。"

4. 王子接《绛雪园古方选注》："炙甘草汤，仲景治心悸，王焘治肺痿，孙思邈治虚劳，三者皆是津涸燥淫之证。《至真要大论》云：燥淫于内，金气不足，治以甘辛也。第药味不从心肺，而主乎肝脾者，是阳从脾以致津，阴从肝以致液，各从心肺之母以补之也。人参、麻仁之甘以润脾津，生地黄、阿胶之咸苦以滋肝液，重用地、冬浊味，恐其不能上升，故君以炙甘草之气厚，桂枝之轻扬，载引地、冬上承肺燥，佐以清酒芳香入血，引领地、冬归心复脉，仍使以姜、枣和营卫，则津液悉上供于心肺矣。喻嘉言曰：此仲景伤寒门中之圣方也。仲景方每多通利，于此处特开门户，重用生地黄，再借用麦冬手经药者，麦冬与地黄、人参气味相合，而脾胃与心经亦受气相交。脉络之病，取重心经，故又名复脉。"

5. 陈修园《长沙方歌括》："方中人参、地黄、阿胶、麦冬、大枣、麻仁皆柔润之品以养阴，必得桂枝、生姜之辛以行阳气而结代之脉乃复。尤重在炙甘草一味，主持胃气以资脉之本原，佐以清酒，使其捷行于脉道也。其煮法用酒七升，水八升，只取三升者，以煎良久，方得炉底变化之功。"

【经典配方】甘草（炙）四两，生姜（切）三两，人参二两，生地一斤，桂枝（去皮）三两，阿胶二两，麦冬（去心）半升，麻仁半升，大枣（擘）三十枚。上九味，以清酒七升，水八升，先煮八味，取三升，去滓，内胶烊消尽，温服一升，日三服。

【经典方证】脉结代，心动悸。

【推荐处方】炙甘草15 g，生姜9 g，人参6 g，生地黄30 g，桂枝9 g，阿胶9 g，麦冬9 g，麻仁9 g，大枣 30 枚。上九味，以清酒 1400 mL，水 1600 mL，先煮 8 味，取 600 mL，去滓，再下烊化之阿胶。分 3 次温服，每次 200 mL。亦可酒水各半同煎（阿胶烊化）2 次，分服。

**【方证提要】** 短气虚烦，失眠，或盗汗，咽干舌燥，大便干，脉虚数。

**【适用人群】** 羸瘦，贫血，肌肉萎缩，皮肤干枯，面色憔悴，贫血貌，舌淡红、舌苔少；精神萎靡，极度疲惫，少气懒言，食欲不振，大便干结；心律不齐，大多有期前收缩或心房、心室颤动等心律失常，心悸气短，心率以缓慢者为多。

**【适用病证】**

以下病证符合上述人群特征者，可以考虑使用本方。

（1）出血性疾病，特别是创伤性大出血、子宫出血、便血、尿血导致贫血者。

（2）以消瘦、贫血为表现的疾病，如癌症晚期出血恶病质或肿瘤放化疗后体质极度虚弱者。

（3）以心律不齐为表现的疾病，如病毒性心肌炎、心脏瓣膜病、病态窦房结综合征、心律失常等。

（4）以咳嗽、气短为表现的疾病，如肺癌、肺气肿、肺源性心脏病等。

（5）以营养不良为特征的复发性口腔溃疡。

**【加减与合方】**

（1）心悸、动则气促，加龙骨 15 g，牡蛎 15 g。

（2）食欲减退，加山药 30 g，砂仁 10 g。

（3）恶心呕吐，加制半夏 10 g。

**【注意事项】**

（1）本方可能导致腹胀、食欲不振，可减少服药量，或一剂药服用 2～3 天。

（2）服用本方同时，应加强饮食营养，多吃含有胶质的动物食品。

（3）必须守方服药，切忌过早停药，炙甘草汤，至少也需 10～15 剂，缓缓与服，方能获取初效。

（4）宜用小火久煎，不可大火快煎、速煎，按《伤寒论》原方后注要求。

**【医案分析】**

1. 治心脏病案

汪某，女，48 岁，1993 年 10 月 27 日初诊。病史：患者有长期吸烟史，1 周前自觉心悸、心慌、心空，头晕，失眠，气短，乏力。随即去县医院诊治，心电图：频发室性期前收缩、下壁心肌缺血。服用普罗帕酮、丹参片等无效而来求治。现症：心悸、心慌、心空，胸闷塞，心烦，气短，乏力，时时太息，头晕，眠差，饮食尚可，二便正常，察其形体偏瘦，精神欠佳，舌质淡有瘀点、苔薄白少津，脉促细而无力。血压 90/60 mmHg。辨治：气虚血弱，心失滋养而夹瘀滞。用炙甘草汤加味：红参 15 g，炙甘草 10 g，麦冬 30 g，阿胶（烊服）15 g，生地黄 20 g，桂枝 10 g，生姜 10 g，酸枣仁 15 g，大枣 15 g，黄芪 30 g，丹参 20 g。

复诊：上方服 4 剂，诸症缓解，又自配原方再服 2 剂后，去原医院复查心电图，结果正常。诊其脉率 80 次/分，脉细而有力，脉律正常。以上方服 6 剂善后。随访 2 年未复发。

按：炙甘草汤为仲景治疗伤寒、脉结代、心动悸之证的经典方剂，现代研究认为，本方有减低异位起搏点自律性和恢复心脏传导的作用。临床体会，以酸枣仁易火麻仁更能养心安神，气虚甚者加黄芪，夹瘀者加丹参，对改善症状效果更好。

2. 治更年期综合征案

1956 年张老于山东中医学院（现山东中医药大学）诊一女性干部，因更年期综合征休假，身形羸弱、月经已断、夜间盗汗、心慌无主、情绪不稳定、脉象虚数、体重下降 10 余斤，感觉悲伤痛苦不已。张老当时即以此方予之，药用：党参 10 g，炙甘草 10 g，生地黄 15 g，桂枝 10 g，阿胶（烊）10 g，麦冬 10 g，麻仁 6 g，生姜 6 片、大枣（擘）15 枚，清酒 7 L，水 8 L 同煎，1 剂/日，分 3 次服。10 日转佳，连饮 4 周，病情解除。

　　按：张老根据患者身形羸弱、月经已断、夜间盗汗、心慌无主、情绪不稳定、脉象虚数、体重下降等症状，辨证其为阴血阳气虚弱、脑髓失充、胞宫失养所致，治宜调补气血阴阳、益气滋阴、通阳复脉，以改善气血亏损，遂以炙甘草汤予之。方中炙甘草补气生血、通经脉；生地黄滋阴补血、充脉养心；大枣补益心脾、生气血、安心神，此三味药为益气养血和复脉之灵魂；党参合甘草、大枣可增益养心复脉之力；火麻仁甘润养血，桂枝、生姜辛温走散，温通血脉，从而使气血流畅。以清酒煎煮，酒性辛热，既可行药势，又可制生地黄甘寒凝滞之性。诸药合用，阴血足而血脉充，心阳复而经脉通，从而使脑髓充足、胞宫得养。

# （二）白头翁汤

【仲景方论】《伤寒论·辨厥阴病脉证并治》："热利下重者，白头翁汤主之。"

《金匮要略·呕吐哕下利病脉证并治》："热利下重者，白头翁汤主之。"

【注家方论】1. 成无己《注解伤寒论》："《内经》曰，肾欲坚，急食苦以坚之。利则下焦虚，是以纯苦之剂坚之。"

2. 方有执《伤寒论条辨》："白头翁逐血以疗澼，秦皮泻肝而散热，黄连调胃而厚肠，黄柏者，除湿而止泄也。"

3. 吴谦《医宗金鉴》："三阴俱有下利证，自利不渴者，属太阴也；自利而渴者，属少阴也。唯厥阴下利属于寒者，厥而不渴下利清谷；属于热者，消渴下重，下利脓血。此热利下重，乃火郁湿蒸，秽气奔迫广肠魄门，重滞而难出，《内经》云暴注下迫者是矣。君以白头翁寒而苦辛，臣以秦皮寒而苦涩。寒能胜热，苦能燥湿，辛以散火之郁，涩以收下重之利也。佐黄连清上焦之火，则渴可止。使黄柏泻下焦之热，则利自除也。治厥阴热利有二，初利用此方，以苦燥之，以辛散之，以涩固之，是谓以寒治热之法；久利则用乌梅丸之酸以收火，佐以苦寒，杂以温补，是谓逆之从之，随所利而行之，调其气使之平也。"

4. 钱潢《伤寒溯源集》："白头翁，《神农本经》言其能逐血止腹痛；陶宏景谓其能止毒痢；东垣李杲曰，仲景治热利下重，用白头翁汤。盖肾欲坚，急令苦以坚之，即成氏之说也。又云，治男子阴疝偏坠，盖亦厥阴专经之药，故仲景用之为君，以治厥阴热利。黄连苦寒，能清湿热，厚肠胃；黄柏泻下焦之火，若中气虚寒及寒湿下利者最忌。热利则非此不可，故以之为臣。秦皮亦属苦寒，李时珍云，秦皮色青气寒，味苦性涩，乃厥阴肝、少阳胆经药也，治下利崩带，取其收涩也，以此推之，则创法立方之义，殆可见矣。"

5. 魏荔彤《伤寒论本义》："白头翁、秦皮俱有解散之性，用以领黄连、黄柏之苦寒下入厥阴阴分，阴气开而阳出，寒药行而热退，热退而下利自止，津复而渴自息，亦治厥阴阴分热气有余之神卫也。"

6. 李培生《柯氏伤寒论注疏正》："自利不渴者，寒在中焦，属太阴，以其藏有寒故也；此条下利欲饮水者，以有热故也。一属太阴寒利，一属厥阴热利，以渴否而辨寒热，确是辨证的关键处。再者，此是紧接前条而补述之，汉文言简意赅，可以一隅三反，当知热利下重，渴欲饮水外，应有大便带恶臭气，或下脓血，肛门有灼热感，小便短赤，腹部不舒，脉弦数，舌苔黄等，可以会意。"

【经典配方】白头翁二两，黄柏三两，黄连三两，秦皮三两。上四味，以水七升，煮取二升，去滓，温服一升。不愈，更服一升。

【经典方证】热痢。腹痛，里急后重，肛门灼热，泻下脓血，赤多白少，渴欲饮水，舌红苔黄，脉弦数。

【推荐处方】白头翁 6 g，黄柏 9 g，黄连 9 g，秦皮 9 g。上四味，以水 1400 mL，煮取 400 mL，去滓，温服 200 mL。不效，再服余 200 mL。

【方证提要】下利，便脓血，里急后重，少腹急迫，肛门灼热，小便短赤，舌红苔黄，脉滑数。发热，口渴，或苔灰黄，脉沉弦数。

【适用人群】体格壮硕，面油腻，或消瘦而目睛有神，烦躁貌，唇暗红，眼睑充血；怕热多汗，睡眠障碍；口干欲饮，嘈杂易饥，口气重；腹泻，或便血，里急后重，肛门灼热，大便臭秽黏腻，腹皮灼热；小便淋沥涩痛，女性带下腥臭，或子宫出血黏稠；舌红苔厚，脉滑数。

【适用病证】

以下病证符合上述人群特征者，可以考虑使用本方。

（1）以泄泻、便血、里急后重为主要表现者，如细菌性痢疾、阿米巴痢疾、溃疡性结肠炎、放射性肠炎、痔疮出血、肛隐窝炎、结肠癌、直肠癌。

（2）以尿频、尿急、尿痛为主要表现者，如尿路感染、前列腺炎、尿道癌、膀胱癌、前列腺癌。

（3）以前阴分泌物量多、臭秽为表现者，如念珠菌性阴道炎、宫颈糜烂、盆腔炎、宫颈癌、血精症等。

【加减与合方】

（1）产后下利出血赢瘦，加炙甘草 10 g，阿胶 10 g。

（2）食欲不振者，加人参 10 g 或党参 20 g。

（3）腹痛，合黄芩汤。

（4）年老体弱的癌症患者或同时化疗者，合薯蓣丸。

【注意事项】

（1）下利而大便纯脓无血，兼见虚寒征象者禁用。

（2）虽属湿热痢，但大便脓多血少，湿重于热者慎用。

（3）方苦寒，食欲下降、恶心呕吐、胃内不适、贫血者慎用。

【医案分析】

1. 治痢疾案

朱某，男，19 岁。患者大便不规律已数年，偶有黏液血便，轻度腹痛，排便不畅。历年未经治疗，而时愈时发，自觉越发越重。去年暑令，大便纯黏液脓血，每日数次至数十次不等，发热，腹痛。延西医注射依米丁，内服喹碘方，治疗 1 周，未见进步。中途停药达月余。身体自觉日渐赢瘦，症状加剧，难以支持。症见发热，头昏，全身不适，颜面苍白，食欲减退，伴恶心，轻度腹痛，大便日夜 20 余次，里急后重，纯黏液脓血，量少。检查：体温 38.8 ℃。脉象濡数，舌苔腻浊，肝脾未触及，腹壁平坦柔软。2 次大便镜检均找到阿米巴原虫，脓细胞（＋＋＋），红细胞（＋＋＋＋）。诊断为慢性阿米巴痢疾急性发作。治疗以白头翁汤加味：白头翁 12 g，北秦皮 9 g，川黄连 2.4 g，川黄柏 3 g，云茯苓 12 g，生白术 9 g，炒山楂 9 g，焦六曲 9 g，广木香 2.4 g，生白芍 9 g，广陈皮 9 g，炙甘草 4.5 g。另包苦参子（去壳）30 g，日服 3 次，每次服 15 粒。

共服 4 剂，来所复诊，据诉服 1 剂后，即见好转，2 剂服完，痛去大半，4 剂服完后，症状完全消失。复查大便 2 次均为阴性，继服苦参子 30 g，至今数月未发。

按：其证乃因湿热之邪壅滞，损伤肠道络脉，影响肝气疏泄，壅滞气机所致。病位虽在肠，而实与肝经有关。白头翁汤为治热性下利的有效方剂方用白头翁凉血解毒，秦皮清肝凉血，黄连清热厚肠，黄柏燥湿坚阴。四药配伍，具有清热解毒，凉血止痢之功。本方现代常用于治疗急、慢性细菌性痢疾、阿米巴痢疾等病，见有热毒内盛，下利脓血证候者。

2. 治巅顶部湿疹案

焦某，46 岁，农民。患者头部巅顶处患湿疹近 20 年，痒甚，流脓水，多方治疗，内服外敷，中西药均未收效。1984 年夏患痢疾，发热，便脓血，腹痛，里急后重。诊为湿热痢，投白头翁汤加生地榆、炒山楂（因痢病前有伤食史）治之。不料，服药 5 剂后，痢愈而头部湿疹亦明显好转，脓水减少，痒轻，仍以白头翁汤加生地榆治之，6 剂后，湿疹亦不流脓水，不痒，开始结痂，更以原方再进 7 剂，湿疹痊愈，多年痼疾从此而瘳。

按：本案湿疹，其部位在巅顶，乃厥阴经脉所至之处，显系厥阴湿热上蒸所致，故投白头翁汤治之而愈。从此案可见中医治病，辨证论治，抓病机，不脱脏腑经络。

## （三）桃花汤

【仲景方论】《伤寒论·辨少阴病脉证并治》："少阴病，下利，便脓血者，桃花汤主之。"

《金匮要略·呕吐哕下利病脉证并治》："下利，便脓血者，桃花汤主之。"

【注家方论】1. 成无己《注解伤寒论》："涩可去脱，赤石脂之涩，以固肠胃；辛以散之，干姜之辛，以散里寒；粳米之甘，以补正气。"

2. 方有执《伤寒论条辨》："石脂之涩，固肠虚之滑脱；干姜之辛，散胃虚之里寒；粳米甘平，和中而益胃。故三物者，所以为少阴下利便脓血之主治也。"

3. 许宏《金镜内台方议》："下利便脓血者，为下焦不约而里寒也。故用赤石脂为君，而固肠胃，涩可去脱也。干姜为臣，散寒温气，辛以散之也。粳米为佐使，以补正气而安其中，甘以缓之也。"

4. 钱潢《伤寒溯源集》："桃花汤，非湿热暴利，积多气实之所宜，盖所以治阴寒虚滑之剂也。李时珍云：赤石脂，手足阳明药也，体重性涩，故能收湿止血而固下；味甘气温，故能益气生肌而调中。中者，肠胃肌肉惊悸黄疸是也；下者，肠澼泄利崩带失精是也。白入气分，赤入血分，故仲景用桃花汤治下利便脓血，取赤石脂之重涩，入下焦血分而固脱；干姜之辛温，暖中焦气分而补虚；粳米之甘温，佐石脂、干姜而润肠胃也。"

5. 王子接《绛雪园古方选注》："桃花汤，非名其色也，肾脏阳虚用之，一若寒谷有阳和之致，故名。石脂入手阳明经，干姜粳米入足阳明经，不及于少阴者，少阴下利便血，是感君火热化太过，闭藏失职，关闸尽撤，缓则亡阴矣。故取石脂一半，同干姜粳米留恋中宫，载住阳明经气，不使其陷下，再内石脂末方寸匕，留药以沾大肠，截其道路，庶几利血无源而自止，其肾脏亦安矣。"

6. 吴谦《医宗金鉴》："少阴寒邪，多利清谷；少阴热邪，多便脓血，日久不止，关门不固，下焦滑脱矣。此方君以体膏性涩之石脂，养肠以固脱；佐以味甘多液之糯米，益气以滋中。则虽下利日久，中虚液枯，未有不愈者也。其妙尤在用干姜少许，其意不在温而在散火郁，借此以开脓血无由而化也。若一服愈，余勿服，以其黏涩之性甚也。"

【经典配方】赤石脂（一半全用，一半筛末）一斤，干姜一两，粳米一升。上三味，以水七升，煮米令熟，去滓，温服七合，内赤石脂末方寸匕，日三服。若一服愈，余勿服。

【经典方证】虚寒痢。下利不止，便脓血，色暗不鲜，日久不愈，腹痛喜温喜按，舌淡苔白，脉迟弱或微细。

【推荐处方】赤石脂（取 15 g 研细末分 2 次冲服）30 g，干姜 3 g，粳米 30 g。上三味，以水 1400 mL，煮米令熟，去滓，日 3 次，每次 140 mL。

【方证提要】下利脓血，经久不愈，滑脱不禁，小便不利，腹痛绵绵，喜温喜按，舌质淡、苔白滑，脉迟。神疲身倦，纳差懒言，或有轻度里急后重现象。

【适用人群】吃点寒凉的东西或冷风吹着肚子就会引起拉肚子，精神衰惫，欲睡不得睡，似睡非睡昏沉迷糊状态。四肢发凉，舌苔薄白而滑，日久不愈，便脓血，色暗不鲜，腹痛喜温喜按，小便不利，舌淡苔白，脉迟弱或微细。

【适用病证】

以下病证符合上述人群特征者，可以考虑使用本方。

（1）非特异性溃疡性结肠炎用于肾脾两虚证，表现有腹泻脓血便，消瘦，精神萎靡，面色灰暗，四肢不温，舌淡苔厚腻，脉沉细而弱。

（2）慢性细菌性痢疾用于脾肾阳虚证，症见腹痛隐隐，一日大便数次，夹有脓血，舌白少苔，脉细弱。常因受凉、饮食生冷、劳累致症状加重。

（3）慢性肾炎蛋白尿用于脾肾阳虚证，症见面色苍白，形寒肢冷，下肢轻度水肿，大便溏薄，舌淡胖、边有齿痕，苔白腻，脉沉细。

（4）直肠脱垂用于肺脾肾虚、气虚下陷证，症见咳嗽阵作，咳时肛门有肿物脱出，疲乏无力，气短懒言，形寒肢冷，头晕心悸，纳谷不馨，夜尿频频，大便稀溏，舌淡脉弱。

【加减与合方】

（1）阳虚而阴寒盛者，加人参6 g，炙甘草9 g，以补虚散寒。

（2）腹痛甚者，加当归9 g，白芍6 g，以养血柔肝止痛。

（3）泄泻不止者，加党参9 g，煨肉豆蔻3 g，以益气固脱。

【注意事项】

（1）水煎，于饭前1小时分3次温服。

（2）中病即止，不可多服。

（3）痢疾之初不能用此方，应先清除肠内腐败物质。

（4）湿热下利不能使用。

（5）本方温肾补虚之力不足，若久利而脾肾虚寒较甚者，宜加入人参、肉桂等药以增强益气补虚、温肾暖脾之效。

【医案分析】

1. 治小儿溃疡性结肠炎案

丁某，男，8岁，2013年7月2日初诊。患儿患溃疡性结肠炎4~5年，多次于江西、上海的医院住院治疗，现大便次数、质地仍异常。现症：解绿色溏薄样大便，无明显黏液、血丝，大便次数为4~5次/日，便时无里急后重，腹胀、无腹痛，咳嗽，气喘3~4天，无痰，无流涕鼻塞，无发热，无头痛，乏力，小便正常，口不渴，纳食欠佳；查体：神志清，面色黄，双眼窝凹陷，咽稍红，双肺呼吸音粗，尚及散在痰鸣音，心音偏弱，舌质淡红、苔薄白，脉细微弱。中医诊断：泄泻，辨证为脾肺气虚、中焦虚寒。治以温中祛寒，补气健脾；方以附子理中汤合桃花汤化裁：制附片6 g，干姜10 g，甘草6 g，赤石脂6 g，粳米10 g，党参10 g，砂仁10 g，益智仁10 g，怀山药10 g，乌药10 g，5剂，以上配方为中药颗粒剂，开水冲服150 mL，日1剂，分2次服用，每次75 mL；并予肌内注射喘可治针（主要成分是淫羊藿）2 mL，日1次，共4次，功效可温阳补肾、平喘止咳；腹泻穴位敷贴（穴位：神阙、中脘、胃俞、脾俞、足三里、三阴交）以健脾止泻；医嘱：注意清淡饮食，慎肥甘厚腻、血肉有情之品。

2013年7月6日二诊：患儿大便稍变稠，色绿转黄，黏稠，次数减少，2~3次/日，口不渴，时有低热，37.5 ℃左右，咳嗽稍有好转，无痰，稍有腹胀；查体：面色仍黄，双眼窝凹陷较前减轻，咽不红，呼吸平，双肺呼吸音粗，未闻及明显痰鸣音，心脏、腹部检查正常，舌质红、苔白薄，脉细。证属中阳不足，寒凝湿滞；治以温中涩肠，行气健脾，渗湿止泻。上方加木香6 g，薏苡仁10 g，14剂。并予每日肌内注射喘可治针2 mL，共3日。

2013年7月20日三诊：患儿大便较前成形，晚上时解稀黏便，手指呈爪型，四肢欠温，稍有咳嗽，明显好转，无痰，小便平；查体：神志清醒，精神较前改善，面色偏黄，双眼窝无凹陷，咽不红，口唇黏膜苍白，心肺查体（-），舌质淡白、苔薄，脉细；血常规：红细胞3.09 × 10⁹/L；血红蛋白70 g/L，

白细胞 $6.27 \times 10^9$/L，中性粒细胞百分比 59.2%，淋巴细胞百分比 24.9%，单核细胞百分比 14.2%。患者属久泄脾阳不振，气血亏虚，法应温运脾阳，益气生血，上方去木香加黄芪 6 g，当归 6 g，10 剂。建议同时服用铁剂（自备），纠正贫血。后门诊随访，未见复发。

按：患儿患溃疡性结肠炎 4~5 年，久泄，戕害脾胃阳气，致使肠失固摄。脾阳不足，则失其健运之常，肠失固摄，以致大便滑脱不禁，治当以附子理中汤温中健脾、益气祛寒治本为主，桃花汤温中涩肠治标为辅，于久病正虚者尤宜。方中附子为大辛大热之品，其温中散寒之力强，用党参、白术、甘草大补脾元，加干姜之温中守而不走者，以复其阳和，自然阳长阴消，正旺邪除；赤石脂之涩以固肠胃；辛以散之，干姜之辛以散里寒；粳米之甘以补正气；砂仁行气健脾、怀山药补气健脾、乌药行气散寒、益智仁温脾止泻；甘草、粳米养胃和中以补肺气，寒邪得以祛除，肺气得以宣发，从而咳止喘消。及至二诊患现面色黄，腹胀，低热，加用木香行气健脾消滞，薏苡仁清热渗湿；及至三诊患现慢惊风，唇苍白，血虚气弱，去木香行气之品加黄芪补中益气、当归养血合营，伍白术、甘草、党参共奏补气健脾生血之功。

2. 治脏毒便血案

齐某，男，46 岁，农民，1993 年 10 月 12 日初诊。患者自述：平素嗜酒，恣食肥腻，3 年前出现腹泻，粪便中含有脓血和黏液，有时下血呈片块状，腹痛，口苦，尿黄，当地乡医院一位老中医诊为脏毒便血，予中药 10 余剂，药中有黄芩、黄连、地榆等，服后病情缓解。但间隔月余后旧病复发，又找原中医治疗，仍予原药服 10 剂，其疗效不佳，遂到本市某医院，西医以直肠、结肠镜检查，诊为溃疡性结肠炎，予以西药 3 周余，服后病情得到控制。此后每隔 2~3 个月，旧病就复发，发则即服中西药以控制。3 周前，旧病又复发，服中西药治疗至今，不见好转。现症：面色㿠白，消瘦，四肢清冷，每日大便 5~7 次，往往未到厕所就便到裤子里，神惫。舌淡、苔薄白，脉沉弱。诊为脏毒便血，辨证为脾肾阳虚，大肠虚寒滑脱。治宜温补脾肾，涩肠固脱，止血止泻。用桃花汤加味，处方：煅赤石脂（一半入煎剂，一半为粉，分 3 次冲服）48 g，炮姜 9 g，粳米 30 g，补骨脂 15 g，焦乌梅 10 g，乌贼骨 12 g。水煎服。服 10 剂，大便减至每日 2~3 次，继服 20 剂，大便成形，每日 1 次，不带血液和黏液，其他症状亦消失。追访 2 年未复发。

按：本例为脏毒便血（慢性结肠炎），病因病机为嗜酒、恣食肥腻，蕴生湿热，湿热下注肠道，伤及血络，出现腹泻、便血等症状。初病原为肠道湿热，因 3 年来反复应用芩、连、地榆等苦寒药，损伤了脾肾之阳，加上西药对肠胃的不良反应，以致最后出现脾肾阳虚、大肠虚寒滑脱之证。取桃花汤加味，桃花汤温中益脾、涩肠固脱，加补骨脂以温肾，并加乌贼骨、焦乌梅以助止血止泻。

# （四）黄连阿胶汤

【仲景方论】《伤寒论·辨少阴病脉证并治》："少阴病，得之二三日以上，心中烦，不得卧，黄连阿胶汤主之。"

【注家方论】1. 吴谦《医宗金鉴》注："少阴病，得之二三日以上，谓或四五日也。言以二三日少阴之但欲寐，至四五日反变为心中烦不得卧，且无下利清谷咳而呕之证，知非寒也，是以不用白通汤；非饮也，亦不用猪苓汤；乃热也，故主以黄连阿胶汤，使少阴不受燔灼，自可愈也。"

2. 程知曰："二三日邪在少阴，四五日已转属阳明，故无呕利厥逆诸证。而心烦不得卧者，是阳明之热，内扰少阴，故不欲寐，当以解热滋阴为主治也。"

3. 柯韵伯曰："此少阴之泻心汤也，凡泻心必藉连、芩，而导引有阴阳之别。病在三阳，胃中不和，而心下痞硬者，虚则加参、甘补之，实则加大黄下之。病在少阴，而心中烦不得卧者，既不得用参、甘以助阳，亦不得用大黄以伤胃也。故用芩、连以直折心火，用阿胶以补肾阴；鸡子黄佐芩、连，于泻心中补心血；芍药佐阿胶，于补阴中敛阴气。斯则心肾交合，水升火降，是以扶阴泻阳之方，而变为滋阴和阳之剂也。是则少阴之火。各归其部，心中之烦不得眠可除矣。经曰：阴平阳秘，精神乃治。"

【经典配方】黄连四两，黄芩一两，芍药二两，鸡子黄二枚，阿胶三两。上五味，以水六升，先煮三物，取二升，去滓，内胶烊尽，小冷，内鸡子黄，搅令相得温服七合，日三服。

【经典方证】少阴病，心中烦，不得卧；邪火内攻，热伤阴血，下利脓血。

【推荐处方】黄连12 g，黄芩6 g，芍药6 g，鸡子黄2 枚，阿胶9 g。以水1200 mL，先煮黄连、黄芩、芍药，煮取400 mL，去滓，阿胶烊化，纳入鸡子黄搅匀冲服。

【方证提要】心中烦，不得卧，或便血，或久痢脓血，或崩漏，或腹痛，或腹痛如绞，唇红舌绛者。

【适用人群】失眠多梦，身热，心悸或心动过速，脉数，心下痞；易皮下紫癜，或鼻衄，易腹痛、便血；女性多月经提前，经间期出血，血色多鲜红而质地黏稠，或有血块；舌质多深红如火呈草莓样，或伴有舌体的糜烂、破溃、裂纹，舌面干而少津，或呈镜面舌或花剥苔，舌体硬。

【适用病证】

以下病证符合上述人群特征者，可以考虑使用本方。

（1）以烦躁、失眠为表现的疾病，如热性病后期出现的烦躁失眠、焦虑症、抑郁症、心律不齐等。

（2）以出血为表现的疾病，如先兆流产、月经过多、功能失调性子宫出血、痢疾、肠伤寒、溃疡性结肠炎、血小板减少性紫癜等。

（3）以皮损发红干燥为特征的皮肤病，如湿疹、红斑、皲裂等。

（4）以口干为表现的疾病，如糖尿病、口腔溃疡等。

【注意事项】本方黄连的用量较大，不宜长期服用，症状缓解后即应减量，食欲不振者慎用。方中鸡子黄为血肉有情之品，擅长养心滋肾，需生用；纯实火所致的不寐证非本方所宜。

【医案分析】

1. 治咯血案

李某，男，48岁，1989年5月6日初诊。患者有肺结核病史10余年，近半年来多次咯血，5天前因咯血量多而入院治疗。诊断为肺结核伴大咯血。经用垂体后叶素、输血、口服云南白药等治疗后，咯血减少。昨夜咯血又复增多。症见消瘦，咯出均为纯血、鲜红色。盗汗，烦躁不眠，舌红、苔薄黄，脉细数。中医诊为血证（咯血）。拟黄连阿胶汤加味治疗。处方：黄连、旱莲草各15 g，黄芩10 g，阿胶（烊化）12 g，白芍20 g，生地黄30 g，鸡子黄（纳入煎好去渣的药液中）1 枚，白茅根25 g。水煎服，早晚各1 剂。次日复诊：咯血减少，血液中挟有痰液，能入睡，药已见效，守方3 剂，每日服1 剂。3 天后复诊，已无咯血。改用百合固金汤调治而愈。3 年随访，未再咯血。

按：黄连阿胶汤原为仲景治疗少阴热化（阴虚火旺）不眠证之方，后人有将其用于治疗血证。明代张景岳《血证·咳血论治》曰："水亏则火盛，火盛则刑金，金病则肺燥，肺燥则络伤而咳血。"指出阴虚火旺、灼伤脉络是致发出血的原因。本方黄连、黄芩清热泻火，阿胶滋肾水、止血，鸡子黄养血宁心，白芍养阴。综观全方，具有滋阴清热、安神止血的作用。此方用于治血证，历有记载，如《医宗必读》曰："黄连阿胶汤，治温毒下利脓血。"《榕堂疗指示录》曰："淋沥证，茎中烦痛而血多者，黄连阿胶汤奇效。"但多用于便血、尿血。中医治疾，长于辨证。上3 例尽管病种不同，出血的部位不同，然证则一，均属阴虚火旺之证，故用黄连阿胶汤加减治疗而愈。

2. 治笑症案

齐某，女，18岁，农民，1985年7月8日初诊。1 年前，患者因情志刺激，发为笑症，时笑时止，常年不休，每日数发，每次发作"哈哈"两声即止，神志、思维清楚。西医诊断为神经症。常服鲁米那、维生素B、谷维素等药，效果不佳，中药进镇静安神之剂10 余剂，亦罔效。诊见：身体消瘦，面色潮红，神情痴呆，时笑时止，心中烦乱，失眠，健忘，口干不欲饮，舌红少苔，脉弦而数。四诊合参，证属情志内伤，郁而化火，心阴暗耗，心神外越。治以滋阴清火、安神定志，拟黄连阿胶汤加味。处方：黄连、阿胶（烊化）各 15 g，黄芩、白芍各 12 g，龙骨、牡蛎各 30 g，鸡子黄（冲）1 枚。3 剂，水煎服。

7 月 12 日二诊：药后发笑次数大减，每日 1～2 次，夜寐较安，面色微红。药中病机，守前方减黄连为 12 g，续进 3 剂，诸症消失。1 年后随访，未见复发。

按：黄连阿胶汤本为肾水不足、心火偏亢而设，主治心肾不交"心中烦，不得卧"之证。本例患者因情志内伤、郁而化火、心阴暗耗、不能潜阳而致心神外越，发为笑证，故以黄连、黄芩苦寒直折心火；芍药酸收阴气而泄邪热；阿胶、鸡子黄甘平滋肾水、养心血以滋少阴之阴，加龙骨、牡蛎镇静安神、潜阳定志，共收火降热清、神定笑止之功，此为"异病同治"之谓也。

## （五）芍药甘草汤

【仲景方论】《伤寒论·辨太阳病脉证并治》第 29 条："伤寒脉浮，自汗出，小便数，心烦，微恶寒，脚挛急，反与桂枝，欲攻其表，此误也，得之便厥。咽中干，烦躁，吐逆者，作甘草干姜汤与之，以复其阳。若厥愈足温者，更作芍药甘草汤与之，其脚即伸。若胃气不和谵语者，少与调胃承气汤。若重发汗，复加烧针者，四逆汤主之。"

《伤寒论·辨太阳病脉证并治》第 30 条："问曰证象阳旦，按法治之而增剧，厥逆，咽中干，两胫拘急而谵语。师曰：言夜半手足当温，两脚当伸，后如师言。何以知此？答曰：寸口脉浮而大，浮为风，大为虚，风则生微热，虚则两胫挛，病形象桂枝，因加附子参其间，增桂令汗出，附子温经，亡阳故也。厥逆，咽中干，烦躁，阳明内结，谵语烦乱，更饮甘草干姜汤。夜半阳气还，两足当热，胫尚微拘急，重与芍药甘草汤，尔乃胫伸，以承气汤微溏，则止其谵语，故知病可愈。"

【注家方论】1. 吴谦《医宗金鉴》："伤寒脉浮，自汗出，中风证也；小便数，心烦，里无热之虚烦也；微恶寒者，表阳虚不能御也；脚挛急者，表寒收引拘急也。是当与桂枝增桂加附子汤，以温经止汗。今反与桂枝汤攻发其表，此大误也。服后便厥者，阳因汗亡也。咽干者，阴因汗竭也；烦躁者，阳失藏也；吐逆者，阴拒格也，故作甘草干姜汤与之，以缓其阴，而复其阳。若厥愈足温，则是阳已复，宜更作芍药甘草汤与之，以调其阴，而和其阳，则脚即伸也。若胃不和而谵语，知为邪已转属阳明，当少少与调胃承气汤，令其微溏，胃和自可愈也。若重发汗者，谓不止误服桂枝汤，而更误服麻黄汤也。或复加烧针劫取其汗，以致广阳证具，则又非甘草干姜汤所能治，故又当与四逆汤，以急救其阳也。"

2. 成无己《注解伤寒论》："脉浮，自汗出，小便数而恶寒者，阳气不足也。心烦、脚挛急者，阴气不足也。阴阳血气俱虚，则不可发汗，若与桂枝汤攻表，则又损阳气，故为误也。得之便厥，咽中干，烦躁吐逆者，先作甘草干姜汤，复其阳气，得厥愈足温，乃与芍药甘草汤，益其阴血，则脚胫得伸。阴阳虽复，其有胃燥、谵语，少与调胃承气汤微溏，以和其胃。重发汗为亡阳，加烧针则损阴，《内经》曰：荣气微者，加烧针则血不流行，重发汗，复烧针，是阴阳之气大虚，四逆汤以复阴阳之气。"

3. 程应旄曰："脉浮自汗，虽似桂枝证，而头项不痛，知阳神自歉于上部；恶寒脚挛急，知阴邪更袭下焦。阳虚阴盛，而里气上逆，故有心烦证。里阴攻及表阳，差讹只在烦字上。观结句若重发汗，复加烧针者，四逆汤主之，可见阴证不必真直中也。治之一误，寒即中于治法中矣。"

【经典配方】芍药、甘草（炙）各四两。上二味，以水三升，煮取一升五合，去滓，分温再服。

【经典方证】津液受损，阴血不足，筋脉失濡所致诸证。

【推荐处方】芍药 12 g，甘草 12 g。上 2 味，用水 600 mL，煮取 300 mL，去滓，分温再服。

【方证提要】伤寒伤阴，筋脉失濡，腿脚挛急，心烦，微恶寒，肝脾不和，脘腹疼痛。

【适用人群】现用于血虚津伤所致的腓肠肌痉挛、肋间神经痛、胃痉挛、胃痛、腹痛、坐骨神经痛、妇科炎性腹痛、痛经，以及十二指肠溃疡、萎缩性胃炎、胃肠神经官能症、急性乳腺炎、颈椎综合征等属阴血亏虚、肝脾失调者。

**【适用病证】**

以下病证符合上述人群特征者，可以考虑使用本方。

（1）缩阴证，即厥阴病。这种疾病是由睾丸肌肉痉挛引起的，芍药甘草汤通过酸甘化阴、缓急止痛来缓解附睾肌痉挛。

（2）痉挛和咳嗽声持续不断，通过镇定和放松支气管平滑肌来治疗咳嗽。

（3）面肌痉挛。本病主要由体内阴虚血虚和长期内生风病引起。用芍药甘草汤养血柔肝，使肝润而无风，筋润而不痉挛。

（4）下颌关节挛缩和疼痛。由于下颌关节位于耳前，胆囊经耳前进入耳内，肝胆进出，故可用芍药甘草汤治疗。此方肝内酸甜，可缓解局部急症。

（5）肝阳上亢引起的偏头痛。此方既能平肝阳，又能及时止痛。

**【加减与合方】**

（1）营养不良者：本方加党参、怀山药、当归、黄精、黄芪之类，以补养气血。

（2）下肢受凉：本方加肉桂、附子、桑枝、巴戟天之类，以温补肾阳。

（3）食欲不振，胃脘痞满：本方加厚朴、枳实、谷麦芽、莱菔子、鸡内金之类，以消食导滞。

（4）少腹疼痛，拘急胀满：本方加香附、大腹皮、乌药，以理气止痛。

（5）下肢疼痛：本方加牛膝、独活、羌活，以引经下行，通络止痛。兼湿热证者，加三妙散；兼寒湿症者，加桂枝、苍术；虚弱者，酌加人参、附子；胁痛者，加柴胡、枳实；项强痛者，加葛根。

**【注意事项】**

（1）寒性腹痛人群，寒性腹痛的人群不能吃芍药甘草汤，白芍性寒，吃后会加重体内的寒气，从而引起病情加重，还会引起腹痛、腹泻等症状。

（2）小儿麻疹人群：小儿麻疹的人群也不能吃芍药甘草汤，是因芍药甘草汤有不良反应，小儿麻疹通常与感染、自身免疫因素有关系，吃芍药甘草汤会使小儿麻疹的症状加重。

（3）服用中药藜芦的人群：因为芍药甘草汤中的白芍与藜芦有相反的作用。

（4）挛急兼四肢厥冷，喜热怕冷，脉沉迟者，忌之。

**【医案分析】**

1. 治表证过汗致头痛案

叶某，男，67岁，2017年1月7日初诊。主诉：发热1天。患者自诉昨日淋雨后出现发热，诊见：神志清，精神可，体温39.5℃，恶寒无汗，周身骨节疼痛，咽痛，口干。舌淡红苔少，脉浮数尺弱。中医诊断：感冒；辨证属外感风寒，内热郁滞。治以发汗解表，兼清里热。予大青龙汤治疗。处方：麻黄6g，桂枝10g，杏仁10g，炙甘草6g，石膏（先煎）30g，生姜3片，大枣3枚。1剂，水煎服。

2017年1月8日二诊：服药后无明显汗出，发热恶寒，周身疼痛缓解不明显，体温39.0℃，舌淡红苔少，脉沉细。治以解表温里散寒，予麻黄附子细辛汤治疗，处方：麻黄6g，淡附片（先煎）9g，细辛3g。1剂，水煎服。

2017年1月9日三诊：昨日服药后微微汗出，今日晨起测体温正常，但觉右侧头部疼痛剧烈，呈抽掣样，阵作，伴恶寒。予芍药甘草汤加味治疗，处方：炒白芍45g，炙甘草12g，地龙12g，淡附片（先煎）6g，细辛3g。1剂，水煎服。服药后头痛、恶寒消失，余无明显不适。

按：患者淋雨后表证初起，先后予大青龙汤、麻黄附子细辛汤发汗，热虽退，但见头部抽掣样疼痛。《伤寒论》第38条："太阳中风……大青龙汤主之。若脉微弱，汗出恶风者，不可服之。服之则厥逆，筋惕肉瞤，此为逆也。"筋惕肉瞤即肌肉不自主跳动。患者年老精衰，属于仲景"不可发汗"之例，叠用麻黄剂发汗后头部抽掣样疼痛即"筋惕肉瞤"。三诊予芍药甘草汤加味治疗。芍药甘草汤原为伤寒误汗伤阴，筋脉失养以致"脚挛急"等变证而设。本案患者年近古稀，脉诊查之不详，脉虽浮，但尺脉沉取无力，乃是肾精不足。过用麻黄而作汗伤阴，未见脚挛急而现头部掣痛，症状殊病机相同，故以芍药甘草汤酸甘化阴，缓急止痛，异病同治。《伤寒论》第68条："发汗，病不解，反恶寒者，虚故也，芍药甘草附子汤主之"，患者仍感恶寒，《伤寒论》第7条："发热恶寒者，发于阳也；无热恶寒者，发于阴也"，可见病仍在少阴，热除而寒留，故仍用附子、细辛，也是芍药甘草附子汤之义。地龙属咸寒之品，不用麻黄耗散而改用地龙，因其具有息风通络止痉的功效，而且咸寒二者五行属水，皆入于肾，也可制附子、细辛之辛燥，更取其解除痉挛的作用，缓解抽掣样头痛，故而药到病除。仲景对当服而过服大青龙汤，出现汗出多者，以温粉粉之；不当服而误服大青龙汤，出现厥逆、筋惕肉者，未明确以何方治疗。由此案观之，芍药甘草汤应是治疗大青龙汤误汗所致筋惕肉瞤的方剂之一。

2. 治生长性下肢疼痛案

陈某，男，7岁，2005年8月23日初诊。患儿6岁始经常出现左下肢晚夜间疼痛，甚则哭叫，以手捶腿或按摩能好转。先后多家医院就诊，查抗"O"、红细胞沉降率、C-反应蛋白、肌酸激酶、X线摄片都正常，某市医院骨科诊断为生长性下肢疼痛。就诊时患儿左腿疼痛，间歇发作，每周3~4次，晚间尤甚，捶按得舒，肢体无畸形，舌质淡红、苔薄白，尺脉沉弱、关脉弦。中医诊断：肢痛，证属肝肾不足、经脉失养，治宜补益肝肾、强筋壮骨，方用芍药甘草汤加味，药用醋白芍10 g，炙甘草5 g，怀牛膝10 g。煎服20剂后疼痛发作次数减少，每周1~2次，且疼痛也减轻，疼痛时间也缩短，再服10剂后改为散剂，药用醋白芍250 g，炙甘草125 g，怀牛膝250 g为末。每服10 g，每日2次，服用2个月后疼痛消失，原散剂再服1个月，共服药3个月停药，随访1年未再发生下肢疼痛。

按：儿童在生长发育期出现生长性下肢疼痛，临床表现为下肢剧烈疼痛，常于夜间发作，多见于一侧下肢，局部无红肿热痛，X线检查无异常。本例患儿符合生长性下肢疼痛的特点，属中医"肢痛"范畴。小儿五脏六腑成而未全，全而未壮；肝肾不足，肝主筋，肾主骨，筋骨赖肝肾之精充养。白日玩耍，筋骨疲乏，入夜"阳入于阴"不能行阴精以养筋骨，筋骨为之苦痛。方以怀牛膝补肾壮骨，芍药、甘草养肝柔筋。初治时因疼痛较重，以汤剂口服，好转后以散剂缓图。

# （六）旋覆代赭汤

【仲景方论】《伤寒论·辨太阳病脉证并治》："伤寒发汗，若吐若下，解后心下痞硬，噫气不除者，旋覆代赭汤主之。"

【注家方论】1. 叶天士《临证指南医案》："《内经》止有'噫'字，而无'嗳'字，故经云：五气所病，心为噫。又云：寒气客于胃，厥逆从下上散，复出于胃，故为噫。夫噫嗳一症，或伤寒病后，及大病后，多有此症。盖以汗、吐、下后，大邪虽解，胃气弱而不和，三焦因之失职，故清无所归而不升，浊无所纳而不降，是以邪气留连，嗳酸作饱，胸膈不爽，而为心下痞硬，噫气不除，乃胃阳虚而为阴所格阻，阳足则充周流动，不足则胶固格阻矣。仲景立旋覆代赭汤，用人参、甘草养正补虚，姜、枣以和脾养胃，所以安定中州者至矣；更以旋覆花之力，旋转于上，使阴中格阻之阳。升而上达；又用代赭石之重镇坠于下，使恋阳留滞之阴，降而下达；然后参、甘、大枣，可施其补虚之功，而生姜、半夏，可奏其开痞之效。而前贤治噫嗳一症，无出仲景右矣。故先生于胃虚客气上逆，及胃阳虚，脾胃不和，肺气不降而为噫嗳者，每宗仲景法加减出入，或加杏仁、桔梗以开肺，智仁、朴、术以散满，甘草、白芍以和胃，靡不应手取愈，可谓得仲景心法矣。"

2. 王肯堂《杂病证治准绳》："《内经》所谓噫，即今所谓嗳气也。《宣明五气论》以心为噫。《痹论》以心痹者，脉不通，烦则心下鼓，暴上气而喘，嗌干善噫。《至真大要论》以太阳司天，少阴之复，皆为哕噫。《四时刺逆从论》刺中心一日死，其动为噫。《阴阳别论》二阳一阴发病，主惊骇背痛，善噫善欠，名曰风厥。《脉解》：太阴所谓上走心为噫者，阴盛而上走于阳明，阳明络属心，故曰上走心为噫也。此乃噫从心出者也。厥阴在泉，腹胀善噫，得后与气，则快然如衰。《玉版论》：太阴终者，善噫。《灵枢》云：足太阴是动病，腹胀善噫。又云：寒气客于胃，厥逆从下上散，复出于胃，故为噫。仲景谓，上焦受中焦气未和，不能消谷，是故能噫（卫出上焦）。又云：上焦不归者，噫而酢酸（不归，不至也。上焦之气不至其部，则物不能传化，故噫而吞酸）。由是观之，噫者是火土之气郁而不得发，故噫而出。王注解心为噫之义，象火炎上，烟随焰出。如痰闭膈间，中气不得伸而嗳者，亦土气内郁也。"

【经典配方】旋覆花三两，人参二两，生姜五两，代赭一两，甘草（炙）三两，半夏（洗）半升，大枣（擘）一二枚。上七味，以水一斗，煮取六升，去滓，再煎取三升。温服一升，日三服。

【经典方证】胃虚气逆痰阻证。心下痞硬，噫气不出，或见纳差、呃逆、恶心，甚或呕吐，舌苔白腻，脉缓或滑。

【推荐处方】旋覆花9 g，人参6 g，生姜15 g，代赭石3 g，炙甘草9 g，半夏9 g，大枣4枚。上七味，以水2000 mL，煮取1200 mL，去滓，再煮至600 mL。温服200 mL，1日3次。

【方证提要】本方为治疗胃虚痰阻气逆证之常用方。临床应用以心下痞硬，嗳气频作，或呕吐，呃逆，苔白腻，脉缓或滑为辨证要点。

【适用人群】

（1）呃逆。用于气逆痰阻证，呃逆连声，常因情志不畅而诱发或加重，伴有头目昏眩，脘胁胀闷，恶心，舌苔薄腻，脉象弦滑。

（2）反胃。用于胃气虚寒证，食后脘腹胀满，朝食暮吐，暮食朝吐，吐出宿食不化或呕吐涎沫，舌淡苔薄，脉象细缓无力。

（3）高血压。用于肝阳上亢、胃气上逆证，表现为平素有高血压病史，因生气后突发头痛面赤，恶心呕吐，舌红苔黄燥，脉弦，颈软。

【适用病证】

以下病证符合上述人群特征者，可以考虑使用本方。

（1）胃扭转。用于气机逆乱、胃失和降证，症见面色萎黄，胃脘痛胀，恶心嗳气，纳差口臭，舌红苔厚腻，脉细数。

（2）十二指肠壅积症。用于胃失和降、气机郁滞证，症见胃脘胀痛，呕吐宿食酸腐，口苦口臭，嘈杂吐酸，纳呆乏力，面色萎黄，形体消瘦，大便秘结如羊粪，舌淡苔白厚，脉弦细数。

（3）慢性胃炎。用于脾胃气虚、痰湿内阻证，症见胃中作痒难忍，时发时止，1日数次，发作以下午为重，纳差，乏力，心悸，食后腹胀不适，嗳气泛酸，身体消瘦，坐卧不安。舌淡苔腻，脉滑。

（4）耳源性眩晕。用于脾胃失健、痰浊内遏证，表现为平素体胖寐差，耳鸣，因情绪激动起眩晕，视物旋转，见房屋有倾倒感，伴有呕吐，苔白滑腻，脉弦。

（5）神经性呕吐。用于肝气郁结、胃失和降证，表现为平素苦闷不乐，多在生气后呕吐，伴失眠多梦，心烦易怒，自觉气由胃脘上冲脑，舌苔白腻，脉弦。胃镜检查无异常。X线腹透正常。

（6）高血压。用于肝阳上亢、胃气上逆证，表现为平素有高血压病史，因生气后突发头痛面赤，恶心呕吐，舌红苔黄燥，脉弦，颈软。

【加减与合方】

（1）若胃气不虚，去人参、大枣，加重代赭石用量，以增其重镇降逆之功。

（2）若痰多，加茯苓、陈皮，以化痰和胃。呃逆甚者，加丁香、柿蒂，以温胃降逆。

【注意事项】

（1）临证煎煮旋覆代赭汤方剂时，旋覆花当包煎，代赭石当先煎。

（2）所煎得药液不宜过多，一般掌握在 150 mL 左右，药液过多，可增加胃肠道负担。

（3）服药时以少量频服为佳，可预防服后吐出。若顽固性呕吐，服药入口即吐者，可用灶心黄土或芦根先煎取汁，以药汁煎其他药。

（4）胃虚有热之呕吐、呃逆、嗳气者不宜使用本方。因方中代赭石、半夏有降逆作用，妊娠呕吐者不宜用之。

**【医案分析】**

1. 治十二指肠壅积症案

张某，女，42 岁，1989 年 4 月 8 日初诊。主诉：胃脘胀痛半年，加重 20 余天。患者呕吐宿食酸腐，口苦口臭，嘈杂吐酸，纳呆乏力，面色萎黄、形体消瘦，大便秘结如羊粪，舌淡苔白厚，脉弦细数。X 线胃肠钡餐透视：十二指肠降段黏膜水肿扩张，逆蠕动波频繁，下端可见笔杆样压迹，无龛影。诊断：十二指肠壅积症。证属中气不足，胃失和降，食积胃脘。治宜补气和胃，降逆导滞。方用旋覆代赭汤加味：旋覆花 10 g，代赭石 30 g，人参 5 g，半夏 10 g，枳实 10 g，大黄 6 g，川朴 10 g，甘草 6 g，生姜 5 片。水煎服，日 1 剂。

4 月 11 日二诊：服药 3 剂，呕吐宿食已止，饮食稍增，上方去大黄，加鱼骨 15 g，陈曲 15 g。继服 7 剂，诸症消失。原方再进 10 剂后 X 线复查：十二指肠未见异常，钡剂通过顺利，嘱其服人参健脾丸调理善后。随访 1 年未复发。

按：十二指肠壅积症是指各种原因引起的十二指肠远端或十二指肠空肠交界处的不全梗阻，以致十二指肠近端扩张、内容物壅积而产生的一种临床综合征，属中医的"反胃""呕吐"等范畴，为胃失和降、气机阻滞不畅所致。旋覆代赭汤降逆化痰、益气和胃，再加枳实、川朴、大黄行气导滞，药中病机，故效果明显。

2. 治眩晕症案

王某，女，38 岁，1984 年 8 月 24 日初诊。患者 3 天来呕恶不平，脘腹嘈杂不适，昨夜突然加重，呕恶眩晕并伴有口燥咽干，不欲饮食，胸中痞满，查脉濡数，舌尖红苔滑，问后得知病起适值经后，此乃气血暴虚，秽浊中阻，肝气化风上逆与胃浊相阻所致。处方：旋覆花（单包后下）10 g，代赭石（单包先煎）25 g，陈皮 10 g，半夏 10 g，泽泻 15 g，白芍 10 g，佩兰 10 g，竹茹 5 g，焦三仙各 15 g，水煎服。经服 4 剂药后，症状大减，继而守方共服 12 剂诸症消失。

按：本病因月经刚过，失血过多而致气血虚弱，又由于肝风上逆，夹胃浊同行，中焦升降之机，失于斡旋而致眩晕，投本方之义在于不治肝而治胃，胃降而晕自止，临证应注意，若无呕恶者不宜投用本方。

# （七）黄芩汤

**【仲景方论】**《伤寒论·辨太阳病脉证并治》："太阳与少阳合病，自下利者，与黄芩汤；若呕者，黄芩加半夏生姜汤主之。"

《伤寒论·辨厥阴病脉证并治》："伤寒脉迟六七日，而反与黄芩汤彻其热。脉迟为寒，今与黄芩汤，复除其热，腹中应冷，当不能食，今反能食，此名除中，必死。"

**【注家方论】** 1. 汪琥《伤寒论辨证广注》："太、少合病而至自利，则在表之寒邪，悉郁而为里热矣。里热不实，故与黄芩汤以清热益阴，使里热清而阴气得复，斯在表之阳热自解。所以此条病，不但太阳桂枝在所当禁，并少阳柴胡亦不须用也。"

2. 吴谦《医宗金鉴》："太阳与少阳合病，谓太阳发热、恶寒，与少阳寒热往来等证并见也。若表邪盛肢节烦疼，则宜与柴胡桂枝汤，两解其表矣。今里热盛而自下利，则当与黄芩汤清之，以和其里也。

若呕者，更加半夏、生姜，是清和之中兼降法也。"

3. 成无己《注解伤寒论》："太阳阳明合病，自下利为在表，当与葛根汤发汗。阳明少阳合病，自下利，为在里，可与承气汤下之。此太阳少阳合病，自下利，为在半表半里，非汗下所宜，故与黄芩汤以和解半表半里之邪。呕者，胃气逆也，故加半夏、生姜，以散逆气。"

【经典配方】黄芩三两，芍药二两，甘草（炙）二两，大枣（擘）十二枚。上四味，以水一斗，煮取三升，去滓，温服一升，日再，夜一服。

【经典方证】太阳与少阳合病下利。身热口苦，腹痛下利。

【推荐处方】黄芩 9 g，甘草（炙）6 g，芍药 6 g，大枣 12 枚。以水 2000 mL，内入诸药，煮取 600 mL，去滓，分早中晚 3 次温服。

【方证提要】热泻热利。证见身热，口苦，腹痛下利，舌红苔黄，脉数。

【适用人群】

（1）黏膜充血。年轻人多见，中青年女性更多。其人唇红如妆，或干燥脱皮，或肿痛。舌红，或舌尖有红刺。眼睑深红，咽喉红，或扁桃体肿大。牙龈红肿，易出血，或口腔溃疡。这种体征是患者有内热的外在表现。

（2）烦躁身热。首先，腹部灼热是其重要体征。原文提及"今予黄芩汤复除其热，腹中应冷"，提示原来腹中热或腹皮灼热。宋代朱肱认为黄芩汤主治"协热利者，脐下必热"。从文献调查看，烦热是黄芩证。三物黄芩汤治"妇人在草蓐自发露得风，四肢苦烦热"。《奇方类编》载以黄芩一两煎汤内服，治"盛夏时有大热证，头大如斗，身热如火者，热尽退而痰嗽皆愈"。因此推测，黄芩汤证不仅仅是腹中热，全身都有烦热感，如性情急躁，身体四肢发热，或肤如火燎。

（3）食欲旺盛。《伤寒论》说："今予黄芩汤，复除其热，腹中应冷，当不能食，今反能食，此为除中，必死。"反推之，腹中热，当能食，提示黄芩汤适用人群为食欲较好或食欲旺盛者。临床可见患者食欲好，容易饿，特别是经常食用大量高蛋白、高热量的食物。

（4）下消化道症状。大便黏臭、挂盆，肛门灼热或瘙痒，或便秘、肛裂、坠胀，或痔疮、疼痛、出血，或腹痛、腹泻，或里急后重，或下脓血，这与黄芩汤的经典主治"自下利"是一致的。

（5）月经相关症状。月经先期，或量大，或漏下不止。月经血色多鲜红、质地黏稠。痛经，或经来腰酸腹坠，带下色黄量多。患有子宫肌瘤、子宫腺肌病、宫颈炎、盆腔炎等疾病。

（6）脉滑数。脉滑而数，或脉洪疾，或脉浮滑，提示心率快。"伤寒，脉迟，六七日，而反与黄芩汤彻其热。脉迟为寒，今与黄芩汤，复除其热，腹中应冷……"提示"脉迟"本不能用黄芩汤，反推则本方证脉象应该滑数，即心律比较快。

【适用病证】

以下病证符合上述人群特征者，可以考虑使用本方。

（1）出血类疾病。单味药黄芩可以止血，《伤寒总病论》中说："一物黄芩汤，治鼻衄或吐血下血。"

（2）腹痛类疾病。芍药止痛。黄芩汤适用于以腹痛为表现的疾病，如肠易激综合征、肠痉挛、腹型过敏性紫癜、细菌性痢疾、便秘、肛裂、痔疮等。

（3）黄芩能有效缓解紧张不安、神经衰弱、抑郁、危机感等情绪。

（4）黄芩汤具有抗感染、降血压、利尿、解热、抑制醛糖还原酶的作用。

（5）恶性肿瘤。黄芩汤能有效减轻结肠癌化疗的腹泻、恶心、呕吐等不良反应，可以阻止肠道损伤继续恶化，帮助已被破坏的组织还原。

【加减与合方】

（1）腹痛拒按者，加制大黄 10 g。

（2）腹泻、烦热者，加黄连 5 g。

（3）出血多者，加阿胶 10 g，生地黄 30 g。

（4）呕吐者，加半夏 15 g，生姜 20 g。

**【注意事项】**

若为寒湿所致的泻痢，舌苔白滑，脉迟而缓，口干不渴者，不宜服用。黄芩，属苦寒之品，能伤脾胃，若非实热，则不宜用。

**【医案分析】**

*1. 治细菌性痢疾案*

张某，女，26 岁，1993 年 9 月 18 日初诊。发热、下利、腹痛 2 日，开始每日 3～5 次，今则 10 余次。痢下赤白，里急后重，腹痛下坠，大热烦渴，小溲短赤，肛门灼热，舌红苔黄厚腻，脉滑数。体温 38.6 ℃，白细胞 $14 \times 10^9$/L，中性粒细胞百分比 80%，淋巴细胞百分比 20%；大便常规：白细胞（＋＋＋＋），红血胞（＋＋＋）。因妊娠 5 个月，拒绝西药治疗而转求中医。证属湿热蕴中，处方：黄芩 30 g，白芍 15 g，枳实、厚朴、甘草各 12 g，栀子 9 g，瓜蒌 6 g，大枣 6 枚，1 日 1 剂，水煎服。2 剂后体温降、诸症轻；又 2 剂体温正常，下利停止，唯仍腹胀纳差，改拟清补脾胃、保护胎元以善后，足月顺产。

按：因病势急重，虽系中期妊娠亦须急则治其标，所谓"有故无殒，亦无殒也"。重用黄芩加大枣，乃师仲景黄芩汤法以清热止痛，枳实配厚朴，调畅气机导邪下行，正所谓"行血则便脓自愈，调气则后重自除"。甘草配大枣又鼓舞胃气、保护胎元，诸药同用，既无耗散之弊又无留涩之虞，故药到病除。

*2. 治月经过多案*

陆某，32 岁，已婚，教师，1996 年 7 月 12 日初诊。患者自诉近半年来因带毕业班，工作紧张，压力较大而致月经量多、色鲜红，伴心烦口渴，尿黄便结，小腹胀痛，经前乳房胀痛。诊时正值经行第 2 天，诸症如前，舌红苔薄，脉滑数。揆度此证，当属肝经郁热，热伏血分，迫血妄行。治拟清热缓肝，固经止血。处以黄芩汤：黄芩 20 g，白芍 20 g，甘草 6 g，大枣 5 枚。5 剂，日 1 剂，水煎服。1 个月后复诊，自诉服上药后月经量明显减少，心烦口渴等症亦大减。遂每值经期服上方 5 剂，调治 3 个月，月经恢复正常。

按：本例患者因工作紧张而致肝气郁结，肝郁化热，热伏血分，迫血妄行，故月经量多如冲；血为热灼，则血色鲜红；内热扰心则心烦，伤津则口渴、尿黄、便结；肝气郁结，经脉不利，故而经前小腹及乳房胀痛；舌红苔薄黄，脉滑数均为内热炽盛之象。方中黄芩苦寒直清肝经郁热而止血，为治血证要药，如《千金翼方》用单味黄芩治淋证下血，《本事方》治崩中下血，《瑞竹堂经验方》治妇人 49 岁以后月经过多不止者，现代药理研究更证实黄芩具有调节微循环、参与凝血机制等作用；白芍酸苦敛阴，调肝缓急；甘草、大枣甘缓和中，缓其如冲之势。

## （八）黄芩加半夏生姜汤

**【仲景方论】**《伤寒论·辨太阳病脉证并治》："太阳与少阳合病，自下利者，与黄芩汤；若呕者，黄芩加半夏生姜汤主之。"

《金匮要略·呕吐哕下利病脉证治》："干呕而利者，黄芩加半夏生姜汤主之。"

**【注家方论】** 1. 柯韵伯《伤寒附翼》："因热不在半表，故不用柴胡，热已入半里，故主黄芩加芍药也。非微弱胃虚，不须人参，若兼呕者，仍加半夏、生姜可也。"

2. 方有执《伤寒论条辨》："气一也，下夺则利，上逆则呕，半夏逐水散逆，生姜呕家圣药，加所当加，无如二物。"

3. 成无己《注解伤寒论》："太阳阳明合病，自下利为在表，当与葛根汤发汗。阳明少阳合病，自下利，为在里，可与承气汤下之。此太阳少阳合病，自下利，为在半表半里，非汗下所宜，故与黄芩汤以和解半表半里之邪。呕者，胃气逆也，故加半夏、生姜，以散逆气。"

4. 钱潢《伤寒溯源集》："呕者，是邪不下走而上逆，邪在胃口，胸中气逆而呕也。故加半夏之辛滑，生姜之辛散，为蠲饮治呕之专剂也。"

5. 王子接《绛雪园古方选注》："太少合病，独治阳明者，热邪入里僭逆，当从枢转出阳明。用甘草、大枣和太阴之阳，黄芩、芍药安太阴之阴，复以半夏、生姜宣阳明之阖，助太阳之开，上施破纵之法，则邪无容着，呕止利安。"

6. 沈明宗《伤寒六经辨证治法》："此太少之邪合胃，上逆下利也。太少合病，里证当见胸满胁痛，但木盛则土虚，邪逼胃中水谷，故自下利。此当舍太阳而从少阳之治，以救胃气之主。况邪机内向，故以桂枝汤去走表之桂枝，而以甘枣专补脾胃，黄芩能清木火之热，芍药和脾而疏土中之木。若呕者，乃风邪以挟胃中痰饮上逆，故加姜、半涤饮散邪而止呕逆也。"

【经典配方】黄芩三两，甘草（炙）二两，芍药二两，半夏半升，生姜三两，大枣十二枚。上六味，以水一斗，煮取三升，去滓，温服一升，日再，夜一服。

【经典方证】太阳与少阳合病，自下利而兼呕者。

【推荐处方】黄芩10 g，炙甘草6 g，芍药6 g，大枣4 枚，半夏12 g，生姜10 g。以水2000 mL，纳入诸药，煮取600 mL，去滓，分早中晚3 次温服。

【方证提要】主治痢疾或泄泻，身热不恶寒，腹痛口苦，干呕；胆咳，咳而呕苦水者。

【适用人群】治伤寒，太阳与少阳合病，自下利而兼呕者。

【适用病证】

以下病证符合上述人群特征者，可以考虑使用本方。

临床若见身热，腹痛下利，下利黏秽，大便不爽，肛门灼热，便有热秽气或积垢，干呕，舌红苔黄，脉弦数者，即适用于本方。

【加减与合方】

（1）本方加枳实、白术、桔梗、浙贝母，治伏气发温，内挟痰饮，痞满咳嗽。

（2）本方加黄连、龙胆草、诃子肉治少阳胆热。

（3）本方加藿香、佩兰、黄连、枳壳、厚朴、茯苓治急性胃肠炎。

（4）本方加白头翁、马齿苋治急性肠炎。

【注意事项】

脾胃寒湿证，脾胃阴虚证，慎用本方。若为寒湿所致的泻痢，舌苔白滑，脉迟而缓，不宜服用。

【医案分析】

1. 治急性化脓性扁桃体炎案

姚某，男，11 个月，2019 年3 月9 日初诊。主诉：发热1 日，呕吐3 次。患儿1 日前发热，最高体温40 ℃，伴呕吐3 次，呕吐物为胃内容物。刻见：发热，头发黄枯，稍有烦躁，咽痛，唇红，不欲饮食，无明显口渴喜饮，大便每日2～3 次，黏臭挂马桶，小便量可，舌偏红、苔薄黄腻，脉滑数。查体：神清，咽充血，扁桃体Ⅱ度肿大，可见黄白色脓性分泌物，两肺呼吸音清，心脏听诊无殊，腹软，压之无明显不适。血常规：白细胞12.3×10⁹/L，中性粒细胞百分比43.3%，淋巴细胞百分比47.2%。西医诊断：急性化脓性扁桃体炎。中医诊断：烂乳蛾，证属太阳少阳合病。治以清热止利，和胃降逆。予黄芩加半夏生姜汤：黄芩10 g，甘草10 g，白芍10 g，大枣30 g，姜半夏10 g，生姜10 g。3 剂，每日1 剂，水煎，分2 次温服。服药1 剂后，呕止、热退，2 剂后，痊愈告终。

按：本案患儿为太阳少阳合病之发热、呕吐、泄泻。患儿有太阳表证，渐转以少阳为主证。患儿发热为太阳表证，同时有稍烦躁、不欲饮食、咽痛之少阳之证。少阳邪热上逆，则胃失和降，故呕吐；少阳邪热下迫于肠，疏泄失常，故下利，且黏臭挂马桶；舌偏红、苔薄黄腻，脉滑数均提示邪热内伏。故予黄芩加半夏生姜汤清热止利、和胃降逆。方中黄芩清泄伏热，白芍敛阴和营，甘草、大枣调中生津，姜半夏、生姜和胃降逆止呕。侯老师指出黄芩汤为古代清热止利专方，临床以唇红如妆，咽红，扁桃体易肿大，大便黏滞，肛门灼热，腹中有灼热感，舌红、舌尖有红点，脉滑数为特点。

2. 治慢性胆囊炎案

孙某，男，47 岁，公务员，2009 年 5 月 21 日初诊。患者自述右上腹疼痛不适 3 年余，近 1 个月因劳累、生气、饮酒后加重。同时，疼痛向右肩背部放射，胁肋胀满，食欲不振，恶心欲吐，饮酒或进食油腻食物后疼痛加重，大便黏腻不爽，舌质暗红、苔黄厚腻，脉弦滑。体检：右上腹有明显的压痛和反跳痛，墨菲征（+）。辅助检查：B 超显示胆囊大小 7.8 cm×3.5 cm，胆囊壁毛糙增厚，西医诊断为慢性胆囊炎。中医辨证为肝胆气郁化火，湿热内蕴，肝木乘伐脾土，伤及脾胃，致使脾胃运化失司，气机升降失常，故治宜清肝利胆、和胃止呕。予黄芩加半夏生姜汤加味治之：黄芩 15 g，白芍 30 g，半夏 12 g，炙甘草 9 g，延胡索 15 g，枳壳 12 g，佛手 12 g，焦三仙各 15 g，生姜 15 g，大枣 10 枚。每日 1 剂，水煎 2 次，共煎取药汁约 600 mL，分早、中、晚饭后半小时温服。连服 7 剂，疼痛大减，饮食增进。

二诊：原方去延胡索，加绿萼梅 15 g。再服 7 剂，胀痛基本消失，饮食、二便正常。续服 10 剂而诸症皆愈，嘱节饮食、畅情志、适寒温，随访 1 年未复发。

按：胁肋部不适，便黏，舌质暗、苔黄腻，病在少阳火旺，而兼有太阴阳明湿热郁滞，故医家选用黄芩汤清少阳，又加半夏、生姜止呕祛湿。复以延胡索、枳壳、佛手行气止痛，以焦三仙醒脾。共奏清胆利气、和胃化浊之功。

# （九）乌梅丸

【仲景方论】《伤寒论·辨厥阴病脉证并治》："伤寒，脉微而厥，至七八日，肤冷，其人躁，无暂安时者，此为脏厥，非蛔厥也。蛔厥者，其人当吐蛔；令病者静，而复时烦，此为脏寒。蛔上入其膈，故烦，须臾复止；得食而呕，又烦者，蛔闻食臭出，其人常自吐蛔。蛔厥者，乌梅丸主之。又主久利。"

《金匮要略·趺蹶手指臂肿转筋阴狐疝蛔虫病脉证治十九》："蛔厥者，当吐蛔，令病者静而复时烦，此为藏寒，蛔上入膈，故烦，须臾复止，得食而呕，又烦者，蛔闻食臭出，其人当自吐蛔。蛔厥者，乌梅丸主之。"

【注家方论】1. 吴谦《医宗金鉴》："首条总论厥阴阳邪化热，此条详辨厥阴阴邪化寒，以明脏厥、蛔厥之不同，而出其治也。伤寒脉微而厥，厥阴脉证也。至七、八日不回，手足厥冷，而更通身肤冷，躁无暂安之时者，此为厥阴阳虚阴盛之脏厥，非阴阳错杂之蛔厥也。若蛔厥者，其人当吐蛔，令病者静而复时烦，不似脏厥之躁无暂安时，知非脏寒之躁，乃蛔上膈之上也，故其烦须臾复止也，得食而吐又烦者，是蛔闻食臭而出，故又烦也。得食蛔动而呕，蛔因呕吐而出，故曰：其人当自吐蛔也。蛔厥主以乌梅丸，又主久利者，以此药性味酸苦辛温，寒热并用，能解阴阳错杂，寒热混淆之邪也。脏厥者，宜吴茱萸汤。兼少阴者，宜四逆、通脉、附子等汤，临证者，酌而用之可也。"

2. 柯韵伯《伤寒来苏集》："六阴惟厥为难治。其本阴，其标热，其体木，其用火，必伏其所主而先其所因，或收，或散，或逆，或从，随所利而行之，调其中气使之和平，是治厥阴法也。厥阴当两阴交尽，又名阴之绝阳，宜无热矣。第其具合晦朔之理，阴之初尽即阳之初生，所以厥阴病热，是少阳使然也。火王则水亏，故消渴气上撞心，心中疼热；气有余便是火也。木胜则克土，故饥不欲食。虫为风化，饥则胃中空虚，蛔闻食臭出，故吐蛔也。仲景立方，皆以甘辛苦味为君，不用酸收之品，而此用之者，以厥阴主肝木耳。《洪范》曰：木曰曲直作酸。《内经》曰：木生酸，酸入肝。君乌梅之大酸，是伏其所主也。配黄连泻心而除疼，佐黄柏滋肾以除渴。先其所因也。连、柏治厥阴阳邪则有余，不足以治阴邪也。椒、附、辛、姜大辛之品并举，不但治厥阴阴邪，且肝欲散，以辛散之也。又加桂枝，当归，是肝脏血，求其所属也。寒热杂用，则气味不和，佐以人参，调其中气。以苦酒浸乌梅，同气相求，蒸之米下，资其谷气。加蜜为丸，稍与而渐加之，缓则治其本也。蛔，昆虫也，生冷之物与湿热之气相成，故药亦寒热互用，且胸中烦而吐蛔，则连、柏是寒因热用也。蛔得酸则静，得辛则伏，得苦则下，信为治虫佳剂。久痢则虚，调其寒热，酸以收之，下利自止。"

3. 方有执《伤寒论条辨》："脉微而厥，统言之也。肤冷，言不独手足，以见阳气内陷也。脏厥，言非在经也。林澜曰：阳烦阴躁，烦轻躁重，于脏厥言躁，于蛔厥言烦，已具安危之异矣。脏厥者，阳气将脱，脏气欲绝而争，故脏厥为死证；若蛔厥者，脏气虚寒，而未至于绝。脏气寒，则蛔不安其宫而动，脏气虚则蛔求食而出，是以其证必吐蛔。成无己曰：脏厥者死，阳气绝也。蛔厥虽厥而烦，吐蛔已则静，不若脏厥而躁无暂安时也。患者脏寒胃虚，故宜与乌梅丸温脏安虫。"

4. 张锡纯《医学衷中参西录》："'凡脱，皆脱在肝'，故重用味酸之山茱萸救脱，与乌梅丸重用乌梅理出一辙。附子、桂枝、干姜、川椒、细辛温肝阳；川椒、细辛味辛又可理气通阳疏肝；黄连、黄柏苦寒以泄热，与细辛、川椒相伍共奏辛开苦降以泄郁热之功；人参、米饭、白蜜补气健脾养胃，培土以制肝，正是'见肝之病，知肝传脾，当先实脾'的意思。"

【经典配方】乌梅三百枚，细辛六两，干姜十两，黄连十六两，当归四两，附子（炮，去皮）六两，蜀椒四两，桂枝（去皮）六两，人参六两，黄柏六两。上十味，异捣筛，合治之。以苦酒渍乌梅一宿，去核，蒸之五斗米下，饭熟捣成泥，和药令相得，内臼中，与蜜杵二千下，丸如梧桐子大，先食饮服十丸，日三服，稍加至二十丸。

【经典方证】蛔厥证；本方证以腹痛时作，烦闷呕吐，甚则吐蛔，手足厥冷，久下利为主要症状。

【推荐处方】乌梅300枚，细辛84 g，干姜140 g，黄连224 g，当归56 g，附子（去皮，炮）84 g，蜀椒（出汗）56 g，桂枝（去皮）84 g，人参84 g，黄柏84 g。上十味，各捣筛，混合和匀；以苦酒渍乌梅一宿，去核，蒸于米饭下，饭熟捣成泥，与乌梅丸和匀，纳臼中，与蜜杵2000下，丸如梧桐子大。饭前先服10枚，日3服，后稍加至20丸。

【方证提要】蛔厥，久痢，厥阴头痛，症见腹痛下利、巅顶头痛、时发时止、躁烦呕吐、手足厥冷。

【适用人群】在临床上将乌梅丸用于寒热交作、头痛昏厥、痉搐转筋、胁脘胀痛、纳呆呕吐、嗳气下利、胸痹胸痛、消渴、懈怠、麻痹、精神萎靡、痛经、阴缩阴痛、目痛甚或烦躁，或其气上脱而喘、下脓血、咽痛、口舌赤烂、口渴、善饥、心烦等，以西医病种计有心脑血管病、肝胆病、胃肠病、神经系统疾病、糖尿病、妇科病等。

【适用病证】

以下病证符合上述人群特征者，可以考虑使用本方。

目前，针对乌梅丸的研究主要集中于消化系统疾病，多用于反复发作的下利、腹痛、烦渴。此方亦用于放射性肠炎、慢性萎缩性胃炎，神经系统疾病如失眠、焦虑、抑郁，内分泌与代谢系统如2型糖尿病及其并发症，循环系统疾病如高血压，呼吸系统疾病如咳嗽、哮喘，免疫系统疾病如过敏性紫癜，妇科疾病如月经类病、更年期综合征，眼部、口腔疾病及皮肤瘙痒等的治疗。还可以治疗肺虚久咳、干咳无痰，对于脾胃虚寒引起的胃痛也有一定的缓解作用。

【加减与合方】

（1）本方以安蛔为主，杀虫力较弱，临床运用时，可酌加使君子、苦楝根皮、榧子、槟榔等，以增强驱虫作用。

（2）热重者，去附子、干姜。

（3）寒重者，减去黄连、黄柏。

（4）呕吐者，酌加吴茱萸、半夏，以和胃降逆而止呕。

（5）腹痛甚，可酌加木香、川楝子，以行气止痛。

（6）便秘者，可酌加大黄、槟榔，以泻下通便。

**【注意事项】**

本品具有酸敛收涩之功，外有表邪或内有实热积滞者不宜服用。禁生冷、滑物、臭食等。

**【医案分析】**

治蛔厥证案

刘某，女，50岁，医师，1983年3月18日入院。患者曾有"蛔厥吐蛔史"，每因多食油腻之物则突发右上腹部疼痛。此次发病，因食奶油夹心饼干后10余分钟突发右上腹部剧烈疼痛，门诊以胆囊炎、胆石症收住院。自述右胁下及胃脘部疼痛难忍，其痛剧时如顶如钻，且痛往右肩背部放散，伴恶心呕吐，痛剧时腹部拒按，痛缓时触诊腹部平软。入院后经禁食、电针、阿托品、654-2、溴丙胺太林、哌替啶等解痉镇痛法治疗48小时，疼痛仍昼夜不减，痛作更剧频。查白细胞6300/L，中性粒细胞百分比74%，血淀粉酶153单位，尿淀粉酶384单位，肝胆B超未见异常图像，故胆石、胰腺炎之诊断可除外。痛发剧时诊脉乍大乍小，手足冷，冷汗出，舌质淡、苔黄薄润，诊为"蛔厥"（胆道蛔虫病）。拟温脏安蛔法，方用乌梅汤：乌梅15g，桂枝10g，细辛5g，炒川椒5g，黄连10g，黄柏10g，干姜10g，党参12g，当归10g，制附片（先煎1小时）12g，川楝12g，榔片12g，使君肉9g，急煎，日2剂，分4次温服。服药后第2日疼痛已缓，仍日2剂，服依前法。第3日上午，大便解出死虫一条，疼痛完全缓解。投以疏肝理气，健脾和胃之剂善后。

按：本症为胃热肠寒，蛔虫上窜胆道所致之蛔厥证。治以温脏安蛔之剂，投以乌梅汤加杀虫之川楝、槟榔、使君肉等品，虫退出胆道则疼痛立即缓解，厥逆自回。余常用此方加味治蛔厥，每投每效。余用川椒10粒，乌梅3枚，细辛1g泡水饮，治妊娠恶阻；用川椒、乌梅、细辛、川楝、黄连、广木香，治小儿肠蛔虫引起的腹痛呃逆亦奇效，仍为宗乌梅丸化裁之剂。

# （十）十枣汤

**【仲景方论】**《伤寒论·辨太阳病脉证并治》："太阳中风，下利呕逆，表解者，乃可攻之。其人漐漐汗出，发作有时，头痛，心下痞硬满，引胁下痛，干呕短气，汗出不恶寒者，此表解里未和也，十枣汤主之。"

《金匮要略·痰饮咳嗽病脉证并治》第22条："病悬饮者，十枣汤主之。"

《金匮要略·痰饮咳嗽病脉证并治》第33条："夫有支饮家，咳烦，胸中痛者，不卒死，至一百日或一岁，宜十枣汤。"

**【注家方论】** 1. 吴谦《医宗金鉴》："太阳中风，表邪也。不利呕逆，里饮也。表邪解者，乃可攻饮也。审其人微汗漐漐不辍，发热有时，头痛，若仍恶寒，是表未解，尚不可攻。若不恶寒，则为表已解矣。而更见里未和之心下痞硬满，引胁下痛，干呕短气，水蓄无所从出之急证，故径以十枣汤峻剂，直攻水之巢穴而不疑也。"

2. 方有执《伤寒论条辨》："乃可攻之，以上喻人勿妄下早之意。汗出至短气，言证虽有里，犹未可下。直至汗出不恶寒，方是承上起下，言当下以出其治也。"

3. 张志聪《伤寒论集注》："头痛，表证也。然亦有在里者，如伤寒不大便五六日，头痛有热者，与承气汤。与此节之汗出不恶寒而头痛，为表解里有饮，用十枣汤。则凡遇风寒头痛，表未解之证，当审别矣。"

4. 柯韵伯《伤寒附翼》："仲景治水之方，种种不同，此其最峻者也。凡水气为患，或喘或咳，或悸或噎，或吐或痢，病在一处而止。此则水邪留结于中，心腹胁下痞满硬痛，三焦升降之气阻隔难通。此时表邪已罢，非汗散之法所宜，里饮实盛，又非淡渗之品所能胜，非选逐水至峻之品，以直折之，则中气不支，束手待毙矣。甘遂、芫花、大戟三味，皆辛苦气寒而禀性最毒，并举而用之，气味相济相须，故可夹攻水邪之巢穴，决其渎而大下之，一举而患可平也。然邪之所凑，其气必虚；以毒药攻邪，必伤及脾胃，使无冲和甘缓之品为主宰，则邪气尽而大命亦随之矣。然此药最毒至峻，参术所不能君，甘草又与之相反，故选十枣之大而肥者以君之，一以顾其脾胃，一以缓其峻毒。得快痢后，糜粥自养，一以使谷气内充，一以使邪不复作。此仲景用毒攻病之法，尽美又尽善也。昧者惑于甘能中满之说，而不敢用，岂知承制之理乎。"

【经典配方】芫花（熬），甘遂，大戟。上三味等分，各别捣为散，以水一升半，先煮大枣肥者十枚，取八合，去滓，内药末，强人服一钱匕，羸人服半钱，温服之，平旦服。若下少，病不除者，明日更服，加半钱，得快下利后，糜粥自养。

【经典方证】悬饮，咳唾胸胁引痛，心下痞硬，干呕短气，头痛目眩，胸背掣痛不得息，舌苔白滑，脉沉弦。水肿，一身悉肿，尤以身半以下肿甚，腹胀喘满，二便不利。

【推荐处方】芫花1.5 g，大戟1.5 g，甘遂1.5 g，大枣10枚。先煮枣去滓，内前药末，强人服约1.5 g，虚人半之，或枣肉为丸。患者不除者，再服，得快下后，糜粥自养。

【方证提要】悬饮，胁下有水气，咳唾胸胁引痛，心下痞硬，干呕短气，头痛目眩，或胸背掣痛不得息，舌苔滑，脉沉弦者。

【适用人群】临床常用于治疗渗出性脑膜炎、结核性胸膜炎、肝硬化、慢性肾炎导致的胸腔积液、腹腔积液或全身水肿，以及晚期血吸虫病导致的腹腔积液等，渗出性胸膜炎、肝硬化腹腔积液、肾炎水肿及晚期血吸虫病导致的腹腔积液属形气俱实者。从本方剂适应证看，重点是治疗水肿及腹腔积液，是对症治疗，而不是对原发病的治疗。

【适用病证】

以下病证符合上述人群特征者，可以考虑使用本方。

（1）急性单纯性肠梗阻。

（2）急性胆囊炎。

（3）急性阑尾炎。

（4）急性胰腺炎。

【加减与合方】

（1）十枣丸（《丹溪心法》）：将本方改为丸剂，功效、主治与本方相同。服用较为方便，为"治之以峻，行之以缓"之法。

（2）深师朱雀汤（《外台秘要》）：本方加大枣2枚，功效与本方基本相同。主治停痰不消，久病癖饮，在胸膈上液液，苦挛，时头眩痛，眼睛、身体、手足、十指甲尽黄，也可治疗胁下支满饮，辄引胁下痛。

【注意事项】本方作用峻猛，只可暂用，不宜久服。若精神、胃纳俱好，而水饮未尽去者，可再投本方；若泻后精神疲乏，食欲减退，则宜暂停攻逐；若患者体虚邪实，又非攻不可者，可用本方与健脾补益剂交替使用，或先攻后补，或先补后攻。使用本方应注意四点：一是三药为散，大枣煎汤送服；二是于清晨空腹服用，从小量开始，以免量大下多伤正，若服后下少，次日加量；三是服药得快利后，宜食糜粥以保养脾胃；四是年老体弱者慎用，孕妇忌服。

【医案分析】

1. 治胸膜炎案

彭某，男，29岁。患者1周来咳嗽、气急，咳时牵引右侧胸胁疼，不能平卧，口干不思饮水，舌苔薄白，脉象弦滑。体检：体质壮实，面赤气粗，神志清楚，胸部叩诊右侧均呈实音。肺部听诊右侧呼吸音消失。胸部 X 线：右侧渗出性胸膜炎，大量积液。证属悬饮，治宜泻水逐饮，处方：大戟、芫花、甘遂各 4 g，共研细末，晨服 4 g，枣汤送下。此法共用 4 次，患者咳嗽、气急明显转轻，胸部 X 线右侧积液已不明显，再予香附旋覆花汤加减，续进 10 余剂，胸部 X 线示右侧积液消失，诸症悉平。出院时嘱服异烟肼半年。随访 2 年，患者已恢复工作。

按：患者感受外邪，而见寒热。继之邪郁肺卫，水道失于通调，水饮壅盛于里，留于胸胁，而成悬饮之变。水停气阻，故胸胁作痛，肺不主气，则气短、咳促，水饮壅盛，随气攻窜，又于体格壮实之人，当以峻剂攻逐，一般化饮渗利之品恐难胜任。故用十枣汤，得快利，邪去大半。

2. 治月经过多案

刘某，女，42 岁，农村社员。1983 年 1 月 8 日来诊。患者每月行经 2 次，经色稍淡，质稀量多，每次需 10 天左右始净，已罹病 5 年，更医多人，先后服中药 200 余剂，无寸效。经邻友介绍来诊。阅遍前医病历，多予益气摄血、凉血补血、补肾固冲、活血调经之剂，细询：每逢潮经前 2 日，胸背掣痛，心慌烦乱，呕吐连连，至经行 2 日后，诸证渐减，于下次来潮，前症复作。诊得两手脉沉弦有力，以左关为甚，舌淡苔白滑。证属伏饮，乃水病及血、血水同病之证，遂疏十枣汤：甘遂 1.5 g，大戟 15 g，芫花 1.5 g，共为细末分 5 包，服法同前案。患者服首包 1 小时许，肠内鸣响，腹痛如绞，遂泻粪水 3 次，约 2000 mL，次日更服 1 包，泻水样物 2 次，停药。此后月事按期而来，经前诸证消失。

按：临床上凡遇病程长、病势缠绵、久药不愈而又不明原因之胸胁掣痛、喘满咳吐、心下坚满、腹痛下利、眩晕呕恶、经水失调等证，均可考虑以此方试投，或可取效。

# （十一）三物白散

【仲景方论】《伤寒论·辨太阳病脉证并治》："病在阳，应以汗解之，反以冷水潠之，若灌之，其热被劫不得去，弥更益烦，肉上粟起，意欲饮水，反不渴者，服文蛤散；若不差者，与五苓散。寒实结胸，无热证者，与三物小陷胸汤，白散亦可服。"

【注家方论】1. 柯韵伯《伤寒论注》："太阳表热未除，而反下之，热邪与寒水相结，成热实结胸。太阴腹满时痛，而反下之，寒邪与寒药相结，成寒实结胸。无热证者，不四肢烦疼者也。名曰三白者，三物皆白，别于黄连小陷胸也。旧本误作三物，以黄连、瓜蒌投之，阴盛则亡矣。又误作白散。是二方矣。黄连、巴豆，寒热天渊，云亦可服，岂不误人。"

2. 吴谦《医宗金鉴·订正仲景全书·伤寒论注》："无热证之下，与三物小陷胸汤，当是'三物白散'，小陷胸汤四字，必是传写之误。桔梗、贝母、巴豆三物，其色皆白，有三物白散之义，温而能攻，与寒实之理相属。小陷胸汤乃瓜蒌、黄连，皆性寒之品，岂可以治寒实结胸之证乎。'亦可服'三字亦衍文也。"

3. 吴谦《医宗金鉴》："是方治寒实痰水结胸，极峻之药也。君以巴豆极辛极烈，攻逐寒水，斩关夺门，所到之外无不破也。佐以贝母开胸之结，使以桔梗为之舟楫，载巴豆搜逐胸邪，膈上者必吐，膈下者必利，使其邪悉尽无余矣。然惟知任毒以攻邪，不量强羸，鲜能善其后也，故羸者减之。不利进热粥，利过进冷粥，盖巴豆性热，得热则行，得冷则止，不用水而用粥者，藉谷气以保胃也。"

【经典配方】桔梗三分，巴豆（去皮心，熬黑研如脂）一分，贝母三分。上三味为散，内巴豆，更于臼中杵之，以白饮和服，强人半钱匕，羸者减之。病在膈上必吐，在膈下必利。不利，进热粥一杯；利过不止，进冷粥一杯。

【经典方证】寒痰冷饮结于胸膈的寒实结胸证，胸胁或心下硬满疼痛，畏寒喜暖，喘咳气逆，短气，大便不通，舌淡苔白厚腻，脉沉迟。

【推荐处方】上为细末，以温开水调和，强人每服 0.5 g，羸者减之。

【方证提要】本方以畏寒喜暖、喘咳气逆、胸胁或心下硬满疼痛、大便不通、脉沉迟为辨证要点。

【适用人群】肺脓肿、肺间质纤维化、支气管炎、哮喘、渗出性胸膜炎、渗出性腹膜炎、肝硬化腹腔积液、肾小球肾炎、肾病综合征等临床表现符合寒饮结胸证者。

【适用病证】

以下病证符合上述人群特征者，可以考虑使用本方。

（1）三物白散治疗肺脓肿，尤适宜于涉脓期，其主要作用则是排脓、托毒外出，加速空洞的愈合。

（2）三物白散治疗结核性渗出性胸膜炎大量积液：用本品（巴豆霜、川贝末、桔梗末各等分，装胶囊，每粒0.3 g），首次2粒，最大量4粒，每日2次，温开水（或用葶苈子50 g，大枣10枚，煎液150 mL）送服；泻下不止，加服冷米汤1杯。胸腔积液消失停用。

【加减与合方】

（1）若夹郁，可与四逆散合方用之；若夹寒瘀，可与当归四逆汤合方用之；若夹瘀热，可与桃核承气汤合方用之。应用时还必须结合病变主次酌情调整方药用量。

（2）复方巴豆散（解白散）即三物白散加雄黄、郁金各等分，结合西药治疗白喉。

【注意事项】

用以治疗呼吸系统和消化系统疾病如胸膜炎、胸腔积液、肺脓疡、肠梗阻、胆囊炎、胆石症、胆道蛔虫等，其病机必以寒实为准，否则，不可滥投此方，本方药力峻猛，得效即止，不可长期、过量。体弱者慎服，孕妇禁用。

【医案分析】

*治寒实结胸案*

任某，男，25岁，1981年12月25日入院。患者素嗜烟酒，并有胸膜炎病史，其人痰湿素盛。时值寒冬，劳动后汗出脱衣受凉而病，遂发胸胁胀痛，痛甚如锥刺，咳嗽痰多，泛恶欲呕，伴有头晕目眩，纳食不馨，大便未行，无发热气急，曾用中西药治疗10余日，无明显好转而住院治疗。证如上述，舌淡红、苔白厚，脉弦滑有力。证属寒实结胸，治当温下寒实，涤痰破结，用《伤寒论》三物白散。处方：巴豆霜5 g，贝母15 g，桔梗15 g。上3味共研末，每次15 g，温开水调服。患者当日服15 g，腹泻稀溏便4次。次日上、下午各服15 g，先腹痛灼热，肠中鸣响，继之泻下稀水便中夹有痰涎样白冻6次后，头晕目眩、泛恶欲呕消失，胸痛好转，咳痰减少。观患者，病邪尚盛，正气未伤，舌脉同前，故继用散剂3日，腹泻达30余次之多。患者泻后虽觉乏力，但食欲增加，胸部仍有隐痛，白苔转薄，脉细缓，即停服散剂，投以六君子汤善后，共住院13天，诸证消除，痊愈出院。

按：《伤寒论》第146条："寒实结胸，无热证者，与三物白散。"寒实结胸，病因为胸胁心下部位素有寒饮结聚，主证有胸胁或心下硬满而痛，常大便稀溏，但阴寒凝结，气滞不通时，亦可不大便。《黄帝内经》云："寒者热之""其实者，散而泻之"。因此对寒实凝聚之证，非热药不足以驱其寒，非峻药不足以破其结滞。而三物白散为温下寒实，涤痰破结之峻剂。散中以巴豆霜为主药，性味摄辛极烈，攻寒逐水，破结搜邪，力量峻猛，桔梗开提肺气，《神农本草经》谓其主治胸痛，贝母能消郁结之痰。服药后，寒水之邪结于上者，可吐之而出，结于下者，可泻下而去。应用时必遵"大毒治病十去其六""衰其大半而止，过者死"之训，当照顾患者正气，密切注意病情变化。此例患者尽管一日泻下数次，但正气尚盛，故续用之；根据脉证，判断邪去大半，即可停用，故而改用六君子汤以善其后。

# （十二）文蛤散

【仲景方论】《伤寒论·辨太阳病脉证并治》："病在阳，应以汗解之，反以冷水潠之；若灌之，其热被劫不得去，则弥益烦，肉上粟起，意欲饮水，反不渴者，服文蛤散。若不差者，与五苓散。寒实结胸，无热证者，与三物小陷胸汤。白散也可服。"

《金匮要略·消渴小便不利淋病脉证并治十三》："渴欲饮水不止者，文蛤散主之。"

**【注家方论】** 1. 吴谦《医宗金鉴》："渴欲饮水，水入则吐，小便不利者，五苓散证也；渴欲饮水，水入则消，口干舌燥者，白虎人参汤证也。渴欲饮水而不吐水，非水邪盛也；不口干舌燥，非热邪盛也。惟引饮不止，故以文蛤一味，不寒不温，不清不利，专意于生津止渴也。或云：文蛤即今吴人所食花蛤，性寒味咸，利水胜热，然屡试而不效。尝考五倍子亦名文蛤，按法治之名百药煎，大能生津止渴，故尝用之，屡试屡验也。"

2. 方有执《伤寒论条辨·辨温病风温杂病脉证并治》："寒以饮言，饮本寒也，又得水寒，两寒搏结而实于胸中，故谓无热证也。"

3. 程应旄《伤寒论后条辨·辨太阳》："病在阳，水邪在表也，法当汗出无解，反以冷水潠之，若灌之，寒束其外，热被劫而不得去，羁留不行，阳无出路，故弥更益烦；水寒之气，客于皮肤，侵及皮肤之阳，故肉上粟起；热却而烦，复为水气所格，故意欲饮水，反不得饮。凡人身水气，方赖阳气布之，何至身之阳气反被水气郁之，宣阳逐水是宜亟矣。文蛤散行水，五苓散二解，犹仅散之于无形，若水寒不散，结实在胸，则心阳被踞，自非细故，小陷胸之逐水而攻里，白散之下寒而破结，皆不得已之兵矣。"

4. 倪朱谟《本草汇言》："文蛤粉，止咳逆，消胸痹，化痰软坚之药也。吴养元曰，按成无己云，文蛤之咸，走肾以胜水气。凡病水湿痰饮，胶结不化，致成中宫否隔，升降失调，滞于气而为咳逆，滞于血而为胸痹者，以此咸寒润下软坚之物，如气之逆而不下，痹而不通者，可迎刃而解矣。又如仲景书，论伤寒病在阳，应以汗解，反以冷水潠之，其热被劫不得出，弥更益烦，皮上粟起，意欲饮水，反不渴者，以文蛤散主之。此药捣研成散，用沸汤调服数钱，能分利水湿之邪壅遏阳道，昔仲景用之，为因寒郁热，假此分利表间水气故耳。则知此为清热消饮之轻剂。且必于欲饮水反不渴者用之，则知能泄偶郁之热，而不能胜实结之热矣。"

**【经典配方】** 文蛤五两。上一味为散，以沸汤和一方寸匕服。汤用五合。

**【经典方证】** 《伤寒论》："伤寒病在阳，应以汗解之，反以冷水潠之，其热被劫不得去，弥更益烦，肉上粟起，意欲饮水反不渴者。"《金匮要略》："渴欲饮水不止者。"

**【推荐处方】** 上药研为散。每次6 g，以开水调服。

**【方证提要】** 营卫湿热证。皮肤、肌肉上粟起（鸡皮疙瘩症），或皮肤瘙痒。

**【适用人群】** 皮肤过敏症，淋浴后肌肤凸起症，过敏性风闭疹，皮肤结核、结疖，慢性胃炎，慢性胰腺炎，甲状腺功能亢进症，糖尿病等临床表现符合营卫湿热证者。

**【适用病证】**

以下病证符合上述人群特征者，可以考虑使用本方。

（1）本方的临床运用，①消渴：口渴饮水不止之消渴证，病属肺胃有热而渴者。②痰热咳喘：曾用贝母瓜蒌散加黛蛤散，治疗呛咳、干咳或咳痰不爽、气逆喘促、咽喉不利之急、慢性支气管炎，均能收到效果。③消痰核，治瘿瘤：用于结节性甲状腺肿等病，常配伍昆布、海藻、海螵蛸、贝母等。

（2）本方治疗糖尿病：曾使用治疗消渴病的常规药方，如人参白虎汤、金匮肾气丸等，效果不太理想。根据"吐后渴欲得水而贪饮者，文蛤汤主之，兼主微风脉紧头痛"之记载，又查阅《本草纲目》关于文蛤"文蛤其味酸咸，敛肺止血，化痰，止渴，收汗，其气寒，能散热毒疮肿，其性收，能除泄痢湿烂"的记述，故大胆把文蛤汤试用于糖尿病患者，效果颇佳。

**【加减与合方】**

（1）若夹寒，可与桂枝麻黄各半汤合方用之；若夹湿热，可与牡蛎泽泻散合方用之。

（2）治疗口腔溃疡：药用五倍子（炒）30 g，枯矾、冰片各3 g，硼砂9 g，芒硝、朱砂各1.5 g。研末吹喷患处，每日 3～4 次，效果满意。

**【注意事项】**

运用文蛤散既要辨清西医之病，又要辨清西医之病属于中医湿热郁结。辨两医之病可进一步了解疾病的发展演变及转变规律，辨中医之证可更好地针对西医之病选用文蛤散。

**【医案分析】**

*治瘾疹案*

袁某，男，37 岁，教师。患者遍身皮肤瘙痒、发风疹块，以头面、上肢为甚，反复发作 1 月余不愈，曾用西药抗过敏、镇静、注射葡萄糖酸钙及中药疏风凉血等均不奏效。其疹形突起皮肤，时隐时发，成块大小不等，瘙痒不堪，入夜为甚，尤以遇风和入冷水之后发作突出，被暖痒可减退，皮肤稍觉热感。终日为之所苦，夜不得眠，纳食不香，烦躁不已，舌质偏红、苔白，脉浮。诊为瘾疹，乃风寒之邪外客肌表，久郁而化热。拟文蛤散治之：麻黄、杏仁各 10 g，炙甘草、生姜、红枣各 6 g，生石膏、五倍子各 20 g，共煎水冷服之。1 剂后当晚即停止发新疹，3 剂皮疹即完全隐退。原方加减继服 2 剂巩固疗效而痊。随访 2 年未发。

按：本案为中医所称痦癗证，亦称瘾疹、风疹块。与现代医学之荨麻疹类似，为常见过敏性疾病。《诸病源候论》谓："邪气客于皮肤，复逢风寒相折，则起风瘙瘾疹。"本案患者，乃风寒之邪客于肌表，营卫失其调达，且久治不愈，郁遇化热所致，投仲景文蛤散疏散肌表之风寒，佐清解郁遇之邪热，即获佳效。文蛤散一方，乃麻黄汤去桂枝加性寒酸涩、清热解毒之五倍子及调和营卫之姜枣、清热泻火之石膏而成。从仲景原文来看，似乎无治瘾疹之意，但余据其"肉上起粟"等引仲到治疗皮肤之疾，竟能如愿。

# （十三）甘草汤

**【仲景方论】**《伤寒论·辨少阴病脉证并治》："少阴病，二三日，咽痛者，可与甘草汤；不瘥，与桔梗汤。"

**【注家方论】** 1. 吴谦《医宗金鉴》："少阴病，二三日，咽痛，无他证者，乃少阴经客热之微邪，可与甘草汤缓泻其少阴之热也。若不愈者，与桔梗汤，即甘草汤加桔梗以开郁热，不用苦寒者，恐其热郁于阴经也。"

2. 喻昌《医门法律》："用甘草者，和缓其势也；用桔梗者，开提其邪也。此在二三日，他证未见，故可用之。若五、六日，则少阴之下利、呕逆诸证皆起，此法又未可用矣。"

3. 柯韵伯《伤寒附翼》："少阴之脉循喉咙、挟舌本，故有咽痛证。若因于他症而咽痛者，不必治其咽。如脉阴阳俱紧，反汗出而吐利者，此亡阳也，只回其阳，则吐利止而咽痛自除。如不利而胸满心烦者，是下焦虚而上焦热也，升水降火，上下和调而痛自止。若无他症而但咽痛者，又有寒热之别。见于二三日，是阴火上冲，可与甘草汤，甘凉泻火以缓其热；不瘥者，配以桔梗，兼辛以散之，所谓奇之不去而偶之也。"

**【经典配方】**甘草二两。上一味，以水三升，煮取一升半，去滓，温服七合，日二服。

**【经典方证】**伤寒少阴病，咽喉干燥，疼痛灼热；肺痿涎唾；小儿撮口；痈疽热毒。①《伤寒论》：少阴病二三日，咽痛。②《玉函经》：小儿撮口发噤。③《千金要方》：肺痿涎唾多，心中温温液液者。④《外台秘要》：羸劣老弱，体性少热，因服石散，而寒气盛，药伏胸膈，冷热不调，烦闷短气欲死，药既不行，又不能大便。⑤《太平圣惠方》：中蛊欲死。⑥《圣济总录》：热毒肿，身生瘭浆；舌卒肿起，满口塞喉，气息不通，顷刻杀人。⑦《伤寒总病论》：豌豆疮欲出。⑧《仁斋直指方论》：诸痈疽，大便秘。

【推荐处方】甘草 6 g。上 1 味，以水 600 mL，煮取 300 mL，去滓。每次温服 150 mL，1 日 2 次。

【方证提要】少阴经脉循咽喉，邪热客于少阴经脉，郁于咽喉，故咽痛。

【适用人群】少阴咽痛，兼治舌肿。

【适用病证】

以下病证符合上述人群特征者，可以考虑使用本方。

轻度咽喉疼痛初起时用之最宜。但必须没有寒热之表证和大便不利之里证，以及饮食不能下咽之重症方宜。

【加减与合方】

甘草汤仅生甘草一味，治客热咽痛，恐难胜任，可作为配方用药，临证可用桔梗汤加金银花、板蓝根、麦冬等治疗。

【注意事项】

（1）少阴真寒假热之喉痛（脉微细，手足冷，有痰，局部不红之症）忌之。此宜温性药引火归原，不宜清热泻火。

（2）兼有表证、里证及肿痛较重之咽喉痛不宜用。因药力轻不能胜重任也。

【医案分析】

1. 治毒蕈中毒案

苏某，男，42 岁。患者晚 9 时左右，炒食在山上采得的野蕈约 250 g。5 小时后出现腹痛、恶心、头晕、出冷汗、全身无力、呕吐症状，于发病后 2 小时就诊。予以甘草 1500 g，浓煎。患者第 1 次服药后约 10 分钟呕吐 1 次，30 分钟后第 2 次服药，2 小时后腹痛、恶心症状逐渐减轻；再服第 2 煎药液 100 mL，2 小时后腹痛、恶心消失，但仍感全身乏力、头晕，4 小时后腹泻一次，为黄褐色烂便；再服余下的药液 100 mL。6 小时后诸症逐渐消失而痊愈。治疗过程中未用其他疗法。

按语：《名医别录》曾云甘草可"解百药毒"。甘草性味甘缓，被誉为"药中国老"，具有缓急、解毒等诸多作用。本案患者因误食毒蕈中毒导致脘腹急痛，因此选用甘草一味煎汤服用，取其缓急、解毒之功。此外，本案中甘草用量较大，与它方中少量使用甘草取"调和诸药"之作用不同，而是作为主药使用，学者应当进行区别。

2. 治咽痛案

吕某，女，27 岁，福建人，2010 年 10 月 25 日初诊。咽喉痛反复发作 15 年，加重 2 天。患者自小时常发作咽喉痛，西医诊断为扁桃体炎，每于秋冬季节即作，夏季较少出现，一年出现六七次，近 2 日咽痛又起。平素白带多，月经过后白带呈咖啡色。平素易长痤疮，夏季较轻，冬季较重。面部水肿，鼻旁色略红，舌暗红胖、有齿痕、苔白腻根黄。脾气亏虚，水湿停滞，里有郁热，先予甘草汤治其咽痛。生甘草 30 g，2 剂。以水 3 碗，煎剩下 1 碗半，每日分 2 次服。

2010 年 10 月 28 日二诊：上药服后，咽痛已除。患者自述功效神奇，以往曾服多种药物未有如此效果。舌淡胖嫩，苔白腻。郁热减轻，改以健脾利水，与苓桂术甘汤善后。

按：仲景经方之简验，于此可见。患者上有轻微之郁热，下有寒虚之亏损，虽有热，盖非阳明、少阳之实热，大抵脾胃失和、肝肾寒湿，阳气不能下降所致浮热也。生甘草清凉不损中气，于此处使用，可获芩连之功。后以苓桂术甘汤祛寒湿蓄水、温脾肾之阳，则阳气下降，咽痛自不再犯。

# （十四）桔梗汤

【仲景方论】《伤寒论·辨少阴病脉证并治法》："少阴病，二三日，咽痛者，可与甘草汤；不瘥者，与桔梗汤。"

【注家方论】1. 张璐《伤寒缵论》："邪热客于少阴之经，故咽痛。用甘草汤者，和缓其势也；用桔梗汤者，开提其邪也。此在二三日间，热邪发于经中，他证未具，故可用之。"

2. 王子接《绛雪园古方选注》："桔梗味苦辛，苦主于降，辛主于散，功专开提足少阴之热邪，佐以甘草，载之于上，则能从肾上入肺中，循喉咙而清利咽嗌。张元素谓其为舟楫之剂者，譬之铁石，入水本沉，以舟载之，则浮于上也。"

3. 方有执《伤寒论条辨》："咽痛，邪热客于少阴之咽喉也。甘草甘平而和阴阳，故能主除寒热；桔梗苦辛而任舟楫，故能主治咽伤。所以微则与甘草，甚则加桔梗也。"

【经典配方】桔梗一两，甘草二两。上两味，以水三升，煮取一升，去滓，温分再服。

【经典方证】咽痛。

【推荐处方】桔梗3 g，甘草6 g。以水1100 mL，煮沸后调至文火再煎煮40分钟，取汤液300 mL，分2~3次温服。

【方证提要】咳嗽胸满，咽干不渴，振寒脉数，时出浊唾腥臭，久久咳吐脓痰如米粥状。

【适用人群】咽痛、咽喉干、声音嘶哑者。

【适用病证】

以下病证符合上述人群特征者，可以考虑使用本方。

（1）呼吸系统疾病，如急慢性咽炎、急慢性支气管炎、肺脓疡、支气管扩张症等。

（2）消化系统疾病，如食管炎等。

【加减与合方】

（1）若咽痛，声音嘶哑，属肺热者，加金银花、连翘、麦冬等药。

（2）若肺痈，痰浊瘀血壅滞，可合用《千金要方》苇茎汤（苇茎、薏苡仁、桃仁、瓜瓣），并重用桔梗，以提高疗效。

【注意事项】

（1）甘草过敏人群服用后可能出现全身皮疹、瘙痒等症，如果出现呼吸抑制等症状，要在医师的指导下合理使用。

（2）桔梗汤具有清热、宣肺、化痰的功效，其性质偏寒，月经期女性气血亏虚，过多使用寒性药物会导致痛经、月经不调等疾病出现。

【医案分析】

治咽痛案

邢某，男，60岁。患者于2个月前前往外地工作，返家途中遭遇车祸，身无大碍，但受些惊吓，回到家中便患感冒，2周后症状好转，只觉咽痛。至附近一家医院就诊，查咽部不红不肿，予以抗生素雾化吸入局部消炎，1周后未见好转，建议去耳鼻喉科再做检查。经喉镜查看未见异常，考虑为神经痛，未予用药。又至某西医院，特请专家就诊，医师建议其手术治疗。患者不愿手术，故来我院就治，患者诉咽痛，吞咽时尤剧，并伴有咽干，偶有咳嗽，余无不适，查咽部略红。诊其脉，右寸脉浮；观其舌，质淡红而苔薄黄。

按：本案患者咽痛，为邪热客于少阴之经，上犯咽喉所致。方用桔梗汤加味，药用：桔梗30 g，生甘草60 g，黄芩15 g，桔仁10 g。水煎服，早晚各1次，6剂。服1剂后，觉咽部稍舒，服2剂后咽痛大减，唯吞咽时仍觉不适，服至5~6剂之时，症状完全消退。为了巩固疗效，患者要求又进3剂。

体会：桔梗汤专为少阴客热咽痛所设，若真乃此证，服该方2剂便可见效。本案咽痛，咽部稍有红肿，微有咳嗽，因邪热不甚，病变较轻，无全身症状。舌苔薄黄为上焦余热未清，偶有咳嗽是肺气宣降功能尚未恢复。方中甘草生用清热解毒，佐以桔梗辛开散结，二药配伍可清少阴之客热。加入黄芩清上焦之余热；加杏仁配桔梗一升一降，以助肺气之宣降。诸药相合，肺气得开，客热得清，症状自然缓解。

## （十五）四逆散

【仲景方论】《伤寒论·辨少阴病脉证并治法》："少阴病，四逆，其人或咳，或悸，或小便不利，或腹中痛，或泄利下重者，四逆散主之。"

【注家方论】1. 成无己《伤寒明理论》："伤寒中风，往来寒热，胸胁苦满，默默不欲饮食，心烦喜呕或咳者，小柴胡汤去人参、大枣、生姜，加干姜、五味子主之。少阴病四逆，其人或咳者，四逆散加干姜、五味子主之。二者是邪气自表传里而咳者。虽皆为邪气传里，而小柴胡汤所主，为阳邪传里动肺而咳者，四逆散所主，为阴邪传里动肺而咳者，又不可不识也。"

2. 王子接《绛雪园古方选注》："与四逆汤药品皆异者，此四逆由于热深而厥也。《素问·厥论》云：阴气虚则阳气入，胃不和而精气竭，则不营其四肢。厥阴篇曰：前热者后必厥，厥深热亦深，厥微热亦微。厥应下之，故虽少阴逆，而属阳邪陷入者亦可下，但不用寒下耳。热邪伤阴，以芍药、甘草和其阴，热邪结阴，以枳实泄其阴，阳邪伤阴，阴不接阳，以柴胡和其枢纽之阳。此四味而为下法者，从苦胜辛，辛胜酸，酸胜甘，乃可以胜肾邪，故得称下。服以散者，取药性缓乃能入阴也。"

3. 李中梓《伤寒括要》："按少阴用药，有阴阳之分，如阴寒而四逆者，非姜、附不能疗也。此症虽云四逆，必不甚冷，或指头微温，或脉不沉微，乃阴中涵阳之症。此惟气不宣通，乃为逆冷，故以柴胡凉表，芍药清中。此本肝胆之剂，而少阴用之者，为水木同元也，以枳实利七冲之门，以甘草和三焦之气，即气机宣通而四逆可痊已。已下或为之症，凡五条，皆挟阳而发者也。"

4. 张璐《伤寒缵论》："四肢为诸阳之本，阳邪传至少阴，陷下于里，而不能交通阳分，乃至四逆下利，其中土之阳气亦伤，所以亟用柴胡升陷内之阳邪，枳实破内滞之结热，甘草助脾胃之阳运，芍药收失位之阴津，允为和解少阴，阴阳痞隔之定法。慎不可以其阳热结内，而用下法也。盖伤寒以阳为主，四逆有阴进之象，若复用苦寒攻之，则阳益亏，所以有诸四逆者不可下之之戒。"

【经典配方】柴胡、枳实、炙甘草、芍药。上四味，各等分，捣筛，白饮和服方寸匕，日3服。

【经典方证】四肢厥冷，或咳嗽，心悸，小便不利，腹痛，泄利下重。

【推荐处方】柴胡、枳实、炙甘草、芍药各6 g。

【方证提要】手足不温，或腹痛，或泄利下重，胁肋胀闷，脘腹疼痛，脉弦。

【适用人群】素体手足不温，常常情绪不稳定，大便溏泄者，舌淡、苔黄或腻，脉弦者。

【适用病证】

以下病证符合上述人群特征者，可以考虑使用本方。

（1）消化系统疾病：慢性萎缩性胃炎、慢性活动性乙型肝炎、胆囊炎等。

（2）妇科疾病：妊娠恶阻、月经不调等。

（3）其他疾病：肋间神经痛、梅核气等。

【加减与合方】

（1）咳者，加五味子、干姜。

（2）悸者，加桂枝。

（3）小便不利者，加茯苓。

（4）腹中痛者，加炮附子。

（5）泄利下重者，加薤白。

（6）气郁甚者，加香附、郁金。

（7）有热者，加栀子。

【注意事项】

（1）过敏体质慎用。

（2）肝阴亏虚胁痛者、寒厥所致四肢不温者慎用。

（3）孕妇慎用。

【医案分析】

1. 治胁痛案

王某，女，47 岁，2021 年 1 月 22 日初诊。患者进食油腻食物后反复右侧胁肋部疼痛半年余，1 周前因情志不舒复发。平素喜食肥甘食物，疼痛呈持续性胀痛，偶有刺痛，伴纳差，舌淡紫、苔白腻，脉弦滑。既往胆囊炎病史。2 日前行 B 超检查提示多发胆囊息肉（较大者 0.6 cm×0.4 cm）。西医诊断为胆囊息肉。中医诊断为胁痛（肝郁气滞伴血瘀）。治以疏肝解郁、活血止痛。方用四逆散加减：柴胡 12 g，丹参 15 g，枳实 12 g，白芍 18 g，木香 10 g，延胡索 12 g，赤芍 12 g，牡丹皮 12 g，合欢皮 10 g，陈皮 10 g，炙甘草 6 g。5 剂，水煎服，日 1 剂。

1 月 28 日二诊：服药后胁痛症状明显缓解，纳差无明显改善，舌淡、苔白腻，脉弦滑，为瘀血去而肝郁气滞兼脾虚之象，守方加减：柴胡 12 g，枳实 12 g，白芍 18 g，木香 10 g，延胡索 12 g，合欢皮 10 g，陈皮 10 g，茯苓 10 g，法半夏 10 g，炙甘草 6 g。5 剂，水煎服，日 1 剂。

2 月 4 日三诊，诸症缓解。

按：肝胆表里相合，则肝气疏泄正常，可促进胆汁分泌及排泄，而胆汁的正常排泄可促进肝气之条达，患者反复进食油腻食物，胆汁排泄受阻，肝气疏泄失职，且由于情志不舒，加重肝气之不舒，肝病乘脾，则纳差；偶有刺痛感，舌淡紫、苔白腻，脉弦滑为肝郁气滞伴血瘀之象，故治以疏肝解郁、活血止痛，用疏肝解郁之四逆散为加味。方中柴胡疏肝解郁，枳实、木香、延胡索行气通腑止痛，丹参、赤芍、牡丹皮活血化瘀止痛，白芍、甘草缓急止痛，合欢皮加强疏肝解郁之功，陈皮加强行气且可健脾。诸药合用，使肝气得疏，脾胃得养，郁血得散，故而获效。

2. 治感冒案

范某，女，66 岁，2020 年 7 月 27 日初诊。主诉：间断嗳气 1 年。患者近 1 年频繁打嗝，伴右胁下胀痛，于当地行胃镜检查：胃溃疡，自行口服中药（具体用药不详），效果不明显。刻诊见：嗳气，伴右胁下胀痛，口干口苦，矢气频发，二便调，纳食及睡眠欠佳，舌质暗红、苔白厚，脉弦。中医诊断：嗳气；辨证属肝胃气滞。治以疏肝理气，和胃降逆。方选四逆散合橘皮竹茹汤加减，药用：白芍、蒲公英、炒谷芽、炒麦芽各 30 g，代赭石、石菖蒲、郁金各 15 g，竹茹 12 g，柴胡、枳实、橘皮、半夏、木香各 10 g，檀香、甘草各 6 g。7 剂，每日 1 剂，水煎分早晚温服。

二诊：嗳气明显好转，稍有口干口苦，近期后背不适，睡眠仍差，舌质淡红、苔白厚，脉弦。予初诊方去代赭石，加葛根 30 g，僵蚕 15 g，羌活 10 g，又 7 剂。1 周后随访，诸症消除。

按：中医学无胃溃疡病名，依据患者症状，属中医学"嗳气"范畴，中医认为嗳气的病机为胃气上逆。肝经循行两胁，该例患者右胁胀痛，为肝经气机郁滞之象，横逆犯胃，以致胃失和降而上逆，发为嗳气。选用四逆散疏散肝之气滞以治本，合用橘皮、竹茹、代赭石等和胃降逆之品以治标，配以石菖蒲化湿开胃、安神助眠，郁金行气解郁，檀香之芳香辛散以行气开胃，药证基本相符，效果明显。二诊患者后背不适，考虑太阳经络受阻，故加葛根、僵蚕、羌活以疏通。

# （十六）瓜蒂散

【仲景方论】《伤寒论·辨太阳病脉证并治法下》："病如桂枝证，头不痛，项不强，寸脉微浮，胸中痞硬，气上冲咽喉，不得息者，此为胸有寒也，当吐之，宜瓜蒂散。"

《伤寒论·辨厥阴病脉证并治法》："患者手足厥冷，脉乍紧者，邪结在胸中，心下满而烦，饥不能食者，病在胸中，当须吐之，宜用瓜蒂散。"

**【注家方论】** 1. 成无己《伤寒明理论》："若胸中痞硬，气上冲咽喉，不得息者，此为胸中有寒也，则以瓜蒂散之。瓜蒂散，吐胸中痰实宿寒也。"

2. 王子接《绛雪园古方选注》："瓜蒂散乃酸苦涌泄重剂，以吐胸寒者。邪结于胸，不涉太阳表实，只以三物为散，煮作稀糜，留恋中焦以吐之，能事毕矣。瓜蒂性升，味苦而涌，豆性酸敛，味苦而泄，恐其未必即能宣越，故复以香豉汤，陈腐之性开发实邪，定当越上而吐矣。"

3. 李中梓《伤寒括要》："瓜蒂散，病在上者，因而越之。邪客胸中，至气冲不得息，非吐之不可也。寒气在胸，瓜蒂之苦寒从其性而治之也。赤小豆酸寒，酸苦涌泄为阴也，又以香豉酸苦为助，则邪痰浊气，一涌而尽矣。然此为快利，重亡津液，与栀子豉汤，大不相也。故亡血虚家，特为申禁耳。"

4. 方有执《伤寒论条辨》："易吐实风寒之栀子豉而以瓜蒂散者，瓜蒂苦寒能吐顽痰而快膈，小豆酸平善涌风涎而逐水，香豉能起信而潮汐，故佐二物而主治，稀糜，则又承载三物者之舟航，此所以为吐虚风虚寒之对药也。"

**【经典配方】** 瓜蒂（熬黄）一分，赤小豆一分，上二味。各别捣筛，为散已，合治之，取一钱七，以香豉一合，用热汤七合，煮作稀糜，去滓、取汁合散，温顿服之。不吐者，少少加，得快吐乃止。诸亡血虚家，不可与瓜蒂散。

**【经典方证】** 胸中痞硬，气上冲咽喉，不得息，寸脉微浮。手足厥冷，脉紧，心下满而烦，饥不能食。

**【推荐处方】** 瓜蒂（熬黄）、赤小豆各等分，二味为细末，取 2 ~ 3 g，另以香豉 1 勺，用热汤 7 勺，煮作稀粥，去滓取汁，和散顿服之。不吐者，少少加，得快吐，止后服。

**【方证提要】** 痰涎宿食壅滞胸脘，胸中痞硬，烦懊不安，气上冲咽喉不得息，舌红苔黄腻，脉微浮。

**【适用人群】** 有宿痰、宿食，舌红苔黄腻，脉微浮者。

**【适用病证】**

以下病证符合上述人群特征者，可以考虑使用本方。

（1）消化性疾病：黄疸、慢性乙型肝炎、肝硬化等。

（2）其他疾病：酒精依赖症、食物中毒等。

**【加减与合方】**

癫痫；或语无伦次，或忘前失后，减赤小豆，加藜芦、硼砂、郁金。

**【注意事项】**

方中瓜蒂苦寒有毒，易于伤气败胃，非形气俱实者慎用。若食已离胃入肠，痰涎不在胸膈者，均须禁用。

**【医案分析】**

*治涌吐案案*

赵某，女，1岁，1973年2月5日初诊。患儿发热半日许，身热烦躁，呼吸不利，按之心下痞满微痛，温温（恐系"愠愠"之误，编者注）欲吐，大便酸臭，小便色赤，指纹紫，直达气关，脉微数，苔白而微黄，体温 38.9 ℃。辨证属外感风热，肺胃失宣，痰浊阻胸。所幸形体壮实，法当用瓜蒂散一鼓越之。处方：瓜蒂 0.9 g，赤小豆 0.9 g，共研极细末，取 0.3 g，以香豉 6 g 煎汤冲下，得吐，停服。

二诊：昨日药后，俄顷即吐，通体汗出，热退身凉，现尚有轻度烦躁之象，指纹与舌苔同前。法宜调胃承气汤以和下之：芒硝 3 g，大黄 1.5 g，甘草 9 g，1 剂，水煎，当茶饮。

按：本案之证，颇似原文所述，病起即见发热，颇似太阳病，但是证指纹紫而直达气关，与寸脉浮相类，其辨证关键在于愠愠欲吐，呼吸不利，按之心下痞满微痛，其痰实阻胸之证已明，故果断投以瓜蒂散原方，1 剂之后，俄顷即吐，痰涎涌出，营卫和畅，通体汗出，热退身凉。所留轻度烦躁之象，乃里实未尽之故，不可再吐，故以调胃承气汤代茶，轻除其热可也。本案所载，足可诠注本条。

# （十七）半夏散及汤

【仲景方论】《伤寒论·辨少阴病脉证并治法》："少阴病，咽中痛，半夏散及汤主之。"

【注家方论】1. 王子接《绛雪园古方选注》："咽痛能咽者用散，不能咽者用汤。少阴之邪，逆于经脉，不得由枢而出。用半夏入阴散郁热，桂枝、甘草达肌表，则少阴之邪由经脉而出肌表，悉从太阳开发，半夏治咽痛，可无劫液之虞。"

2. 李中梓《伤寒括要》："凡曰少阴病者，必兼脉微细，乃知咽痛，多是伏寒于少阴之经，法当温散，此半夏、桂枝之所由用也。和以甘草，盖缓其热耳。若肺家实火咽痛，当与山栀、葶苈、甘、桔，或刺大指端内侧，去爪甲角如韭菜，以三棱针刺之，血出即愈。"

【经典配方】半夏（洗）、桂枝（去皮）、甘草（炙）。上三味，等分，各别捣筛已，合治之，白饮和，服方寸匕，日三服。若不能服散者，以水一升，煎七沸，内散两方寸匕，更煮三沸，下火，令小冷，少少咽之。

【经典方证】少阴病，客寒咽痛证。

【推荐处方】半夏（洗）10 g，桂枝（去皮）10 g，甘草（炙）10 g。白饮和服方寸匙，日 3 服。

【方证提要】咽痛，但不红肿，可伴恶寒、气逆、痰涎多。

【适用人群】咽痛喜热饮，局部无红肿热痛者。

【适用病证】
以下病证符合上述人群特征者，可以考虑使用本方。
呼吸系统疾病：慢性咽炎、暗哑等。

【加减与合方】
若暴寒中人咽痛者，加生姜 5 片。

【注意事项】
咽痛见红肿热痛，脉数急者禁服。

【医案分析】
治咽痛案
林某，女，46 岁，护士，2012 年 6 月 20 日初诊。主诉：咽痛 2 日。患者平素易患咽痛，每因贪凉饮冷诱发，常自服清热解毒类中成药治疗，咽痛未愈，咳嗽旋起。中西药疗效欠佳，有时病程长达月余。2 日前因贪吃冰冻西瓜咽痛又发，自服"清热解毒胶囊"后症状加重而来我科就诊。刻诊：咽痒、干痛，纳呆少食，咽后壁可见淋巴滤泡突起、呈簇拥状、色灰白、表面无分泌物附着，舌质暗红、苔薄白，脉沉紧。中医诊断：咽痛证。证属寒邪直中少阴，客寒上泛，痰气郁结。治宜温散寒邪，化痰散结。处方：桂枝 15 g，法半夏 15 g，炙甘草 10 g，桔梗 10 g。日 1 剂，水煎早晚分服。药进 2 剂后二诊，诸症明显减轻，偶有咳嗽。初诊方加干姜 5 g，五味子 5 g，再进 3 剂，诸症消失。

按：《黄帝内经》曰："喉能布气，咽能咽物。"人身十二条主要经脉，除太阳膀胱经外，其余经脉都通过咽喉部位。少阴经脉循喉咙，挟舌本，若邪气阻滞少阴经脉气机，可致咽喉疼痛，故少阴病有咽痛一证。然少阴咽痛有客寒上泛咽喉痛与热性喉痛之分。热性咽喉痛常见咽喉部红肿，口渴喜冷饮，舌质红、苔黄，脉浮数等一派实热证候；少阴客寒上泛之咽喉痛以口淡不渴或渴喜热饮为主，咽后淋巴滤泡肿胀以淡红色或淡白色为多见，脉象细或沉紧。本案患者贪凉喜冷，自服清热解毒中药致寒邪直中咽喉，故笔者从"寒邪直中少阴"辨证治疗，选用半夏散及汤，疗效满意。

## （十八）赤石脂禹余粮汤

**【仲景方论】**《伤寒论·辨太阳病脉证并治法下》："伤寒，服汤药，下利不止，心下痞硬，服泻心汤已，复以他药下之，利不止，医以理中与之，利益甚；理中者，理中焦，此利在下焦，赤石脂禹余粮汤主之，复利不止者，当利其小便。"

**【注家方论】** 1. 王子接《绛雪园古方选注》："仲景治下焦利，重用固涩者，是殆以阳明不阖，太阴独开，下焦关闸尽撤耳。若以理中与之，从甲己化土，复用开法，非理也。当用石脂酸温敛气，余粮固涩胜湿，取其性皆重坠，直走下焦，从戊己化土阖法治之。故开太阳以利小便，亦非治法。惟从手阳明拦截谷道，修其关闸，斯为直捷痛快之治。"

2. 方有执《伤寒论条辨》："《难经》曰，中焦者，在胃中脘，主腐熟水谷。下焦者，当膀胱上口，主分别清浊，主出而不内，以传道也。《灵枢》曰：水谷者，常并居于胃中，成糟粕而俱下，于大小肠而成下焦，渗而俱下，济泌别汁，循下焦而渗入膀胱焉。然则利在下焦者，膀胱不渗而大肠滑脱也。禹余粮甘平，消痞硬而镇定其脏腑。赤石脂甘温，固肠虚而收其滑脱。然收滑脱矣，而利仍不止者，膀胱不渗而水谷不分也。利小便者，导其水而分清之，使腑司各行其所有事也。腑司各行其所有事，则利无余治，而愈可必矣。"

3. 张璐《伤寒缵论》："石脂之涩，以固下焦滑脱，必稍加干姜、粳米，以理中气之虚。虚能受热，故虽热邪下利，不妨仍用干姜之辛，以佐石脂之涩，汤中用石脂半斤，不为少矣。服时又必加末方寸匕，取留滓以沾肠胃也。盖少阴主禁固二便，肾水为火所灼，不能济火，火克大肠金，故下利便血脓血。所以用干姜从治之法，犹白通汤之用人尿猪胆，彼假其寒，此假其热耳！"

**【经典配方】** 赤石脂（碎）一斤，太一禹余粮（碎）一斤。右二味，以水六升，煮取三升，去滓，分温 3 服。

**【经典方证】** 下利不止，心下痞硬。

**【推荐处方】** 赤石脂（碎）48 g，太一禹余粮（碎）48 g。以水 1200 mL，煮沸后调至文火再煎煮 40 分钟，取汤液 400 mL，分 3 次温服。

**【方证提要】** 腹泻、心下痞硬。

**【适用人群】** 久泄久利，舌质淡苔白，脉迟弱者。

**【适用病证】**
以下病证符合上述人群特征者，可以考虑使用本方。
（1）消化系统疾病：肝硬化腹腔积液、放射性肠炎、顽固性腹泻、胃源性腹泻等。
（2）妇科疾病：子宫脱垂、功能性子宫出血等。

**【加减与合方】**
（1）若气虚者，加党参、黄芪、白术。
（2）若便血夹杂黏液白冻者，加阿胶、干姜、黄芩。
（3）若虚寒性月经过多和便血者，加补骨脂、炒乌梅。

**【注意事项】**
湿热泄利禁用。

**【医案分析】**

*治便溏案*
患者，男，59 岁，2017 年 9 月 14 日初诊。主诉：便溏、腹痛 3 月余。患者行乙状结肠癌手术后化疗 5 年余，局部复发后放射治疗 3 月余。现症：大便稀溏，约 10 次/日，量不多，无明显黏液脓血，便

时腹痛，泻后腹痛减轻，胁胀嗳气，或脘腹闷胀不适，纳食少，倦怠乏力，情绪郁闷，舌苔薄白，脉弦。西医诊断：乙状结肠癌术后化疗后局部复发放射性治疗后；放射性肠炎。中医诊断：肠积，辨证为脾虚肝郁证。治宜疏肝健脾，涩肠止泻。方予赤石脂禹余粮汤合痛泻要方加味，处方：炒白术 15 g，白芍 15 g，党参 15 g，茯苓 15 g，薏苡仁 15 g，陈皮 10 g，防风 10 g，醋柴胡 10 g，赤石脂 30 g，禹余粮 30 g，升麻 10 g，白及 20 g，炙甘草 5 g。每日 1 剂，水煎，分 2 次口服。连服 10 剂，症状明显好转。守方再服 10 剂，大便 1 次/日，成形。随访 1 个月，无不适。

按：本病例为土虚木乘，治宜培土抑木，"土得木而达"。清代吴鹤皋言："泻责之脾，痛责之肝，肝责之实，脾责之虚，脾虚肝实，故令痛泻。"方中炒白术补脾燥湿，以治土虚，为君药。白芍柔肝缓急止痛，与炒白术相配，补土泻木，为臣药。党参、茯苓、薏苡仁健脾渗湿，以治脾虚湿盛；陈皮理气燥湿，醒脾和胃；柴胡、防风助白芍以散肝郁，顺脾胜湿；升麻升清阳，增止泻之力；赤石脂、禹余粮固肠涩肠；白及化腐生肌，以上共为佐药。甘草健脾和中，调和诸药，为使药。诸药相合，补脾胜湿而止泻，柔肝理气而止痛，病证得愈。

# （十九）牡蛎泽泻散

**【仲景方论】**《伤寒论·辨阴阳易差后劳复病脉证并治》："大病瘥后，从腰以下有水气者，牡蛎泽泻散主之。"

**【注家方论】** 1. 成无己《注解伤寒论》："《金匮要略》曰，腰以下肿，当利小便。与牡蛎泽泻散，利小便而散水也。咸味涌泄，牡蛎、泽泻、海藻之咸以泄水气。《内经》曰：湿淫于内，平以苦，佐以酸辛，以苦泄之。蜀漆、葶苈、瓜蒌、商陆之酸辛与苦，以导肿湿。"

2. 许宏《金镜内台方义》："以牡蛎为君，泽泻、海藻为佐，三味之咸，能入肾而泄水气，以葶苈、商陆为佐，以苦坚之。以瓜蒌根之苦寒，蜀漆之酸寒为使，酸苦以泄其下，而降湿肿也。"

3. 李中梓《伤寒括要》："大病瘥后，脾胃气虚，不能制水，归于隧道，故下焦发肿，法当洁净腑。牡蛎、泽泻、海藻之咸以泄水气，蜀漆、葶苈、瓜蒌、商陆之酸辛以导肿湿。"

4. 张璐《伤寒缵论》："大病瘥后，脾胃气虚，不能制约肾水。水溢下焦，而腰以下肿，急当利其小便，缓则上逆阳位治无及矣。故用牡蛎、泽泻、海藻之咸，入肾而利水；葶苈、商陆之苦，以入肺而泄气；瓜蒌根之甘苦，蜀漆之酸苦，以泄其下而除肿湿也。"

5. 尤在泾《伤寒贯珠集》："牡蛎泽泻散，咸降之力居多，饮服方寸匕，不用汤药者，急药缓用，且不使助水气也。"

6. 王子接《绛雪园古方选注》："牡蛎、泽泻名其散者，治湿取重咸也。盖逐水宜苦，消肿宜咸，牡蛎、泽泻、海藻之咸，蜀漆、葶苈、瓜蒌、商陆之酸苦辛，相使相须，结从阴出阳之药也。咸软之，苦平之，辛泄之，酸约之，其性俾归于下，而胜湿消肿。服法用散者，以商陆水煎能杀人也。"

7. 曹颖甫《伤寒发微》："故必用蜀漆、葶苈以泻痰，商陆以通瘀，海藻以破血络之凝结，海藻含有碘质，能清血毒，故疮痛多用之而病根始拔。君牡蛎、泽泻者，欲其降而泄之也。用瓜蒌根者，所以增益水津，欲其顺水而行舟也。此利小便之大法，异于五苓散之不兼痰湿者也。"

8. 彭子益《圆运动的古中医学·伤寒论方解篇》："大病已愈之后，从腰以下有水气者，此肺热不能收水。泽泻、葶苈、商陆、海藻、蜀漆以逐水，牡蛎、瓜蒌以清肺热也。"

**【经典配方】**牡蛎（熬），泽泻，蜀漆（暖水洗，去腥），葶苈子（熬），商陆根（熬），海藻（洗，去咸），瓜蒌根各等分。上七味，异捣，下筛为散，更于臼中治之，白饮和服方寸匕，分三次温服。

**【经典方证】**腰以下有水气。

**【推荐处方】**牡蛎、泽泻、蜀漆、葶苈子、商陆根、海藻、瓜蒌根各 10 g，粉碎为末，每次 6~10 g，每日 2~3 次，200 mL 温水冲服。

【方证提要】腹胀，腰以下水肿，或阴囊肿大，口黏而干，小便不利，尿少、黄赤多沫，舌红肿、苔白腻，脉滑。

【适用人群】面色黄，肤色黄，体瘦，头发容易油腻，眼眵多，油耳，口中黏腻，眼睑肿，声音沉闷，腹部热，喜凉饮食，大便黏腻，小便黄赤量少，阴囊潮湿，白带色黄有异味，双下肢常觉沉重，舌红、根苔黄腻。

【适用病证】

以下病证符合上述人群特征者，可以考虑使用本方。

以水肿为表现的疾病，如肾病综合征、慢性肾炎、肝硬化腹腔积液等。

【加减与合方】

（1）腹胀、舌底络脉迂曲者，加生白术 15 g，茯苓 15 g，冬瓜皮 30 g，益母草 30 g。

（2）水肿减轻后去葶苈子，加杜仲 15 g，党参 15 g，淫羊藿 15 g。

（3）尿频、尿急、尿痛者，加大黄 10 g，栀子 10 g，滑石 30 g。

（4）恶心呕吐者，加竹茹 9 g，黄连 6 g，紫苏叶 9 g。

【注意事项】

（1）小便利，止后服。

（2）肾虚者忌服。

（3）不入汤剂。

【医案分析】

*治水肿案*

张某，男，30 岁，1998 年 1 月 12 日初诊。患肾病综合征 25 年，经中医治疗无明显好转，现腹胀，腰以下肿，阴囊肿大，口黏而干，尿少、色赤多沫，约 500 mL/24 小时。舌稍红肿大、苔白腻滑。总蛋白 48 g/L，白蛋白 24 g/L，球蛋白 24 g/L，尿蛋白（＋＋＋），颗粒管型 3~5。辨证为湿热壅滞下焦。治以牡蛎泽泻散加减。牡蛎 20 g，泽泻 20 g，葶苈子 15 g，商陆 15 g，海藻 30 g，天花粉 15 g，常山 10 g，车前子 15 g，五加皮 15 g，白花蛇舌草 30 g。水煎服。

1 月 19 日二诊：服上方 6 剂，尿量增多。约 1800 mL/24 小时，尿色淡黄，水肿减轻，阴囊肿大明显变小，尿蛋白（＋＋），颗粒管型 0~2，药已见效。上方去常山，加瞿麦、萹蓄各 20 g。

1 月 26 日三诊：服 6 剂，诸症明显好转，尿蛋白（＋），略有腰酸，下肢微肿，舌淡红略胖、苔白。脉沉滑。改为补肾利湿法，以济生肾气丸化裁，调制 20 余剂，复查尿蛋白（－），随访 2 年未复发。

按：本案为牡蛎泽泻散的正治法。本案患者为男性，正值盛年，患肾病综合征后，致腰以下水肿，且阴囊肿大，伴见小便不利，口干而黏，尿少且色赤多沫，且苔腻脉滑，显系湿热壅滞、水气内停所致。故以牡蛎泽泻散原方加车前子以增利水之功，五加皮以扶助正气，白花蛇舌草以清利湿热，因方与证合，契合病机，是以服药 6 剂则尿量明显增加，水肿减轻。

# （二十）苦酒汤

【仲景方论】《伤寒论·辨少阴病脉证并治》："少阴病，咽中伤，生疮，不能语言，声不出者，苦酒汤主之。"

【注家方论】1. 成无己《注解伤寒论》："热伤于络，则经络干燥，使咽中伤，生疮，不能言语，声不出者，与苦酒汤，以解络热，愈咽疮。辛以散之，半夏之辛，以发声音；甘以缓之，鸡子之甘，以缓咽痛；酸以收之，苦酒之酸，以敛咽疮。"

2. 方有执《伤寒论条辨》："不能语言者，少阴之脉，复入肺络心，心通窍于舌，心热则舌不掉也。声不出者，肺主声而属金，金清则鸣，热则昏而塞也。半夏主咽而开痰络，苦酒消肿而敛咽疮，鸡子甘寒而除伏热，以上三条证同而治殊，盖各适其因之宜然尔。"

3. 喻嘉言《尚论篇》："若剧者，咽伤生疮，音声不出，桂枝之热既不可用，而阴邪上结，复与寒下不宜，故用半夏、鸡子以涤饮润咽，更有藉于苦酒之消肿敛疮，以胜阴热也。"

4. 李中梓《伤寒括要》："六经皆无咽痛，惟少阴篇中，有咽伤咽痛之症，何也？少阴之脉，上贯肝膈，入肺循喉咙，故有此症。古方有醋煮鸡子，主喉痛失音，取其酸敛，固所宜也。独半夏辛燥，何为用之？大抵少阴多寒证，取其辛能发散，一散一敛遂有理咽之功耶。"

5. 柯韵伯《伤寒来苏集》："取苦酒以敛疮，鸡子以发声。而兼半夏者，必因呕而咽伤，胸中之痰饮尚在，故用之。且以散鸡子苦酒之酸寒，但令滋润其咽，不令泥痰于胸膈也。置刀中放火上，只三沸即去滓，此略见火气，不欲尽出其味，意可知矣。鸡子黄走血分，故心烦不卧者宜之；其白走气分，故声不出者宜之。"

6. 黄元御《伤寒说意》："若咽喉生疮，不能语言，声音不出者，是浊气冲逆，伤其上窍也，宜苦酒汤，半夏降其浊，苦酒消其肿，鸡子发其声音也。"

7. 徐灵胎《伤寒论类方》："右二味，内半夏，著苦酒中，以鸡子壳置刀环中，安火上，令三沸，此等煮法，必有深意，疑即古所云禁方也。咽中生疮，此必迁延病久，咽喉为火所蒸腐，此非汤剂之所能疗，用此药敛火降气，内治而兼外治法也。"

8. 曹颖甫《伤寒发微》："苦酒汤方治，以止痛润燥为主。生半夏入口麻木，有止痛之能，而下达风痰，犹恐其失之燥也。渍之以苦酒，则燥气化，所以止痛涤痰而发其声也。鸡蛋白以润燥，西医谓有各种维生素，能防止结膜干燥证，而又恐其凝滞也。合以能消鸡蛋质之苦酒，则凝质化，所以润咽中疮痛，而滋养以补其伤也。"

9. 徐大桂《伤寒论类要注疏》："此方半夏破痰涎，鸡子清、苦酒清火泄热，攻破其阻塞之痰结，则其疮自平、声自出也。生半夏捣敷重舌，立见消破，涎出而愈，可以识此方之大意矣。近世喉痹之证，痰涌呃逆，液腺暴涨，咽喉立阻，故此方即从攻痰泄结立法也。"

【经典配方】半夏（洗，破如枣核）十四枚，鸡子（去黄，内上苦酒，着鸡子壳中）一枚。上二味，内半夏，著苦酒中。以鸡子壳置刀环中，安火上，令三沸，去滓，少少含咽之，不差，更作三剂。

【经典方证】咽中伤，生疮，不能语言，声不出。

【推荐处方】生半夏9 g，水150 mL，醋150 mL，煮沸后再煮10分钟，去掉药渣，放置稍凉，冲入1枚鸡子（去黄取清），搅匀，小口含咽。

【方证提要】咽部红肿糜烂，声音嘶哑或不能发声。

【适用人群】肤色易红，面红，面圆，眼睛易有红血丝，鼻腔通气不通顺，易干燥，打鼾，口腔干燥微苦，常咽部不适，自觉有痰、痰黏、色黄或白，性格郁怒，饮食喜辛辣，小便黄赤，大便干。

【适用病证】

以下病证符合上述人群特征者，可以考虑使用本方。

（1）口腔部的疾病，如口腔溃疡、急性化脓性扁桃体炎、扁桃体周围炎、急性喉炎、急性咽炎、急性会厌炎、失音。

（2）以吞咽异常为表现的疾病，如食道炎等。

（3）以皮肤损伤为表现的疾病，如早期疔肿、外伤性肿胀等。

【注意事项】

（1）慢慢含咽，不要吞服过快。

（2）药液温度不要过高，否则使鸡子清蛋白质变性，药力减弱。

**【医案分析】**

*治失音案*

张某，男，49 岁，2006 年 9 月 8 日就诊。患者近 3 年来经常出现失音，伴有耳聋，但经服中药养阴清肺丸、西药抗生素治疗，多于 1 周内痊愈。此次失音复发，某医院五官科诊断为咽炎、慢性声带炎症。在咽部涂抹 3% 硝酸银，口服抗生素和中药黄氏响声丸治疗 3 周，未见疗效，已迁延 2 个月之久，故请中医治疗。诊见：精神欠佳，声音嘶哑，咽干口燥，伴有耳聋，小便黄，大便不畅，舌红苔少，脉细数，辨证为少阴阴伤失音。治以润燥养阴、散结祛痰，方用苦酒汤。处方：半夏 3 g，苦酒（醋）少许，鸡子清 1 枚，3 剂。用法按上述方法交代清楚，每日 1 剂，分早晚 2 次服，慢慢含咽之。

9 月 11 日二诊：服上方 3 剂后咽干好转，稍能发出。守方如法继开方 7 剂，又考虑病程长久，少阴阴伤累及肺肾，虚火上炎。再配服百合固金丸（方由熟地黄、生地黄、麦冬、百合、白芍、当归、川贝母、玄参、桔梗、甘草组成），每次 1 丸，每日早晚各 1 次，以滋养肺肾阴虚而固本。

9 月 18 日三诊：服药 1 周后咽干已除，声音发音清楚，听力也随之好转，脉转平和。又嘱服上方 5 剂，配服百合固金丸，巩固疗效，随访，咽病已痊愈，未再复发。

按：中医学认为，失音是少阴经病变。因少阴之脉上系舌本，少阴经脉为热邪所伤而致。《景岳全书·声喑》云："喑哑之病，当之虚实，实者其病在标，因窍闭而喑也；虚者其病在本，因内夺而喑也。"久病多虚，有肺燥、肾虚，治宜润肺养阴为主。本例失音症，因病情日久耗伤气阴，阴虚阳浮，郁闭少阴经脉，声音嘶哑缠绵不愈。故用苦酒汤，半夏启一阴之气，能散结降痰，开发声音；苦酒味酸，助少阳初生之气；因半夏辛燥，故佐以鸡子清甘寒润燥、止痛，更以苦酒消肿敛疮。三者结合，可达消肿止痛、散结祛痰之目的，痰去结开。则声音自出，病告痊愈。

# （二十一）猪肤汤

**【仲景方论】**《伤寒论·辨少阴病脉证并治》："少阴病，下利、咽痛、胸满、心烦，猪肤汤主之。"

**【注家方论】** 1. 成无己《注解伤寒论》："少阴之脉，从肾上贯肝膈，入肺中，则循喉咙；其支别者，从肺出，络心注胸中。邪自阳经传于少阴，阴虚客热，下利、咽痛、胸满、心烦也，与猪肤汤，调阴散热。猪，水畜也，其气先入肾。少阴客热，是以猪肤解之。加白蜜以润躁除烦，白粉以益气断利。"

2. 张璐《伤寒缵论》："猪属肾，而肤主肺，故取治少阴经中伏邪。阴火乘肺咽痛之证，但当汤泡刮取皮上一层白腻者为是。若以为扫猪皮外毛根薄肤，则劣无力，且与熬香之说不符矣。"

3. 柯韵伯《伤寒来苏集》："少阴下利，下焦虚矣。少阴脉循喉咙，其支者，出络心注胸中。咽痛、胸满、心烦者，肾火不藏，循经而上走于阳分也。阳并于上，阴并于下，火不下交于肾，水不上承于心，此未济之象。猪为水畜，而津液在肤。君其肤以除上浮之虚火，佐白蜜白粉之甘，泻心润肺而和脾。滋化源，培母气，水升火降，上热自除而下利止矣。"

4. 尤在泾《伤寒贯珠集》："猪，水畜，而肤甘寒，其气味先入少阴，益阴除客热，止咽痛，故以为君，加白蜜之甘以缓急，润以除燥而烦满愈，白粉之甘能补中，温能养脏而泄利止矣。"

5. 王子接《绛雪园古方选注》："肾应彘，而肺主肤，肾液下泄，不能上蒸于肺，致络燥而为咽痛者，又非甘草所能治矣，当以猪肤润肺肾之燥，解虚烦之热。白粉白蜜缓于其中，俾猪肤比类而致津液从肾上入肺中，循喉咙，复从肺出，络心注胸中，而上中下燥邪解矣。"

6. 唐容川《伤寒论浅注补正》："白粉熬香，和中止利；其白蜜、猪肤则清润之极品。观今湖南白喉证书，而此节之义明矣，本仲景此意推广之，则白喉揭表一书，诚为猪肤汤汤之功臣。"

7. 曹颖甫《伤寒发微》："仲师因立猪肤汤一方，用猪肤以补胰液，白蜜以补脺液，加炒香之米粉以助胃中消化力。若饭灰然，引胃浊下行，但令回肠因润泽而通肠，则腐秽可一泄而尽。下气通则上气疏，咽痛、胸满、心烦且一时并愈矣（近世验方，用猪油二斤熬去滓，加入白蜜一斤，炼熟，治肺热声哑，意即本此）。"

8. 彭子益《圆运动的古中医学·伤寒论方解篇》："咽痛而下利，胸满心烦。此津液大伤，猪肤白蜜温和润泽，极滋津液，白粉收涩止利也。白粉即铅粉。"

**【经典配方】**猪肤一斤。上一味，以水一斗，煮取五升，去滓，加白蜜一升，白粉五合熬香，和令相得，温分六服。

**【经典方证】**下利、咽痛、胸满、心烦。

**【推荐处方】**猪肤 500 g，以水 1500 mL，煮沸后再煮 50 分钟，取汤液 750 mL，去掉药渣，加入白蜜 200 g，米粉 1000 g 搅匀，分 6 次温服。

**【方证提要】**咽痛，咽痒，咳嗽，胸闷，心烦乏力，不欲饮食，下利，脉细数，舌红无苔。

**【适用人群】**体瘦，颧红，牙龈红肿，咽干，咽痒，干咳，少痰，声音嘶哑，胸闷，易烦躁，腰膝酸软，男子遗精，女子月经量少或过多。

**【适用病证】**

以下病证符合上述人群特征者，可以考虑使用本方。

（1）口咽部的疾病，如慢性咽炎、慢性扁桃体炎、声音嘶哑、失音、虚火牙痛、口腔溃疡、牙龈出血、牙周炎等。

（2）以咳嗽为表现的疾病，如慢性支气管炎、肺结核等。

（3）以腹泻、腹痛为表现的疾病，如慢性肠炎、痢疾等。

（4）血液系统疾病，如原发性血小板减少性紫癜、白细胞减少症、营养不良性贫血、再生障碍性贫血等。

**【加减与合方】**

阴虚明显者加地骨皮 60 g，生地黄 60 g。

**【注意事项】**

猪肤刮洗干净，如有肥肉没有去净，易致滑肠。

**【医案分析】**

*治咽痛案*

张璐医案：徐君育，素禀阴虚多火，且有脾约便血证。十月间患冬温发热，咽痛。里医用麻仁、杏仁、半夏、枳橘之属，遂喘逆倚息不得卧，声飒如哑，头面赤热，手足逆冷，右手寸关虚大微数。此热伤手太阴气分也，与葳蕤甘草芍药不应。为制猪肤汤一瓯，令隔汤顿热，不时挑服，三日声清，终剂而痛如失。

按：素禀阴虚多火，患冬温发热咽痛，前医又用苦温燥烈之品而抱薪救火，殊伤肺娇阴分，门户失濡，而致声哑不出。此非猪肤汤滋润之不能应也，果"终剂而痛如失"。

# （二十二）蜜煎方

**【仲景方论】**《伤寒论·辨阳明病脉证并治》："阳明病，自汗出，若发汗，小便自利者，此为津液内竭，虽硬不可攻下之，当须自欲大便，宜蜜煎导而通之。若土瓜根及与大猪胆汁，皆可为导。"

**【注家方论】**1. 柯韵伯《伤寒来苏集》："《经》曰，'外者外治，内者内治。'然外病必本于内，故薛立斋于外科悉以内治，故仲景于胃家实者，有蜜煎、胆导等法。蜂蜜酿百花之英，所以助太阴之开；胆汁聚苦寒之津，所以润阳明之燥。虽用甘、用苦之不同，而'滑可去着'之理则一也。惟求地道之通，不伤脾胃之气。此为小便自利、津液内竭者设，而老弱虚寒无内热症者最宜之。"

2. 汪昂《医方集解》："此手阳明药也。蜜能润肠，热能行气，皂能通窍。经曰：表解无证者，胃虽实忌攻，故外导而通之，不欲以苦寒伤胃也。"

3. 张志聪《伤寒论宗印》："此论燥实之不可攻也。阳明病，因汗出多而又小便自利，以致津液内竭，然此非热实，虽硬，不可攻之，当须自欲大便。然小便自利，恐津液不能还入胃中，故宜蜜煎导而外取之。蜜乃稼穑之至味，滑润向利。"

4. 张志聪《伤寒论集注》："宜蜜煎导者，蜜味甜。乃中土之味，可导阳明之邪。若土瓜根者，土瓜即王瓜。《月令》云'四月王瓜生'，得少阴君火之气，根性蔓延从下而上，可导太阳之邪。及大猪胆汁者，猪乃水畜，胆主甲木。夫肾为水脏，而少阳属肾，复和醋味之酸，可导少阳之邪。设有三阳之病气留结于内，通其一气则大便自下，故曰'皆可为导'。愚按：此节紧承上文分别形气缓急之要，言邪气入于胃下之大肠，无关于心、胸、胁、腹也。"

5. 王子接《绛雪园古方选注》："蜜煎外导者，胃无实邪，津液枯涸，气道结涩，燥屎不下，乃用蜜煎导之。虽曰外润魄门，实导引大肠之气下行也，故曰土瓜根亦可为导。"

6. 黄元御《伤寒悬解》："本自汗出，若又发其汗，或小便自利者，此为津液内竭，非胃热土燥可比，大便虽硬，不可攻之，当须自欲大便，结而不下，宜蜜煎导而通之，若土瓜根（土瓜根汁，入少水，筒吹入肛门，大便立通）及与大猪胆汁，皆可为导也。"

7. 祝味菊《伤寒方解》："本方即见药方。其适用标准在阳明病汗出，小便不利，津液内竭，大便结硬者，故用蜜煎以润导之也。近世应用之甘油锭即与此法相通。煮服法中'疑非仲景意，已试甚良'九字，其意不属，且亦莫名其怀疑之点安在，系衍文。又猪胆泻汁云者，盖亦取其通润之意耳。"

8. 任应秋《伤寒论语译》："伤寒准绳云：'凡多汗伤津，或屡汗不解，或尺中脉迟弱，元气素虚人，便欲下而不能出者，并宜导法，但须分津液枯者用蜜导，热邪甚者用胆导，湿热痰饮固结，姜汁麻油浸瓜蒌根导。'蜂蜜含有多种糖类、蚁酸、酵素、胶质等，于消化性溃疡有显效，为滋养润肠药。猪胆含胆盐、脂肪酸、卵磷脂、脂肪等，为利胆助消化药，有通便解毒作用。"

【经典配方】食蜜七合。上一味，于铜器内，微火煎，当须凝如饴状，搅之勿令焦著，欲可丸，并手捻作挺，令头锐，大如指，长二寸许。当热时急作，冷则硬。以内谷道中，以手急抱，欲大便时乃去之。

【经典方证】自汗，小便自利，自欲大便。

【推荐处方】食蜜140 mL，置于锅内微火慢熬，搅拌至凝如饴，趁热做成2寸长纺锤形指头大小蜜块。从肛门推入，以手堵住肛门口，欲大便时再松手。

【方证提要】自汗，小便利，自欲大便但不能排出。

【适用人群】形瘦，平素食量少，胃脘膨闷，小腹胀满，易劳累，饮食喜辛咸，嗜热饮食、肉食，少蔬菜，大便常干燥。

【适用病证】

以下病证符合上述人群特征者，可以考虑使用本方。

以便秘为表现的疾病，如老年性便秘、习惯性便秘、术后便秘、产后便秘、小儿便秘等。

【注意事项】

（1）趁热做，放置冷后因为凝固而不能塑形。

（2）纳入肛门后嘱患者不要立即排便，应待欲大便或粪水旁流出时再排便。

（3）注意患者年龄大小，年龄小者可做成枣核大小使用。

【医案分析】

治阳明燥结案

许叔微医案：庚戌仲春，艾道先染伤寒。近旬日，热而自汗，大便不通，小便如常，神昏多睡。诊其脉，长大而虚。予曰：阳明证也。乃兄景先曰：舍弟全似李大夫证（指本书证六之老年便结案，许氏用大承气汤治疗之——编者注），又属阳明，莫可行承气否？予曰：虽为阳明，此证不可下。仲景曰：阳明自汗，小便利者，为津液内竭，呈坚不可攻，宜蜜兑导之。作三剂，三易之。先下燥粪，次泄溏，已而汗解。

按：伤寒自汗，小便利者，虽有便秘腹满，不可荡涤肠胃，为五脏无津液也。谨记。

# （二十三）猪胆汁方

【仲景方论】《伤寒论·辨阳明病脉证并治》："阳明病，自汗出，若发汗，小便自利者，此为津液内竭，虽硬不可攻下之，当须自欲大便，宜蜜煎导而通之。若土瓜根及与大猪胆汁，皆可为导。"

【注家方论】1. 吴昆《医方考》："阳明自汗，反小便利，屎虽硬不可攻者，宜行此法。自汗，则胃亡津液，当小便不利，今小便反利，则热犹未实，屎虽硬，不可攻也，故以此法导之。猪胆能泽大肠，入醋能敛肠液，故便难者得之则易。经曰燥者濡之。此法之谓也。"

2. 柯韵伯《伤寒来苏集》："《经》曰，'外者外治，内者内治。'然外病必本于内，故薛立斋于外科悉以内治，故仲景于胃家实者，有蜜煎、胆导等法。蜂蜜酿百花之英，所以助太阴之开；胆汁聚苦寒之津，所以润阳明之燥。虽用甘、用苦之不同，而'滑可去着'之理则一也。惟求地道之通，不伤脾胃之气。此为小便自利、津液内竭者设，而老弱虚寒无内热症者最宜之。"

3. 汪昂《医方集解》："此手阳明药也。便秘者，属燥属热。自汗者，为亡津液，当小便不利，今反利，是热犹未实，故不可攻。猪胆汁寒胜热，滑润燥，苦能降，醋酸善人，故能引入大肠而通之也。"

4. 张志聪《伤寒论宗印》："水畜之甲胆，汁苦泄而性升，咸能上行而复导其下泄，故皆可为导。"

5. 汪昂《汤头歌诀》："（用猪胆汁，醋和，以竹管插肛门中，将汁灌入，顷当大便，名猪胆汁导法，仲景）不欲苦寒伤胃府，阳明无热勿轻攻。胃府无热而便秘者，为汗多津液不足，不宜用承气妄攻，此仲景心法，后人罕识，故录三方，于攻下之末。"

6. 王子接《绛雪园古方选注》："猪胆导者，热结于下，肠满胃虚，承气汤等恐重伤胃气，乃用猪胆之寒，苦酒之酸，收引上入肠中，非但导去有形之垢，并能涤尽无形之热。"

7. 陈修园《长沙方歌括》："津液内竭，便虽硬而不宜攻。取蜜之甘润，导大肠之气下行。若热结于下，取猪为水畜以制火，胆为甲木以制土，引以苦酒之酸收，先收而后放，其力始大。其宿食等有形之物一下，而无形之热亦荡涤无余矣。"

【经典配方】大猪胆一枚，泻汁，和少许法醋，以灌谷道内，如一食顷，当大便出宿食恶物，甚效。

【经典方证】自汗，小便自利，自欲大便。

【推荐处方】猪胆汁 60 mL，醋 30 mL，以灌肠器灌入直肠，待 15 分钟，当大便出宿食恶物。

【方证提要】自汗，小便利，自欲大便但不能排出。

【适用人群】形瘦，平素食量少，胃脘膨闷，小腹胀满，易劳累，饮食喜辛咸，嗜热饮食、肉食，少蔬菜，大便常干燥。

【适用病证】
以下病证符合上述人群特征者，可以考虑使用本方。
以便秘为表现的疾病，如老年性便秘、习惯性便秘、术后便秘、产后便秘、小儿便秘等。

【注意事项】
（1）纳入肛门后嘱患者不要立即排便，应待欲大便或粪水旁流出时再排便。
（2）痞满燥实者不适宜用。

【医案分析】
治便结案
曹颖甫引周氏医案：陈姓始病咯血，其色紫黑，经西医用止血针，血遂中止。翌日，病者腹满困顿日甚，延至半月，大便不加，始用蜜导不行，用灌肠法又不加，复用一切通大便之西药，终不加。或告陈曰：同乡周某，良医也。陈喜，使人延周时，不大便已一月矣。周至，察其脉无病，病独在肠，乃令病家觅得猪胆，倾于盂，调以醋，借西医灌肠器以灌之。甫灌入，转矢气不绝。不逾时，而大便出，凡三寸许，掷地有声，击以石不稍损。乃浸以清水，半日许，盂水尽赤，乃知向日所吐之血，本为瘀血。因西医用针止住，反下结大肠而为病也。越七日，又不大便，复用前法，下燥屎数枚，皆三寸许，病乃告痊。

按：病位局限于肠，单纯大便秘结，无余证者，可用猪胆汁灌肠疗法。

## 参 考 文 献

[1] 郭子光. 心律失常的凭脉辨证 [J]. 成都中医药大学学报, 1996, 19 (1)：11.

[2] 潘琳琳, 孙君艺, 王玉凤, 等. 国医大师张志远运用炙甘草汤经验 [J]. 辽宁中医杂志, 2020, 47 (2)：56-58.

[3] 佘蔚南. 略述痢疾的辨证论治与临床经验 [J]. 上海中医药杂志, 1963 (7)：17.

[4] 裴永清. 伤寒论临床应用五十论 [M]. 北京：学苑出版社, 2005.

[5] 曾思瑶, 陈贤君, 喻闽凤. 喻闽凤用附子理中汤合桃花汤加减治疗小儿溃疡性结肠炎验案1则 [J]. 江西中医药, 2014, 45 (4)：36-37.

[6] 曹颖甫. 经方实验录 [M]. 北京：中国医药科技出版社, 2019.

[7] 关绍良. 黄连阿胶汤新用 [J]. 新中医, 1996, 28 (7)：53.

[8] 甘树炯, 张法运. 古方新用数则 [J]. 新中医, 1988 (1)：49-37.

[9] 叶涛, 陶夏平. 芍药甘草汤加味临证治验3则 [J]. 江苏中医药, 2018, 50 (12)：50-52.

[10] 林海平. 芍药甘草汤临证三则举隅 [J]. 实用中医内科杂志, 2007 (10)：31-32.

[11] 刘丽玲. 旋覆代赭汤治验3则 [J]. 国医论坛, 1994 (2)：12.

[12] 徐铁梅, 贺连蕊. 旋覆代赭汤的临床应用 [J]. 吉林中医药, 1994 (6)：18.

[13] 周广涵, 周仲君. 黄芩汤的新用 [J]. 陕西中医, 1995 (10)：469-470.

[14] 许小凤. 黄芩汤在妇科病中的应用 [J]. 国医论坛, 2000 (1)：9-10.

[15] 金珍珍, 侯春光. 侯春光主任中医师运用经方治疗儿科"呕而发热"验案5则 [J]. 中医儿科杂志, 2022, 18 (4)：36-39.

[16] 张伟, 郭媛媛. 黄芩加半夏生姜汤加味治疗胆囊炎53例临床观察 [J]. 北方药学, 2013, 10 (4)：33.

[17] 龚志贤, 龚宗僎, 刘尧林. 乌梅丸的临床应用 [J]. 山东中医杂志, 1984 (6)：38-39.

[18] 虞觐冠, 袁茹坚. 十枣汤的临床运用体会 [J]. 辽宁中医杂志, 1980 (12)：25-26.

[19] 刘一民. 十枣汤治愈"顽疾"四例 [J]. 黑龙江中医药, 1984 (2)：44-45.

[20] 王治强, 包高文, 丁春年, 等. 三物白散治疗寒实结胸1例 [J]. 中医杂志, 1982 (7)：7.

[21] 谢胜臣. 经方验案 [J]. 新中医, 1984 (4)：25-11.

[22] 陈明, 张印生. 伤寒名医验案精选 [M]. 北京：学苑出版社, 1998.

[23] 李宇铭. 原剂量经方治验录 [M]. 北京：中国中医药出版社, 2014.

[24] 孙艳. 桔梗汤加味治疗咽痛1例报道 [J]. 辽宁中医学院学报, 2006 (2)：91.

[25] 张伟婷, 王以琳, 李秀云. 李秀云应用四逆散治疗胁痛经验 [J]. 实用中医药杂志, 2022, 38 (1)：135-136.

[26] 郝志飞, 郝利芳. 四逆散治疗脾胃疾病验案举隅 [J]. 山西中医, 2021, 37 (8)：37, 43.

[27] 何清湖. 伤寒论与临床案例 [M]. 太原：山西科学技术出版社, 2019.

[28] 刘松涛. 半夏散及汤治疗夏季咽痛体会 [J]. 国医论坛, 2014, 29 (4)：7.

[29] 吴继萍. 赤石脂禹余粮汤治疗放射性肠炎证治发挥 [J]. 中医研究, 2018, 31 (7)：50-53.

[30] 张永全. 苦酒汤治失音1例 [J]. 新中医, 2011, 43 (3)：33.

[31] 陈明, 张印生. 伤寒名医验案精选 [M]. 北京：学苑出版社, 1998.9 (2021.6重印)：522-523；353-354；354.